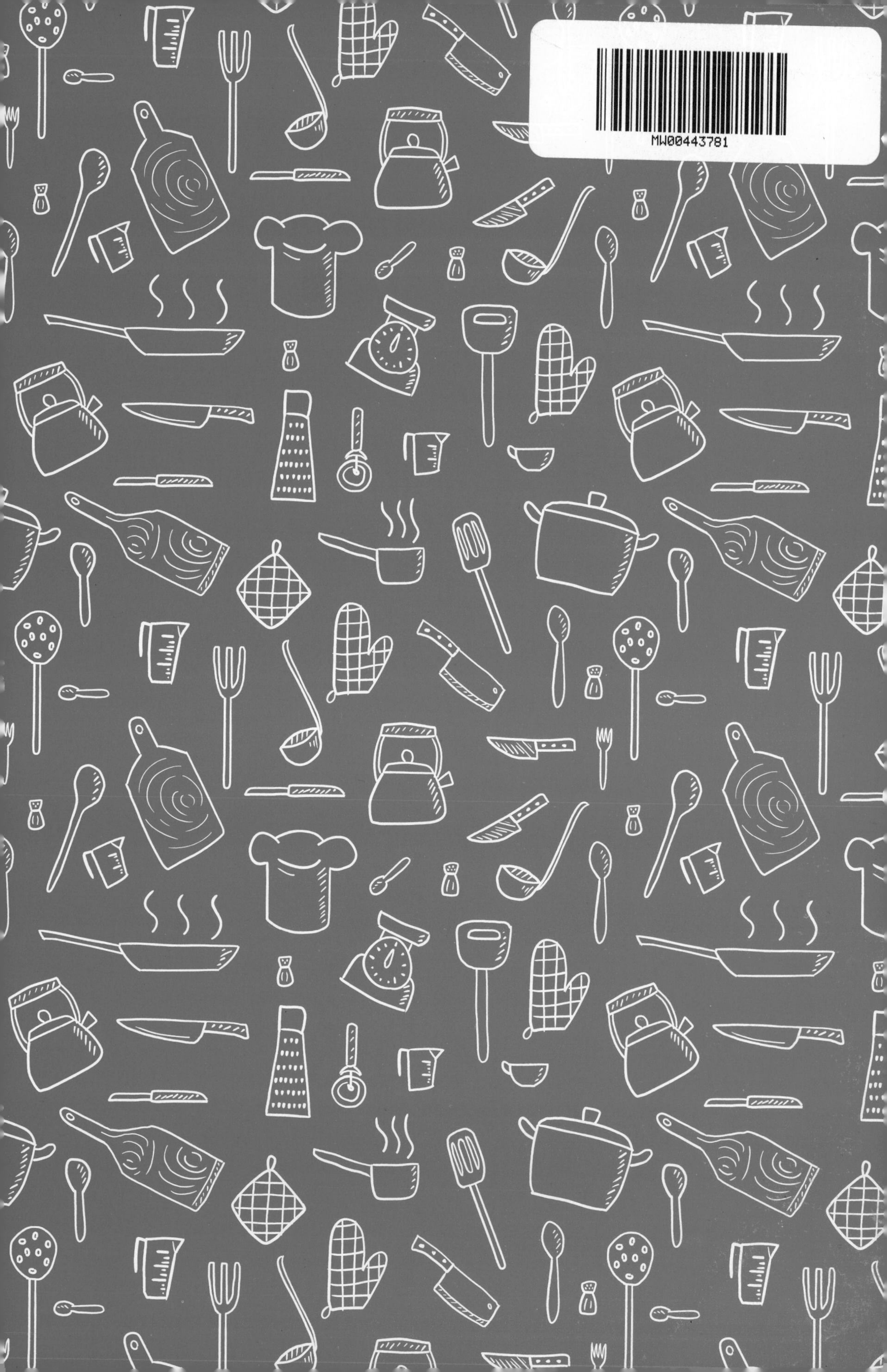
MW00443781

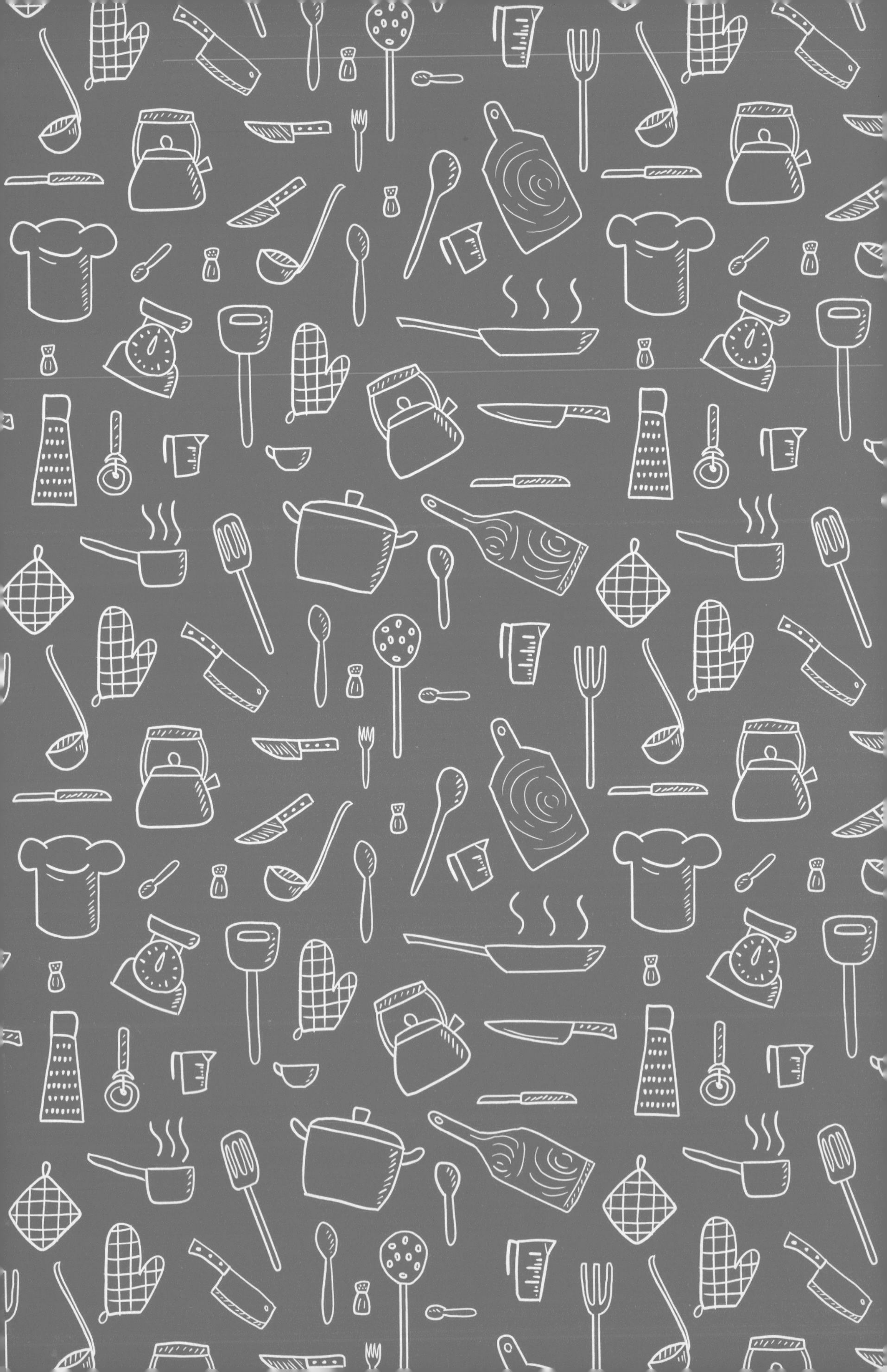

Samar Yorde

Me divierto en la cocina

Recetas fáciles y saludables

Con información nutricional
para toda la familia

Grijalbo

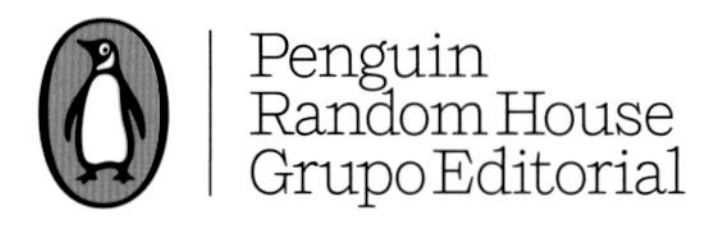

Primera edición: julio de 2023

8950 SW 74th Court, Suite 2010
Miami, FL 33156
Publicado por Grijalbo,
una división de Penguin Random House Grupo Editorial

Fotos de Samar Yorde y niños: Jesús Marcano
Fotografía de alimentos: Ángel Rodríguez
Estilismo de alimentos: Liselotte Salinas
Diseño del libro: Fernando Ruiz
Ilustraciones del cuento infantil: Ori Chalbaud

Impreso en China / *Printed in China*

ISBN: 978-1-64473-736-1

23 24 25 26 27   10 9 8 7 6 5 4 3 2 1

A Titico, mi primer nieto, inteligente, curioso, apasionado, sensible y profundo. Él representa a todos los niños del mundo, que merecen comprender que podemos prevenir las enfermedades y vivir en un cuerpo fuerte y saludable.

A mis hijos Tito y Susana, para quienes preparé mil platos distintos de comida deliciosa y saludable. Ser madre y médico a la vez me permitió convertir la cocina en un laboratorio creativo y divertido.

A mis sobrinos Tarek Elías, Paulina, Sebastián, Max Gabriel y Sara Elena por llenar mis días de alegría y amor e inspirarme para crear recetas divertidas y saludables.

A @soysaludable, mi comunidad de redes sociales, por creer y seguir fielmente nuestros consejos de salud, bienestar y longevidad. Ahora vamos a liberar a sus hijos de las enfermedades.

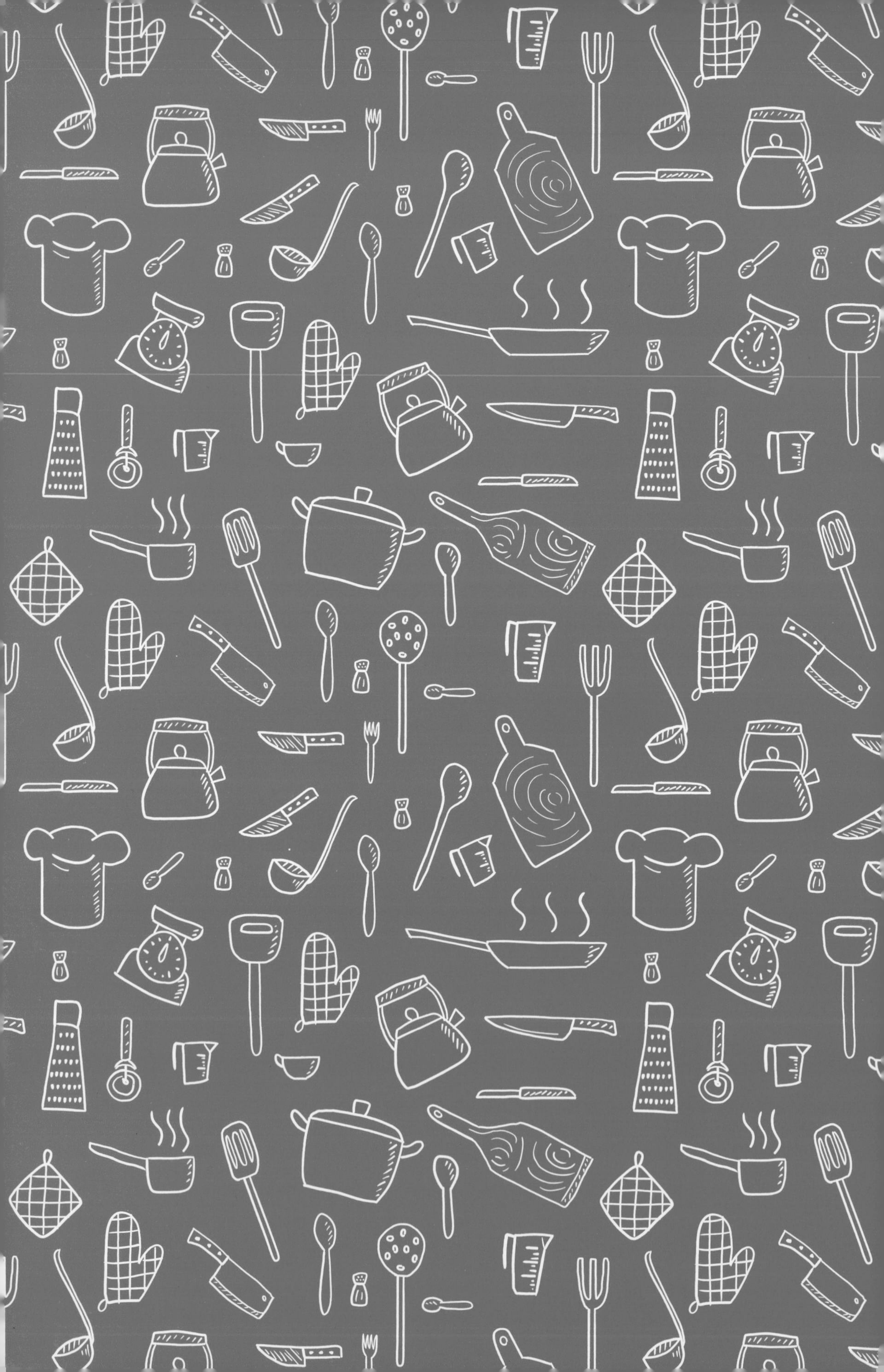

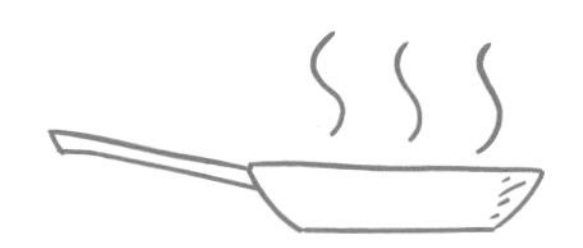

ÍNDICE

Contenido para padres y cuidadores

Contenido para niños

Recetas para la familia

ALMUERZOS ACTIVOS

MERIENDAS DIVERTIDAS

CENAS PODEROSAS

POSTRES SIMPÁTICOS

BATIDOS COLORIDOS

LONCHERAS SALUDABLES

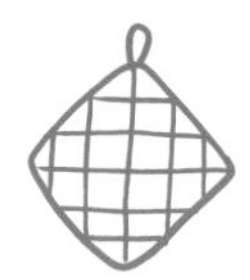

INTRODUCCIÓN

Un libro, un propósito, una misión

Queridos padres y cuidadores:

Hemos creado este libro para ayudarles a educar, alimentar y divertir a los pequeños. Queremos que puedan hacer del momento de comer una fiesta, una pausa agradable y divertida, un encuentro amoroso entre ustedes.

Aquí aprenderán cómo incorporar proteínas, vegetales, frutas, grasas saludables y carbohidratos naturales en sus comidas diarias y, al mismo tiempo, podrán hacerlo de forma divertida y simple.

Queremos que cocinar sea un acto de amor. Y queremos que sepan que cada plato que hacen viene enriquecido por los nutrientes y por un compromiso responsable. En estas páginas encontrarán recetas superfáciles y saludables, cargadas de nutrientes poderosos.

Queremos que los niños participen y se diviertan en la cocina, porque creando platos saludables aprenderán a comer lo que es bueno y a cuidarse a través de la alimentación consciente.

Darle a los chicos ensaladas o vegetales no debe ser una tortura para ellos ni un momento tenso de gritos, amenazas o llantos. Y, ¡cuidado!, no debemos permitir que el niño o niña coma frente a una pantalla. Enseñar a los más pequeños a comer lo que es mejor para su salud no se logra con regaños, amenazas o discursos aburridos. Todo lo contrario. Alimentarse debe ser una experiencia divertida y también práctica, porque los niños aprenden más haciendo que escuchando.

Este libro incorpora una sencilla guía que les ayudará a ser los creadores de platos saludables y coloridos que no solo serán atractivos, sino deliciosos. Vamos a enseñar cómo los pequeños pueden obtener, a través de la comida, todos los nutrientes que el sistema inmunológico necesita. También enseñaremos habilidades culinarias que les servirán toda la vida. ¿Qué les parece?

Este libro se compone de cinco partes importantes.

En el capítulo uno, encontrarán información clara y simple sobre el sistema inmunitario humano y los hábitos de vida que son necesarios para optimizar las defensas. Es importante que ustedes lo comprendan para que puedan explicárselo a los niños de manera entretenida.

En el capítulo dos, aprenderán a nutrir el sistema inmunitario de los niños de manera saludable, colorida y divertida. Conocerán la importancia de una nutrición balanceada, y juntos haremos que los niños y las niñas comiencen a aceptar los vegetales y las frutas como parte de una estrategia para ganar fuerza y alejarse de las enfermedades.

En el capítulo tres, compartiremos una historia para que el niño o niña entienda, de manera fácil, cómo las células del sistema inmunitario, ese ejército microscópico, le defienden del ataque de los microbios y las sustancias extrañas. Y, sobre todo, comprenderá cuáles son los aliados del Ejército Blanco y cuáles los enemigos que lo debilitan.

En el capítulo cuatro, los pequeños aprenderán los pasos básicos para cocinar. Además, conocerán las normas de higiene y precaución que deben seguir en la cocina.

En la última parte encontraremos recetas fáciles de hacer, deliciosas y nutritivas que harán que todos disfruten preparando, cocinando y comiendo. Además, allí incorporamos diez recetas de loncheras saludables que serán las delicias de los pequeños. Nuestra idea es minimizar el consumo de comida en las cantinas escolares, porque la mayoría de estas no incorporan los nutrientes necesarios para mantenerlos saludables. Muy al contrario, ofrecen opciones que pueden afectar considerablemente la salud de los pequeños.

Hagamos que la comida sea una fiesta, una experiencia inolvidable y una oportunidad para alimentar al cuerpo, fortalecer el sistema inmunitario y, lo más importante, llenar con amor y tiempo de calidad nuestras vidas.

DRA. SAMAR YORDE

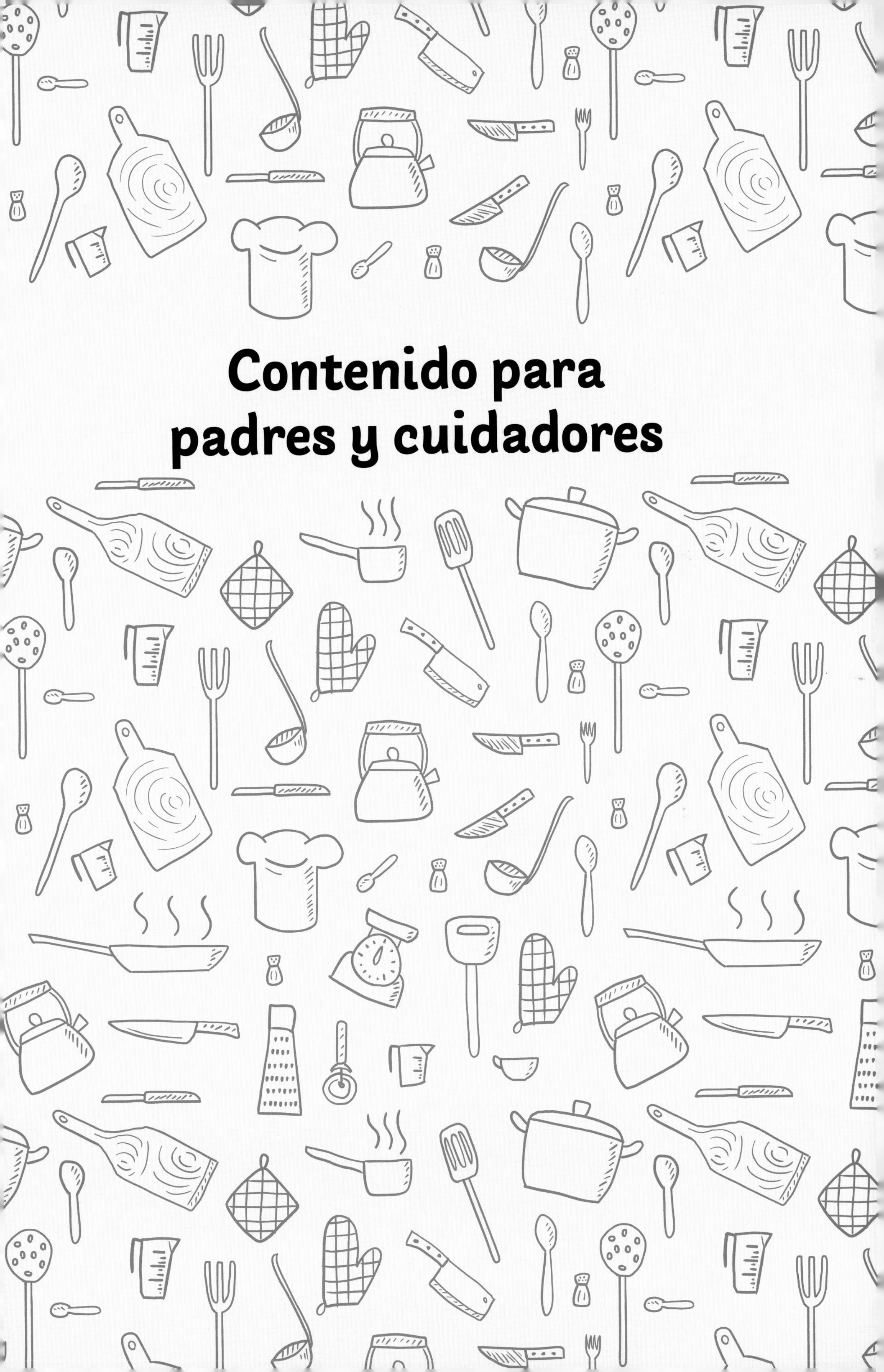

Contenido para padres y cuidadores

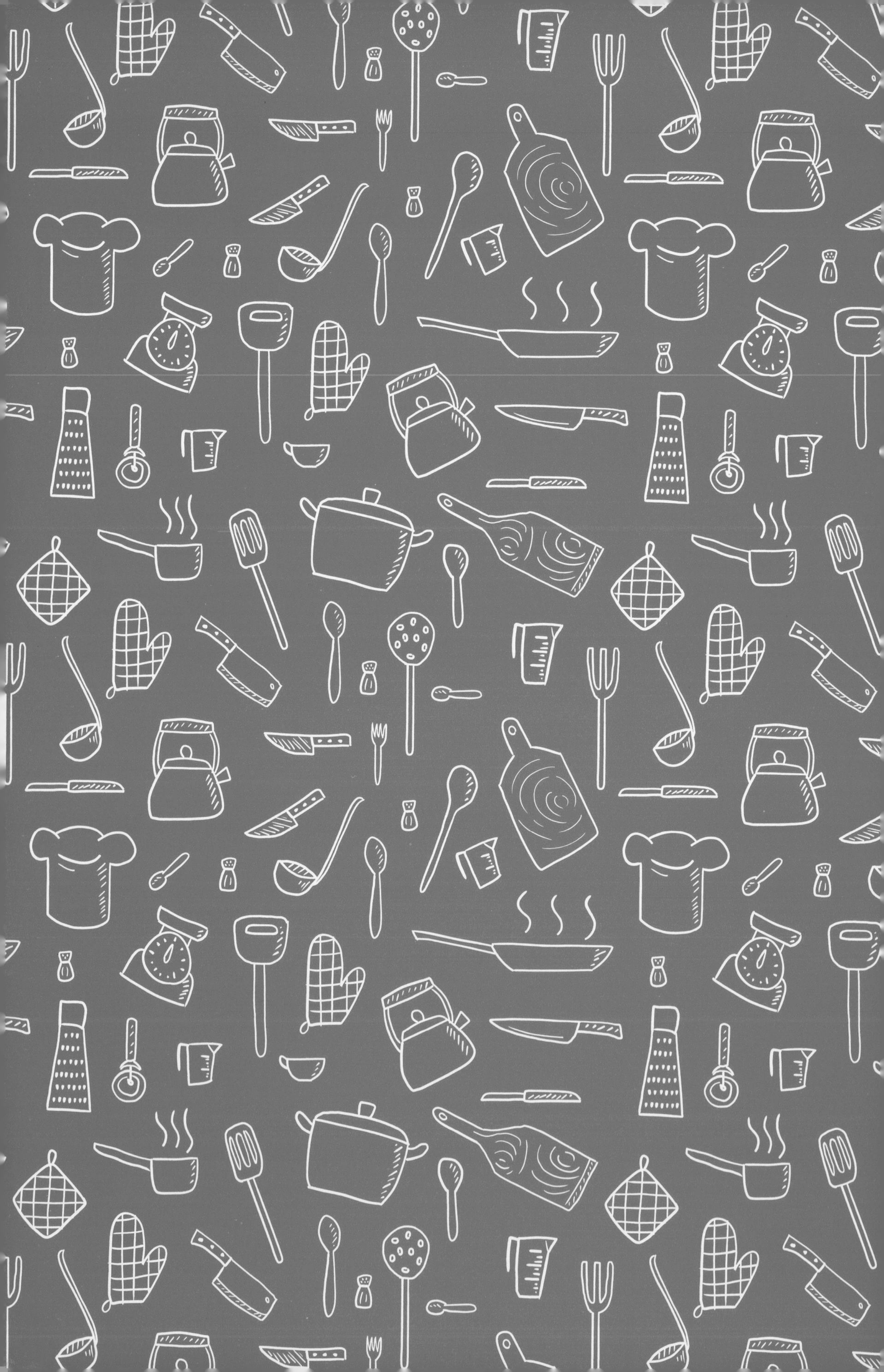

CAPÍTULO 1
El ejército blanco

¿POR QUÉ ES IMPORTANTE EL SISTEMA INMUNITARIO?

El sistema de defensa (también llamado sistema inmune, inmunológico o inmunitario) es un ejército de células, tejidos y órganos que tiene la misión de protegernos del posible ataque de cualquier microbio o cuerpo extraño.

Lo llamamos *Ejército Blanco* porque está conformado por los glóbulos blancos, unas células que se encargan de defendernos y que realmente son blancas si las miramos bajo un microscopio.

Estamos en presencia de un ejército real, de una organización diseñada para la protección de nuestro cuerpo. Esta combinación de agencia de espías, de cuartel de bomberos y policías y de comandos de ataque, está en constante alerta y patrullando cada rincón de nuestro organismo en busca de amenazas biológicas.

Cuando decimos *amenazas biológicas* nos referimos a un invasor, como pueden ser los microorganismos (bacterias, virus y hongos), los parásitos, las células cancerosas, los órganos y tejidos trasplantados, las moléculas de alimentos, el polvo o el polen, entre otros.

Cualquier molécula extraña que sea reconocida por el sistema inmunitario se considera un antígeno. A los antígenos les llamaremos *los invasores*. Estos serán detectados de inmediato, percibidos como peligrosos, es decir, como potenciales causantes de una enfermedad, y a partir de esto se activará el protocolo de defensa que se conoce como respuesta inmunitaria.

Ante la presencia de un antígeno o invasor, la respuesta inmunitaria normal es reconocerlo, activar y movilizar fuerzas, atacarlo para neutralizarlo o destruirlo, controlar la situación y finalizar el ataque.

Nuestro sistema inmunitario nos protege las 24 horas del día y los 365 días del año. Para defender al organismo de los invasores, el sistema inmunitario debe ser capaz de distinguir entre lo que pertenece al organismo (auto) y lo que no le pertenece (no propio o extraño).

Conociendo a los guerreros que nos cuidan

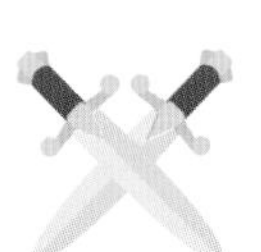

Te comenté que los glóbulos blancos son células que circulan por la sangre y recorren nuestro cuerpo para defendernos de un posible ataque de microorganismos o moléculas extrañas. A los glóbulos blancos también se les llama *leucocitos*, aunque para nosotros serán el Ejército Blanco.

Todos los glóbulos blancos nacen en la médula ósea (parte interna de los huesos) y luego comienzan a patrullar la sangre para, eventualmente, acercarse a los lugares afectados que deberán defender.

Los glóbulos blancos actúan como un ejército vigilante y los principales son cinco:

1. **Neutrófilos:** Representan el 45-70 % de todo el Ejército Blanco. Son células fuertes y les encanta comerse a los invasores, ya sean bacterias, virus o partículas extrañas. ¡Son muy glotones!

2. **Monocitos:** Representan el 3-10 % de todo el Ejército Blanco y son las células más grandes de la sangre. Circulan por la sangre para llegar a diversos tejidos del cuerpo donde se convierten en macrófagos, grandes comelones de bacterias y células extrañas. ¡También son muy glotones!

3. **Eosinófilos:** Representan el 1-5 % del Ejército Blanco y se encuentran en mayor cantidad en el intestino y en los pulmones. Normalmente, aumentan ante las alergias y los parásitos. Atacan a los parásitos y a las sustancias extrañas e incluso ayudan a destruir las células cancerosas (que son células peligrosas que crecen sin control).

4. **Basófilos:** Representan el 0-0,5 % del Ejército Blanco y son muy pequeñitos. No les gusta comer bacterias ni sustancias extrañas. Participan en las reacciones alérgicas e inflamatorias. Cuando los basófilos encuentran alérgenos (sustancias invasoras que causan alergias como el polen, ácaros, polvo, picaduras de insectos, etc.) liberan histamina, una sustancia que participa en las reacciones alérgicas y causa calor, dolor e inflamación en la zona afectada para que aumente el aporte de sangre a los tejidos dañados. Esto puede ocurrir, por ejemplo, ante una picadura, y ocurre con el propósito de atraer a la zona a los glotones para que devoren a los invasores.

5. **Linfocitos:** Representan un 20-30 % de todo el Ejército Blanco. Los linfocitos son células que permiten al cuerpo recordar a los invasores y diferenciar lo que le pertenece al cuerpo (propio) de lo extraño y peligroso, incluidos los virus y las bacterias. Los linfocitos circulan por la sangre y entran en los tejidos cuando es necesario.

Hay tres tipos de linfocitos: los linfocitos T, los linfocitos B y los linfocitos NK o *natural killers.**

Algunos linfocitos T se encargan de destruir las células infectadas por virus o las células cancerosas, perforando su membrana e inyectando veneno o toxinas en el interior. Otros colaboran con otras células de defensa para hacer su trabajo. Y un tercer grupo ayuda a poner fin a la respuesta inmunitaria; es decir, son como el cuerpo de bomberos que apaga el fuego de los combates creados por otras células del Ejército Blanco.

Después de terminar la tarea que se les asignó, algunos linfocitos T se convierten en células de memoria. Estas son células que recuerdan al invasor y responden ante él con más fuerza cuando se vuelven a encontrar. Son muy inteligentes.

Pero algunas veces, por razones aún desconocidas, los linfocitos T se confunden y no distinguen lo que le pertenece al cuerpo de lo extraño. Esta confusión puede terminar en una enfermedad autoinmune, que es cuando el cuerpo ataca a sus propios tejidos.

* En inglés, *natural killer* significa 'asesino natural'.

El objetivo principal de los linfocitos B es producir anticuerpos o inmunoglobulinas. Estas son sustancias que neutralizan directamente al invasor o que lo marcan para que reciba un ataque de otras células de defensa. Por otra parte, los linfocitos NK, los más fuertes de todos, forman parte de la primera línea de defensa frente a muchos invasores, especialmente los virus y las células cancerosas.

Tipos de protección

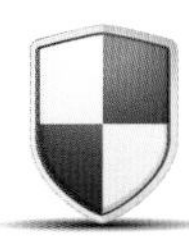

La infinita inteligencia de nuestro cuerpo, producto de más de 70,000 años de evolución y perfeccionamiento, nos ha dotado de distintos tipos de protección.

Protección natural (inmunidad innata o congénita)

Es la que nació con nosotros. Se considera la primera línea de defensa ante la llegada de los invasores, a los que reconoce aun sin haberlos conocido previamente y ante los que produce una respuesta inmediata. En este tipo de protección participan los neutrófilos, eosinófilos, basófilos, monocitos y, además, los linfocitos NK y otras células llamadas mastocitos, que no circulan en la sangre sino en los tejidos.

También participan en la protección natural:

a) **Las barreras de defensa de nuestro cuerpo,** que tratan de bloquear o impedir la entrada de los invasores. Estas barreras son la piel, las mucosas de la boca y la zona genital, los oídos y fosas nasales. Están recubiertas de secreciones como saliva, sudor, lágrimas y cerumen o moco, que impiden el crecimiento de bacterias y virus, además de atrapar la suciedad y el polvo.

b) **El sistema del complemento,** compuesto por sustancias que circulan en la sangre y se activan en cascada —como defensa frente a la infección— para ayudar a los glotones (neutrófilos y macrófagos) a destruir a las bacterias y, además, a neutralizar a los virus.

c) **Las citoquinas,** sustancias que actúan como mensajeras del Ejército Blanco. Algunas citoquinas ayudan a los soldados a ser más efectivos en la destrucción de los invasores. Otras hacen lo contrario, porque los inhiben o paralizan para poner fin al conflicto. El resto de ellas interfiere en la multiplicación de los virus.

Protección adquirida (inmunidad aprendida o adaptativa)

Se desarrolla a lo largo de toda la vida a medida que nos exponemos a virus, bacterias y moléculas del ambiente. No nace con nosotros, sino que se aprende.

Esta protección está a cargo de los linfocitos B y T, que encuentran un invasor, aprenden cómo atacarlo y lo recuerdan como "invasor específico". Es de este modo que pueden actuar de forma aún más fuerte y eficiente la próxima vez que se encuentren. ¡Estos soldados tienen buena memoria!

Los participantes en la inmunidad adquirida son los linfocitos B y T, las citocinas, el sistema del complemento y las células dendríticas.

Ya conoces a algunos participantes de la inmunidad adquirida, pero aún no conoces a las células dentríticas. Estas células de defensa viven en la piel, en los ganglios linfáticos y en tejidos de todo el cuerpo. También son glotonas y les encanta comer bacterias y células extrañas. Entre sus tareas está activar a los linfocitos T y B para que ataquen.

La inmunidad adquirida tarda tiempo en desarrollarse después del encuentro inicial con un nuevo invasor, ya que los linfocitos deben aprender cómo reconocer y destruir al invasor. Pero una vez adaptados, la respuesta es rápida.

Protección pasiva o materna

Se la presta la madre al hijo a través del embarazo y la lactancia. Al nacer, el bebé está casi indefenso y cuenta solamente con los anticuerpos (sustancias producidas por los linfocitos B que circulan por la sangre para combatir infecciones) que le ha pasado la madre, durante el embarazo, a través de la placenta. Estos anticuerpos lo protegen contra las enfermedades a las que la madre estuvo expuesta. Además, si el bebé recibe leche materna también estará recibiendo anticuerpos, por lo que estará bien protegido de las infecciones durante los primeros meses de vida. Este tipo de protección poco a poco irá desapareciendo y terminará entre los seis y ocho meses de edad. ¡Qué bendición es tener un sistema inmunitario!

Cómo evoluciona el sistema inmunitario en los niños

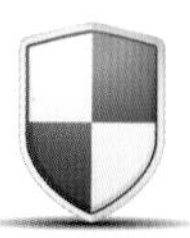

La respuesta inmunitaria de un ser humano se desarrolla principalmente durante los tres primeros años de vida. Al nacer, el sistema inmunitario del bebé aún se encuentra inmaduro y debe aprender a lidiar con microorganismos y moléculas extrañas.

A medida que crecen, los niños se enfrentan a los virus y a las bacterias, y así van entrenando su sistema de defensas. Cuando el bebé alcanza aproximadamente un año de edad, ya está preparado para afrontar algunas enfermedades.

Con el transcurso de los años, el sistema inmunitario de los niños entra en contacto con cada vez más gérmenes y adquiere inmunidad contra ellos. De alguna forma vamos aprendiendo a defendernos, creando un "archivo de inteligencia militar" que permite al cuerpo detectar y neutralizar, cada vez más rápido, a los invasores.

Por este motivo, los adultos y los adolescentes tienden a resfriarse menos que los niños: sus cuerpos han aprendido a reconocer y atacar inmediatamente a muchos de los virus que provocan los resfriados.

HÁBITOS DE VIDA PARA ACTIVAR LAS DEFENSAS DE LOS NIÑOS

Son rutinas simples que, junto a una buena alimentación y la suplementación adecuada, fortalecerán las defensas de tus hijos, ahorrándote preocupaciones, enfermedades, gastos médicos y noches en vela.

Lavarse las manos con agua y jabón

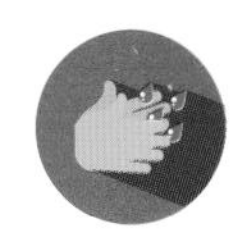

Agua y jabón: así de simple. La primera línea de defensa es la prevención y la higiene. Debemos lavarnos bien las manos antes y después de ir al baño, antes y después de comer nuestros alimentos, y mantener el entorno lo más limpio posible.

Comer comida natural

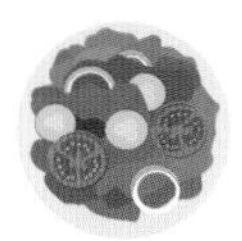

Si tienes dudas sobre qué darle de comer a tus hijos, la respuesta más rápida y directa es: "Haz que coman alimentos naturales y orgánicos lo más frescos posible y los más cercanos a tu hogar". Es decir, elige lo que puedas comprar en fruterías, verdulerías, carnicerías y pescaderías, y evita los enlatados, los congelados, el azúcar y los productos procesados.

Mantener una buena hidratación

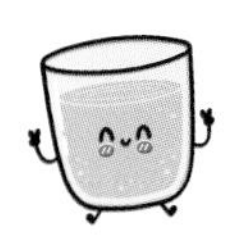

Es importante que los chicos tomen suficiente agua e infusiones que despejen la garganta y las vías respiratorias. Acostúmbrate a darles agua e infusiones de hierbas que los mantengan hidratados. Y, por favor, olvida los jugos y las gaseosas, porque están cargados de azúcar, que inflama y aumenta el riesgo de obesidad, diabetes infantil, caries e hiperactividad.

Exponer a los niños al sol y la naturaleza

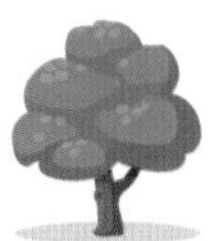

Haz que tomen aire puro y sol, jueguen y hagan una caminata descalzos. Los niños y las niñas necesitan vitamina D, que es esencial para la absorción del calcio y, además, contribuye al crecimiento de los huesos, a la vez que fortalece el sistema inmunitario y nervioso.

La Organización Mundial de la Salud recomienda que los bebés menores de un año reciban 400 UI diarias de vitamina D y los niños y las niñas de entre uno y trece años 600 UI al día. Basta tomar el sol de 10 a 20 minutos diarios para que el cuerpo produzca la dosis recomendada de vitamina D. Puedes también obtener vitamina D a través de alimentos como los pescados grasos o azules, los aceites derivados del pescado y los alimentos enriquecidos con vitamina D.

Reducir el estrés

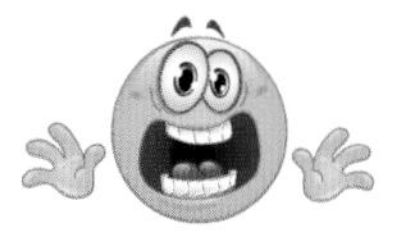

Crea un ambiente relajado, seguro y amigable. El estrés intenso o sostenido por mucho tiempo puede ocasionar fallas y cambiar el equilibrio de la respuesta inmunitaria del cuerpo. El estrés causa que nuestro sistema inmune pase de defender a atacar y, en caso contrario, de defender a dejarnos desprotegidos.

Los niños pueden estar expuestos a cuatro tipos de estrés:

1. **El estrés físico:** Afecta directamente al cuerpo. Pueden considerarse estrés físico los accidentes, caídas, abrasiones, torceduras, esguinces, contusiones, cortes, pinchazos, fracturas, etc.

2. **El estrés químico:** Se produce con la exposición a agentes nocivos como venenos, contaminantes, pesticidas, metales pesados, inhalantes nocivos, aditivos alimentarios, demasiado azúcar, etc.

3. **El estrés de frecuencia electromagnética:** Es ocasionado por los dispositivos eléctricos como el wifi, los teléfonos móviles, los cables de alta tensión, los rayos X, las instalaciones eléctricas, los dispositivos inalámbricos, etc.

4. **El estrés emocional o psicológico:** Se genera por circunstancias de la vida como pueden ser tragedias familiares, cambios de escuela, divorcio de los padres, pérdida de un ser querido y otros sucesos dolorosos. Y sí, los niños también son víctimas del estrés, solo que no saben expresarlo con palabras.

Por favor, haz que tu hogar sea un espacio seguro de aceptación y amor incondicional para tus hijos. Los más pequeños reciben mucha presión y agresiones en la escuela, los videojuegos, las redes sociales... En resumen, son víctimas de lo que podemos llamar una gran intoxicación emocional.

Haz que la vida familiar esté llena de amor, diversión y confianza. Puedes lograr eso escuchándolos, tratándolos con respeto, motivándolos e involucrándolos en tareas cotidianas. Una de estas tareas puede ser, como ves, cocinar juntos. Dejemos que el amor sea la mejor vacuna.

Dormir temprano, mucho y bien

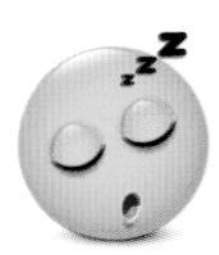

El sueño es el gran restaurador de la vida, la fuente del crecimiento natural, el proveedor de desintoxicación mental y emocional. Pero, además, el sueño es el momento en el cual toda la energía del organismo está enfocada en sanar, crecer, armonizar y restaurar.

Los niños y las niñas deben dormir un mínimo de 8 horas, pero lo ideal sería que durmieran 9 o 10 horas diarias. Déjalos dormir. El sueño es la mejor terapia para fortalecer el sistema inmunitario y ayudar al cuerpo a crecer.

Menos videojuegos, más ejercicios

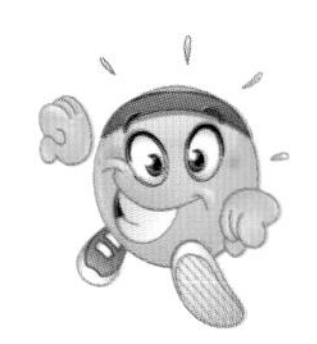

Deja que los niños y las niñas jueguen, corran y hagan ejercicios tanto dentro como fuera de casa. Sea bajo techo o al aire libre, el ejercicio mejora la salud, fortalece los músculos, huesos y tendones y libera energía y estrés. Además, el ejercicio físico optimiza el sistema inmunitario, ya que el bombeo intenso de sangre oxigena todo el cuerpo y permite que los soldados del Ejército Blanco circulen más rápidamente, reaccionando a mayor velocidad y evitando enfermedades.

Reforzar las defensas con suplementos

Zimax Junior es un suplemento antioxidante a base de cúrcuma, extracto de hojas de olivo, semillas de uva, vitamina D3, vitamina C y magnesio, ideal para activar las defensas de los niños. Ofréceles una medida al día diluida en agua o en el batido de cada mañana.

Este suplemento tiene un suave y agradable sabor a piña que encanta a los pequeños. Algunas recetas lo incluyen, y también se puede servir como acompañante en los desayunos, almuerzos y loncheras saludables.

Si quieres descargar nuestro protocolo natural para activar las defensas de tus hijos, tómale una foto a este código QR.

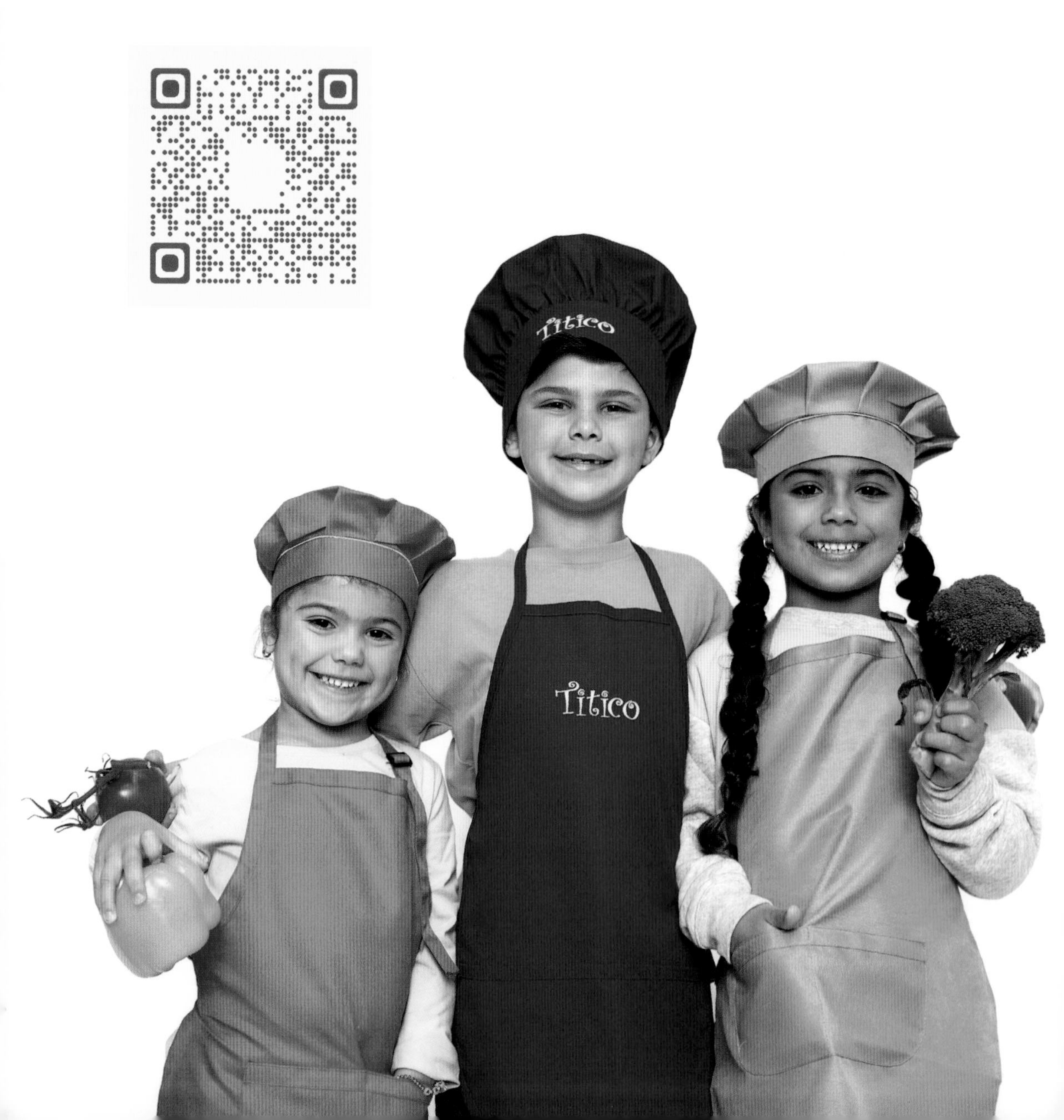

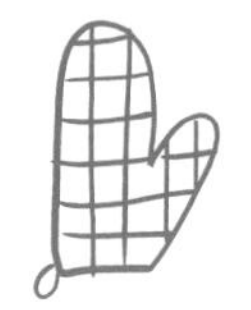

CAPÍTULO 2

Cómo alimentar al ejército

Ya conoces cómo funciona básicamente el sistema inmunitario. Ahora bien, es importante destacar que no hay un plato, ingrediente o alimento que sea específico para cada célula del Ejército Blanco. Mi deber ético, como profesional de la salud, es explicarte que el cuerpo necesita muchos nutrientes, vitaminas, probióticos y minerales para poder funcionar correctamente.

El sistema inmunitario de tu hijo o hija no es una excepción. Es decir, cuando consumes vegetales no lo haces pensando en beneficiar al riñón, las amígdalas o a un hueso específico. Te alimentas conscientemente, aceptando que los componentes químicos de los alimentos van a favorecer al cuerpo todo. De ese beneficio también van a participar las células del sistema de defensa. Recuerda que nuestro cuerpo es una máquina perfecta, sistémica e integral. Lo que afecta a unos, afecta a todos y viceversa: lo que favorece a uno, también favorece a todos.

Dicho esto, nos enfocaremos en darle a los niños las mejores opciones alimentarias porque entendemos que se fortalecerán con el equilibrio justo entre nutrientes, minerales, suplementos, descanso, ejercicios, juego, higiene y sueño.

CÓMO HACER QUE LOS NIÑOS COMAN BIEN

Aumenta el consumo de vegetales y frutas

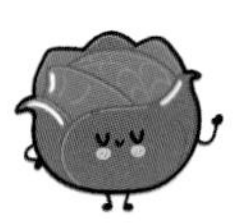

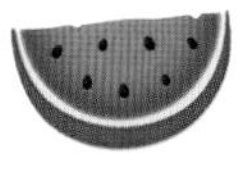

Los vegetales y las frutas son las bases del edificio de tu cuerpo. También son la fuente más rica de vitaminas, antioxidantes, minerales y fitonutrientes que fortalecen el sistema inmunitario de los niños y las niñas y ayudan a protegerlos contra enfermedades.

Demos comida y energía de calidad a nuestros defensores. Mientras más variados sean los colores, más cantidad de fitonutrientes y antioxidantes estarás consumiendo.

Haz que consuman suficiente proteína

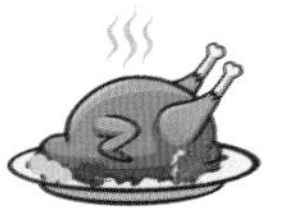

Ofréceles huevos, pescados blancos y azules, aves orgánicas y, ocasionalmente, cortes de carne magra de res (solomo, lomito, punta trasera, pulpa negra). Evita a toda costa las salchichas, embutidos, y las carnes enlatadas y procesadas. Sería ideal si los animales (res, cerdo, cordero) hubieran sido alimentados con pasto orgánico, porque son mucho más sanos.

Elige pescados salvajes (capturados en el mar, no criados en granjas). Solo ten cuidado de buscar especies bajas en mercurio y limita su consumo a dos o tres veces por semana.

Evita el consumo de azúcar y harinas procesadas

El azúcar y las harinas blancas refinadas son los principales enemigos del sistema inmunitario, porque debilitan mucho a las células de defensa y les dan más ventaja a los invasores. Esto hace que el Ejército Blanco no funcione de un modo adecuado, quedando desprotegido el cuerpo y más propenso a infecciones.

Vencer al azúcar industrial, tanto la declarada como la oculta, es la gran batalla de los padres modernos. Toda la industria alimentaria, en especial la de los cereales del desayuno, está enfrascada en enamorar a tus hijos con colores y sabores artificiales. Evitar el azúcar es el mayor regalo que puedes darle a tus hijos. A largo plazo, esto les garantizará un cuerpo fuerte y un sistema inmunitario poderoso.

Haz que consuman alimentos probióticos

Lo primero que deberías saber es que dentro del intestino hay billones de bacterias vivas. Algunas de ellas son beneficiosas y otras son perjudiciales. A las bacterias buenas se les llama *microbiota intestinal*. Son buenas, entre otras cosas, porque ayudan a mejorar las defensas y la absorción de nutrientes.

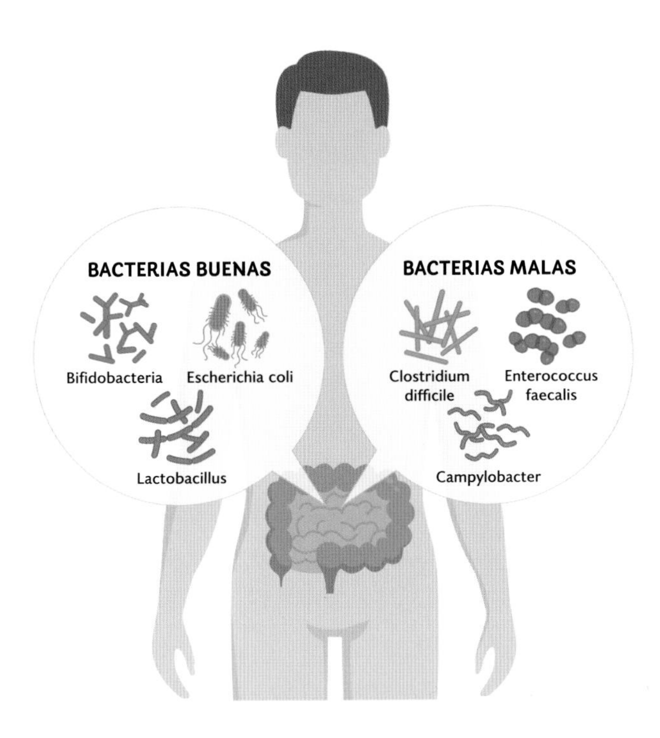

La microbiota intestinal ayuda a protegernos contra los invasores por su efecto de barrera. Cuando se pegan a la mucosa intestinal, las bacterias buenas impiden que los microorganismos dañinos se queden a vivir en el intestino. Además de mejorar las defensas, estas bacterias buenas se comunican con el cerebro, por lo que pueden mejorar el estado de ánimo y hacer que tu niño o niña se sienta feliz.

¿Qué son los probióticos?

Los probióticos son microorganismos vivos que se parecen a las bacterias buenas que ya están en el intestino. Puedes encontrarlos en determinados alimentos y en suplementos dietéticos. Los probióticos refuerzan el efecto de barrera de la microbiota intestinal y la ayudan a proteger el cuerpo.

Cómo hacer que los niños consuman probióticos

Si tienes a un recién nacido o un bebé, amamantar es la mejor manera de proporcionarle probióticos. La leche materna contiene probióticos y prebióticos (que son el alimento de las bacterias buenas) de la madre.

Si tu hijo o hija es más grande, ofrécele alimentos naturales como frutas y verduras frescas o fermentadas (chucrut, kimchi, encurtidos), quesos frescos, kéfir y yogur sin azúcar añadida, que ayudan a mejorar la salud intestinal.

Además, haz un esfuerzo por limitar la exposición de tus hijos a los antibióticos orales que pueden afectar a la microbiota. Antes de pedir antibióticos, asegúrate siempre de que tu hijo o hija tenga una infección bacteriana, no una infección viral. Un pediatra te ayudará a tomar esta decisión.

Habla del sistema inmunitario de forma sencilla y divertida

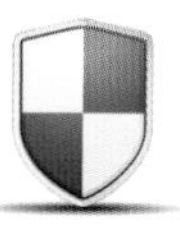

Hazlo como si contaras una historia de buenos y malos o de héroes e invasores. En el próximo capítulo encontrarás un cuento para enseñar y motivar a tu hijo o hija. Si primero lo lees a solas, luego podrás narrarlo mucho mejor e incluso hacer que los niños aporten escenas y episodios de su imaginación.

Involucra a los niños en la cocina

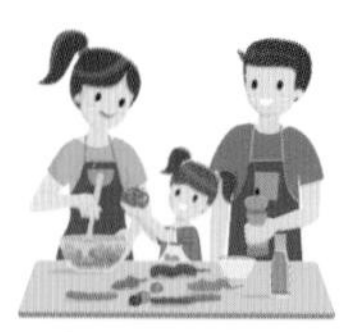

Cocinar es una actividad muy divertida. Deja que los niños participen, por ejemplo, en la elaboración de la cena, cuando todos tienen más tiempo. Ese tipo de actividades te conectarán emocionalmente con tu niño o niña, con la tierra y con la familia toda. Es mágico el momento cuando la familia come lo que juntos hicieron.

Conéctalos con los ingredientes, con sus sabores, beneficios y características. Hagamos que la cocina sea un espacio de juego, sobre todo en horarios suaves como los del fin de semana.

Cocina de forma creativa, combinando colores, texturas y sabores

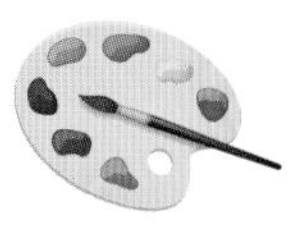

Aquí tienes muchas recetas con fotografías atractivas y coloridas. Miren juntos el libro y hagan versiones de estos platos. Los niños se divertirán haciendo figuritas y combinando colores y sabores. Los adultos estarán tranquilos sabiendo que todos los ingredientes son saludables y aportan beneficios directos a la salud.

Mira cómo presentamos los platos en este libro: las panquecas parecen pececitos, las uvas parecen gusanitos y el sándwich parece un caracol. Cada plato será una explosión de color y sabor. Dar forma y decorar permitirá mejorar la destreza manual del niño o niña. Mezcla colores e ingredientes distintos, decora el plato y no lo cubras todo con comida, también deja espacios vacíos.

Haz de la cocina un espacio para conversar y aprender

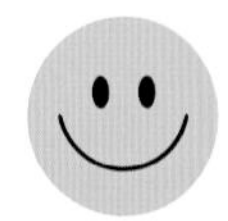

Mientras cocinan, puedes hablar con tu hijo o hija sobre el origen de los alimentos y los procesos de producción (agricultura, pesca, ganadería, avicultura). Le educarás y, además, cultivarás valores como la responsabilidad, el orden y la gratitud. Haz que los chicos y las chicas aprendan contigo el valor de la tierra y el mar, pero también el valor del trabajo de campesinos, ganaderos o pescadores. Y, más allá, haz que aprendan a ser agradecidos con el esfuerzo que su familia hace para alimentarles.

Conecta en la comida con ellos. Haz que sean el centro de la conversación y la atención. La cocina es un espacio de conexión. Coman juntos siempre que sea posible. Apaga el televisor y guarda los teléfonos y tabletas para que puedan desconectarse del mundo y reconectar entre sí.

¿Recuerdas tu infancia? Quizás en tu hogar los padres y abuelos acostumbraban a rezar y bendecir los alimentos antes de comer. No importan tus creencias o si no tienes ninguna; siempre es bueno agradecer porque eso genera una atmósfera de amor, respeto y gratitud hacia los alimentos y quienes los trajeron a la mesa.

Que comer bien sea fácil y accesible

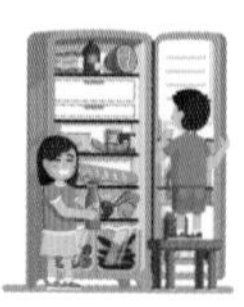

Reserva para tus hijos un estante en la despensa y un cajón en la nevera. Llena esos espacios con frutas y verduras cortadas, yogur y otras opciones para que los niños puedan tener meriendas saludables a mano.

Hidratados siempre

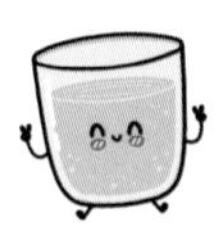

Piensa en las bebidas. Promueve que los niños tomen agua natural o agua saborizada naturalmente. También pueden beber batidos de vegetales y frutas frescas. Mantén en la nevera los recipientes llenos y listos para usar.

Permite que los niños participen en las compras

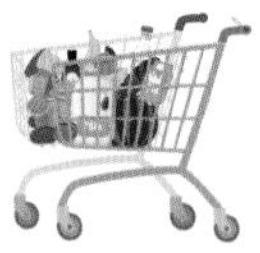

Ten a los niños como tus compañeros de compras. Deja que participen del proceso y prémiales dejándoles elegir su fruta favorita o una fruta que nunca hayan probado. Si les das protagonismo en la selección de carnes, frutas y verduras se las comerán con mejor ánimo porque habrán sido parte de "la captura".

Otorga premios por comer saludable

Celebra cada avance con mucha paciencia. Si el niño o niña se comió un tomate cherry, felicítale por ello. Crea un sistema de puntos por comer vegetales, proteínas u otros alimentos saludables que le recuerde las recompensas de los establecimientos de videojuegos, que se acumulan y luego se pueden cambiar por un juguete. Haz que los niños se emocionen pensando en la próxima comida saludable.

CÓMO APROVECHAR EL PODER DE LOS COLORES

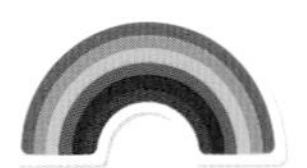

Las verduras y frutas frescas son fuentes vivas de fibra, vitaminas, minerales y fitonutrientes fundamentales para activar y fortalecer el sistema inmunitario.

En la primera parte del libro mencionamos a los fitonutrientes, que son compuestos químicos que forman parte de la protección de las plantas. Las plantas construyen fortalezas que las defienden contra las enfermedades y cualquier cosa que pueda amenazar su supervivencia.

Existen más de 25,000 fitonutrientes y están todos distribuidos en diferentes frutas y vegetales. Su contenido se clasifica según su color: naranja, rojo, verde oscuro, verde claro y púrpura. Si diariamente damos a los niños al menos un alimento de cada uno de estos grupos de colores, podemos obtener todos sus beneficios.

Los fitonutrientes más importantes son los carotenoides (color amarillo y naranja), el licopeno (color rojo y rosa), la luteína, zeaxantina y flavonoides (color verde oscuro y amarillo) y el resveratrol (color púrpura).

Todo comienza en la lista de compras. Juega con tu hijo o hija a combinar colores en los platos como si estuvieran dibujando e incluye la mayor variedad de colores posible. Jugando con tu imaginación, cualquier brócoli se vuelve un árbol enano y cualquier hongo un satélite espacial. En resumen, juega, colorea el plato.

Vegetales y frutas por colores

VERDE			
Vegetales			
Acelga	Cebollín	Espinaca	Pimiento verde
Alcachofa	Apio	Hierbabuena	Vainitas (habichuelas o judías verdes)
Arúgula	Cilantro	Lechuga romana	
Berro	Col rizada o kale	Menta	
Brócoli	Col de Bruselas	Pepino	
Calabacín	Espárrago	Perejil	
Frutas			
Lima	Kiwi	Pera	Uva verde
Manzana verde			

ROJO			
Vegetales			
Tomate cherry	Tomate seco	Pimiento rojo	Rábano
Tomate manzano			
Frutas			
Arándano rojo	Fresa	Guayaba rosa	Pitaya (fruta del dragón)
Cereza	Granada	Manzana roja	
Frambuesa	Grosella	Pomelo o toronja	Sandía o patilla

NARANJA		
Vegetales		
Calabaza (auyama)	Pimiento naranja	Zanahoria
Frutas		
Durazno o melocotón	Mango	Naranja
Mandarina	Melón	Nectarina

MORADO		
Vegetales		
Cebolla morada	Berenjena	Remolacha
Endivia morada (achicoria morada)	Radicchio (achicoria roja)	Repollo morado (col morada)
Frutas		
Arándano	Uva roja	Acai berry (bayas de acai)
Mora	Ciruela	Higo

AMARILLO		
Vegetales		
Pimiento amarillo	Tomate amarillo	
Frutas		
Kiwi amarillo	Manzana amarilla	Piña
Limón	Parchita o maracuyá	

BLANCO			
Vegetales			
Alfalfa	Brotes de soja	Champiñón portobello	Repollo (col)
Ajo	Cebolla blanca	Hongos	Palmito (repollo de palma, corazón de palma)
Ajo porro	Coliflor	Jengibre	
Frutas			
Banana o plátano	Coco	Guayaba blanca	
Chirimoya	Guanábana		

QUÉ HACER SI LOS NIÑOS NO COMEN VEGETALES

Para los niños que no consumen vegetales, una buena estrategia, además de prepararles los platos divertidos, bonitos y deliciosos que verás en este libro, es ir introduciendo los vegetales en algunas preparaciones. Algunas de estas preparaciones pueden ser:

- batidos de fuerza;
- helados, gelatinas y postres sin azúcar;
- guisos y salsas (salsa de tomate para pasta, pizza, albóndigas);
- cremas licuadas de vegetales.

Es verdad que no hay que ser estrictos cuando nuestros hijos no quieren comer, pero tampoco se puede bajar la guardia, ya que existen problemas de salud que se manifiestan con la inapetencia y que no debemos desatender.

En este caso, opta por conversar y llegar a acuerdos. Por ejemplo, puedes decir: "No comas en este momento, pero probaremos de nuevo en un rato, y nada de picotear otras cosas".

QUÉ NO HACER MIENTRAS DAS DE COMER A LOS NIÑOS

- Regañarlos, gritarles u obligarlos a comer. Mucho menos castigarlos si no comen.
- Compararlos con otros niños.
- Alimentarlos a la fuerza.
- Caminar detrás del niño o niña y darle de comer mientras camina.
- No darles la opción de servirse lo que van a comer.
- Ofrecerles algún postre o golosina como premio por haber comido. Cuando premies con una golosina, el niño o niña la preferirá a la comida saludable.
- Distraerlos con aparatos electrónicos para que coman.

CUÁLES SON LAS PORCIONES DIARIAS A CONSUMIR SEGÚN LA EDAD

Porciones según la edad				
Grupos de alimentos	Porciones diarias	Tamaño de la porción		
		1 a 3 años	4 a 6 años	7 a 10 años
Vegetales	2 a 3	¼ taza, cocidos	¼ taza, cocidos ½ taza de ensalada	½ taza, cocidos 1 taza de ensalada
Frutas	2 a 3	¼ taza, congeladas ½ trozo de fruta fresca	¼ taza, congeladas ½ trozo de fruta fresca	⅓ taza, congeladas 1 trozo de fruta fresca

Porciones según la edad				
Grupos de alimentos	Porciones diarias	Tamaño de la porción		
		1 a 3 años	4 a 6 años	7 a 10 años
Cereales y tubérculos (arroz, quinua, avena, maíz, camote, yuca, plátano, calabaza)	6 a 11	½ tajada de pan ¼ taza de cereales o tubérculos	½ tajada de pan ⅓ taza de cereales o tubérculos	1 tajada de pan ½ taza de cereales o tubérculos
Carnes, huevos y legumbres (pollo, pavo, pescado, res, cerdo, huevo, frijoles, lentejas, arvejas)	2	1 onza de carne, pescado, pollo, pavo o tofu ½ huevo ¼ taza de frijoles cocidos	1 onza de carne, pescado, pollo, pavo o tofu. 1 huevo ⅓ taza de frijoles cocidos	2-3 onzas de carne, pescado, pollo, pavo o tofu. 1-2 huevos ½ taza de frijoles cocidos
Lácteos	2 a 3	½ taza de leche ⅓ taza de yogur ½ onza de queso	½ taza de leche ½ taza de yogur ½ onza de queso	1 taza de leche ¾ -1 taza de yogur 1 onza de queso

Adaptada de DIETZWH, Stern L, ed. Nutrición: Lo que todos los padres deben saber. Edición No 2, ELK Grove VL IL, American Academy of Pediatrics 2012:194

CUÁLES SON LOS NUTRIENTES FUNDAMENTALES EN LA ALIMENTACIÓN DE LOS NIÑOS

Enfócate en darle a tu hijo o hija todos los nutrientes fundamentales. Aquí te explico cuáles son y qué alimentos los contienen:

Calcio: Es un mineral necesario para el crecimiento físico y la conservación de huesos y dientes. Se recomienda consumir tres porciones de alimentos ricos en calcio al día. Se encuentra en la leche, yogur, queso, col, garbanzos, naranja, semillas de ajonjolí, bebidas vegetales enriquecidas en calcio, tofu y varias fuentes alimentarias fuera del grupo de los lácteos.

Hierro: Es un mineral esencial para producir la hemoglobina, esas células sanguíneas que transportan el oxígeno a todas las células del cuerpo. Su deficiencia puede estar asociada a problemas de aprendizaje, déficit de atención y de memoria. Se encuentra en las carnes rojas, pescado, huevo, hígado, arvejas, lentejas, frijoles, y en verduras como el brócoli, champiñón, espinaca, espárrago y col.

Vitamina A: Es esencial para la visión, el crecimiento, el desarrollo óseo, la formación y conservación de tejidos y para fortalecer el sistema inmunitario. Se encuentra en algunos tipos de pescado como arenques y salmón, en el hígado de res y otras vísceras, en el huevo, las hortalizas de hojas verdes, y en verduras de color verde, anaranjado y amarillo como espinacas, batatas, zanahorias, brócoli, y calabaza. También en frutas como melón, mangos y albaricoques.

Vitamina C: Es un potente antioxidante que optimiza el sistema inmunitario, protege la piel y ayuda a curar heridas, tan frecuentes en los niños. Además, es indispensable para la absorción de minerales como el hierro. También ayuda a reducir los síntomas de las infecciones respiratorias y acorta la duración de enfermedades como el resfriado común y la bronquitis. Se encuentra en frutas y vegetales como la ciruela kakadu, el camu camu, el escaramujo, la acerola, la guayaba, la grosella negra, el pimiento rojo, el perejil, el kiwi, el brócoli, la grosella, las coles de Bruselas, el caqui, la papaya, la fresa, el limón, la naranja y la mandarina, entre otros.

Vitamina D: Es determinante en la absorción y fijación del calcio. Ambos, la vitamina D y el calcio contribuyen a la formación de huesos sanos. El cuerpo es capaz de formar vitamina D por acción de los rayos solares. Se encuentra en algunos alimentos como el salmón, sardina, aceite de hígado de bacalao, atún, yema de huevo, hongos, hígado y alimentos fortificados con vitamina D.

Zinc: Es un mineral necesario para la producción de energía y el fortalecimiento del sistema inmunitario. Además, participa en la regeneración de los tejidos, y por eso es importante para el crecimiento de los niños. Se encuentra en la leche y los productos lácteos, la carne de res, cerdo, cordero y en el pescado, semillas de girasol, pan integral, avena, garbanzos, lentejas, pepitas de calabaza y tofu, entre otros.

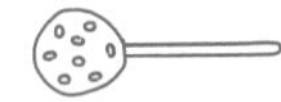

QUÉ COMPRAR EN EL SUPERMERCADO

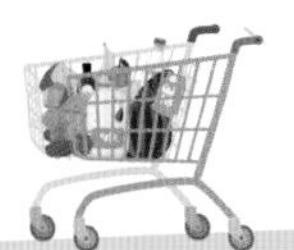

Lista de compras saludable

- ✔ **Vegetales de colores:** todos
- ✔ **Frutas de colores:** todas
- ✔ **Hierbas y especias:** todas
- ✔ **Proteínas de origen animal:** huevos, aves orgánicas y pescados de pesca libre o *wild caught*. Ocasionalmente puedes comprar carne de res alimentada con pasto orgánico.
- ✔ **Proteínas de origen vegetal:** frijoles, vainitas (también llamadas habichuelas o judías verdes), garbanzos, lentejas, arvejas (también llamadas guisantes o chícharos), tofu, nueces y semillas.
- ✔ **Grasas saludables:** aceite de oliva, aguacate, leches vegetales y de almendra y otros frutos secos, mantequilla clarificada (ghee).
- ✔ **Carbohidratos:** batata (también llamada camote), plátano verde, calabaza, papa, yuca (también llamada mandioca o casava), arroz, quinua, maíz (sin GMO), avena sin gluten, trigo sarraceno, pasta sin gluten (de legumbres, quinua o arroz).

Qué evitar en el supermercado

Evita los dulces y galletas industriales, las papas fritas, los cereales de colores y los enlatados. Si quieres darles un postre a los niños, cómprales helados a base de yogurt o gelatinas saludables y sin azúcar o prepara algunos de los deliciosos postres que encontrarás en este libro.

¿Por qué en nuestras recetas buscamos disminuir el gluten?

El gluten es la proteína de las harinas, y en los últimos años ha sido modificado genéticamente por razones económicas. No es el mismo elemento ancestral y saludable presente en el pan o las pastas de nuestros abuelos, sino que la industria alimentaria, en su absurda carrera mercantil, lo ha convertido en un elemento dañino, y su sobreexposición ha generado mayores respuestas alérgicas en niños o adultos.

CÓMO ARMAR UN PLATO SALUDABLE PARA LOS NIÑOS

El plato para comer saludable para niños es una guía visual que ayuda a educar y motivar a los niños a comer bien y mantenerse en movimiento, y fue creada por expertos en nutrición de la Escuela de Salud Pública T. H. Chan de Harvard.

La imagen presenta ejemplos de las mejores opciones de comidas y meriendas saludables, y resalta la importancia de la actividad física como parte de la fórmula para mantenerse sano. Usamos esta imagen porque tiene un gran valor educativo y te servirá para tomar las mejores decisiones.

El plato para comer saludable para niños

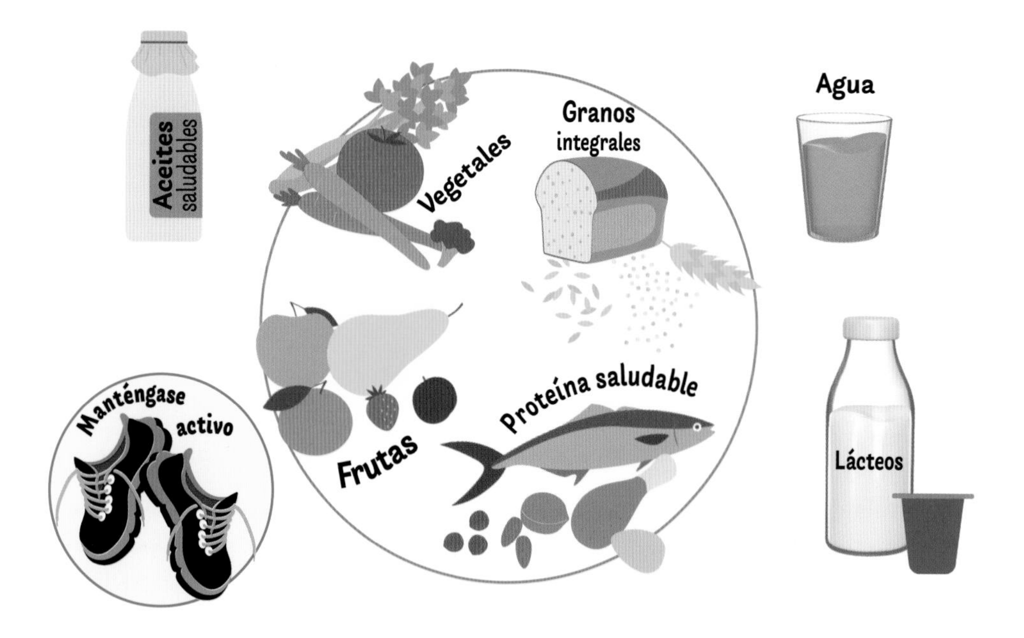

En resumen, esta imagen nos recuerda cómo debemos distribuir los alimentos en el plato, intentando siempre combinar la mayor variedad de nutrientes, colores y sabores. La imagen nos indica que debemos llenar la mitad del plato con vegetales y frutas de muchos colores, y que la otra mitad del plato debería contener granos enteros y proteína saludable.

Estas son nuestras sugerencias, basadas en este método:

- Haz que los niños coman diariamente vegetales frescos y frutas enteras.
- Elige granos integrales o enteros. Te recomendamos arroz integral, quinua, trigo sarraceno, avena sin gluten y maíz orgánico no modificado genéticamente.

Nota: No todos los niños toleran bien los productos integrales, sobre todo si tienen el intestino delicado o si son menores de un año. Por eso, aunque estos alimentos se pueden incorporar a su dieta, es mejor hacerlo en pequeñas cantidades y siempre vigilando una posible reacción. Si el niño o niña tiene algún síntoma que llame la atención como, por ejemplo, diarrea, es que su cuerpo aún no está preparado para digerirlos bien.

- Incluye proteínas saludables de origen animal o vegetal en la dieta. Estas proteínas las consigues en los granos o legumbres (lentejas, garbanzos, habichuelas, frijoles), nueces y semillas, huevo, pescado, aves y también en las carnes de res, cerdo y cordero. Es importante que limites el consumo de carne roja (res, cerdo, cordero) a una vez por semana, y que evites las carnes procesadas y los embutidos (salchichas, jamón, mortadela y tocineta).
- Utiliza solo aceite de oliva extra virgen para cocinar. Incluye como opciones de grasa saludable las nueces y semillas y el aguacate. Limita la mantequilla a un uso ocasional.
- Dentro de los lácteos, opta por el yogur griego natural sin azúcar añadida, y consume cantidades pequeñas de queso. Los lácteos son una fuente conveniente de calcio y vitamina D. El yogur y el queso fresco, además, aportan probióticos que optimizan las defensas.
- El agua debe ser la bebida que acompañe a las comidas y meriendas. Intenta que tu hijo tome agua con limón en forma de limonada o agua saborizada

naturalmente. Evita darle jugo de frutas o bebidas azucaradas como las sodas, las aguas de fruta y las bebidas para deportistas. Estas últimas proveen de muchas calorías y ningún nutriente.

Ya sabes cuáles son los alimentos más importantes, los nutrientes claves y cómo distribuirlos en el plato y a lo largo del día. Ahora nos toca pasar a la acción. Nos despedimos de ustedes, mamá, papá y cuidadores para hablar directamente a los pequeños. Juntos, vamos a enseñarles a elegir y consumir alimentos saludables. Disfruten de este viaje, porque el resultado será una vida saludable.

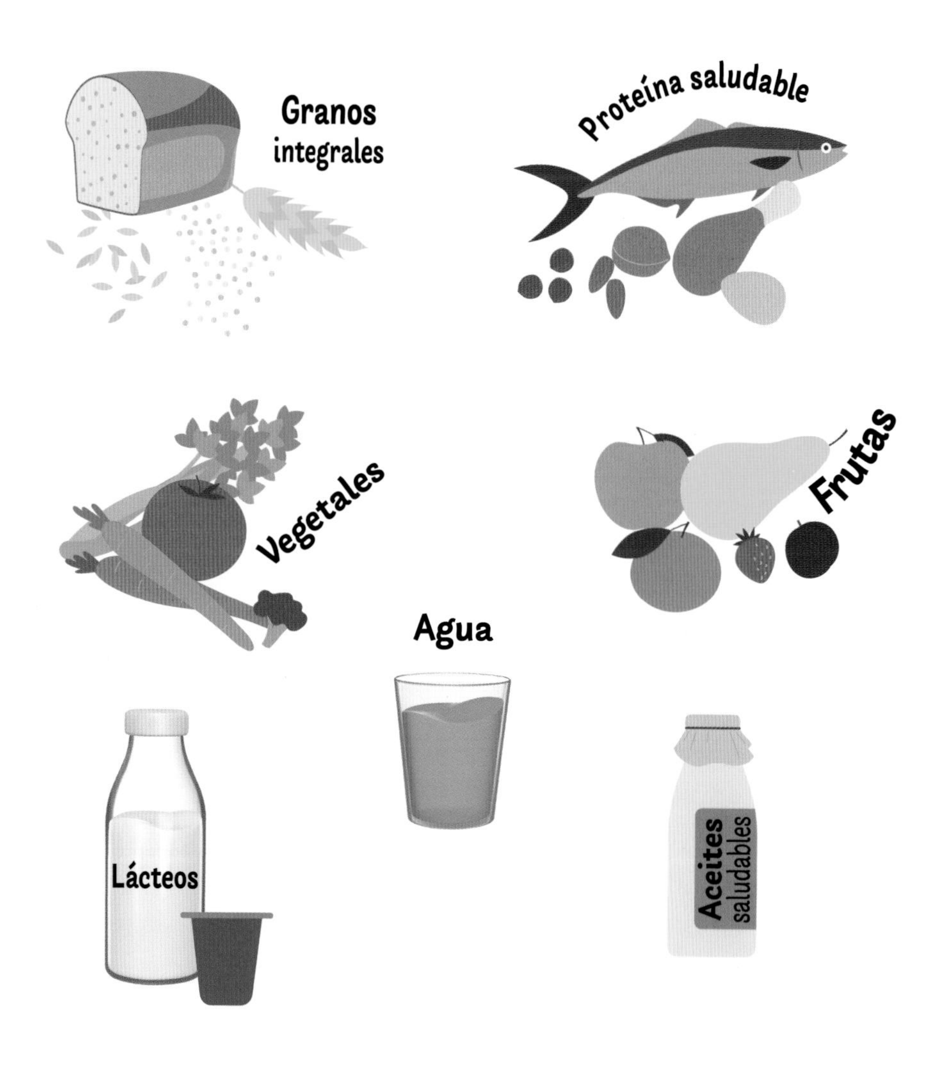

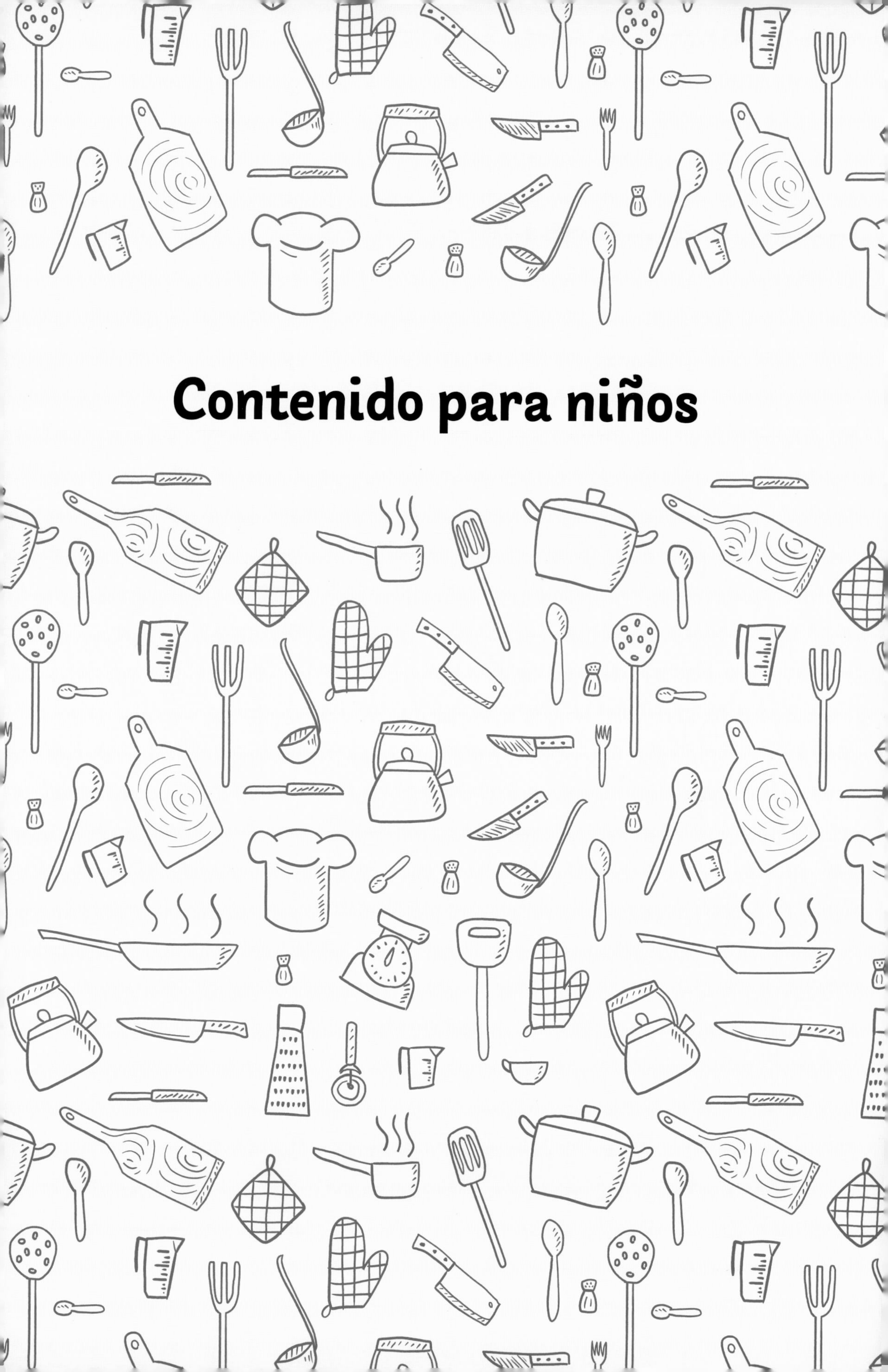

Contenido para niños

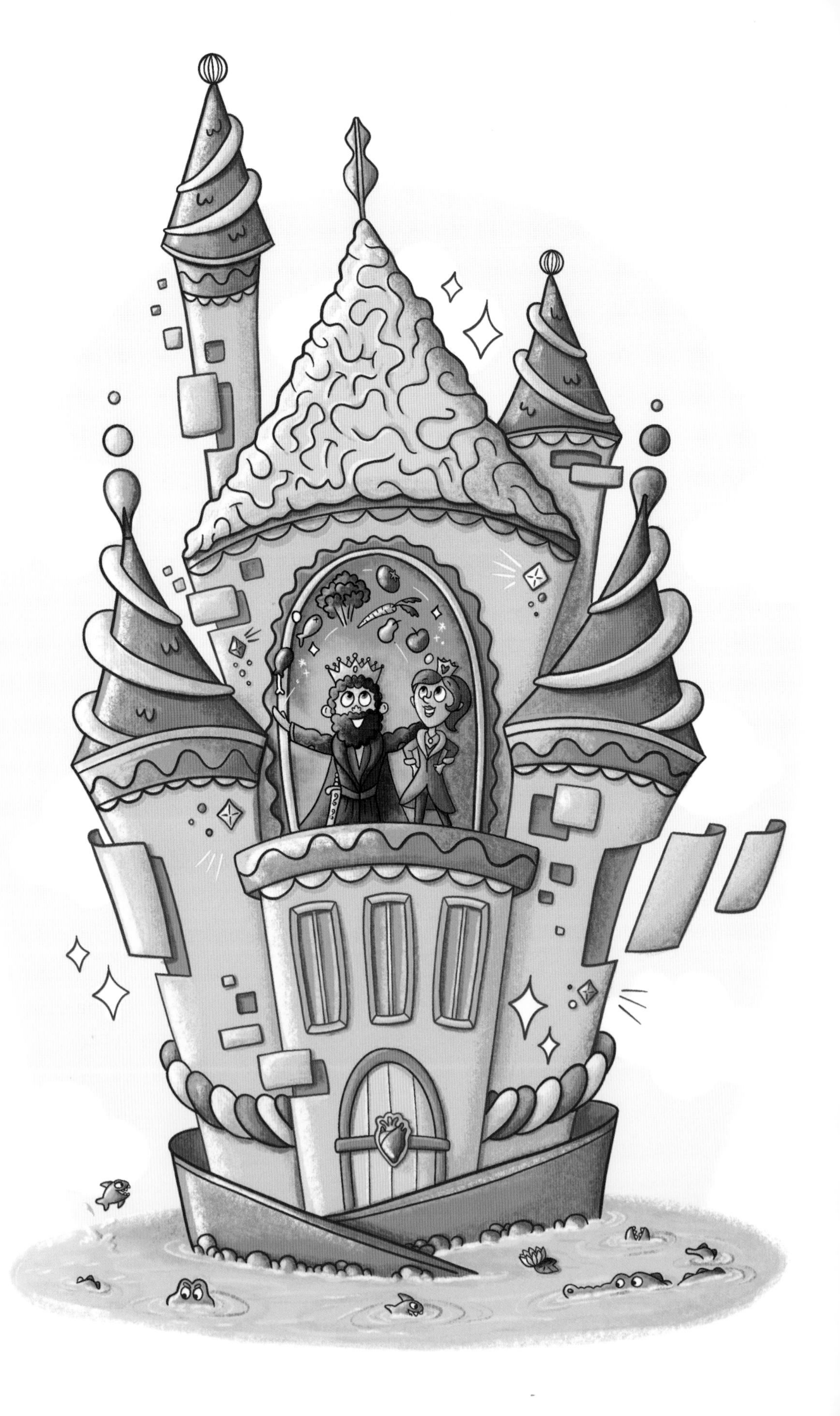

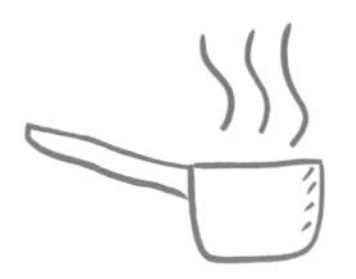

CAPÍTULO 3

El castillo mágico

HABÍA UNA VEZ...

Esta es la historia de un castillo, pero no de uno de esos castillos viejos, como los que has visto en los cuentos. Este era un castillo muy especial y mágico, y lo más importante: estaba vivo. Sus paredes se movían, crecían, cambiaban a cada rato; unas veces eran gruesas y duras, invencibles, pero en otros momentos se volvían débiles y hasta se podían romper.

Cuando esto pasaba, el castillo era capaz de repararse a sí mismo. Podía reconstruir sus paredes. Podía incluso hacerlas más altas o gruesas cuando era necesario. Sí, el castillo crecía y, a medida que pasaba el tiempo, se iba poniendo más grande y más fuerte... ¡Porque estaba vivo!

En el castillo vivía un rey que tenía superpoderes y sabía cómo hacer que las habitaciones y los muros que defendían el castillo crecieran todo el tiempo y se hicieran más grandes y fuertes.

La gente del pueblo sabía que el castillo era mágico y que lo protegía este rey sabio. La verdad era que el rey siempre lo cuidaba porque este castillo era muy valioso y bonito, único en la región. Por eso llamaba la atención de la gente buena del pueblo, que lo admiraba. Pero también llamaba la atención de los malos, que querían entrar a robar sus riquezas e incluso de las tribus guerreras, que querían invadirlo para quedarse con él. El pobre rey y su castillo siempre estaban rodeados de invasores muy pendientes de cualquier oportunidad para intentar meterse dentro.

Pero el rey tenía un gran secreto: una fórmula mágica que tomaba y comía todos los días. De allí salía su fuerza para cuidar el castillo y defenderlo de los enemigos que intentaban invadirlo para quedarse con sus riquezas.

Aunque el castillo por fuera tenía una primera barrera llena de obstáculos y de trampas resbaladizas para atrapar y tumbar a los invasores, y de fosos llenos de cocodrilos y pirañas, a veces los invasores lograban saltarlos y se acercaban más. Había invasores muy fuertes, astutos y malvados, que luego de saltarse esas barreras buscaban una puerta floja, una ventana mal cerrada o un huequito en la pared... Su plan era conquistar el castillo para quedarse a vivir adentro.

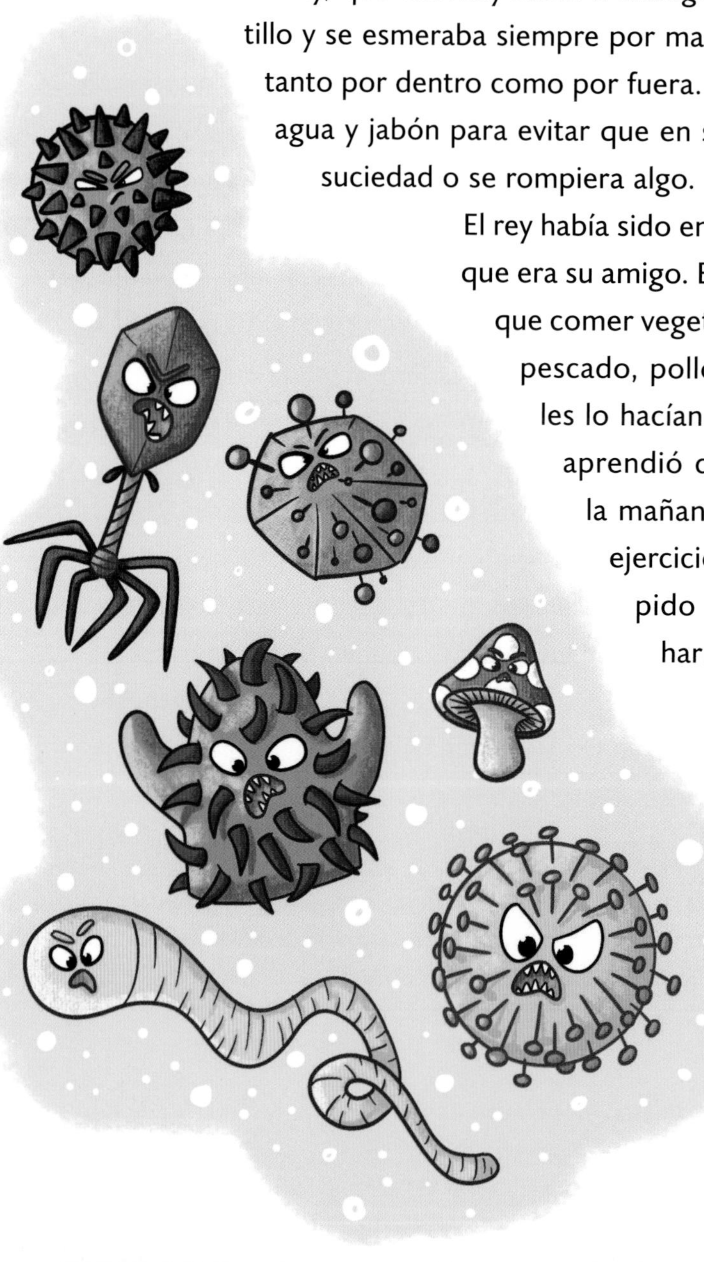

El rey, que era muy sabio e inteligente, cuidaba mucho su castillo y se esmeraba siempre por mantenerlo limpio y ordenado, tanto por dentro como por fuera. Todos los días lo lavaba con agua y jabón para evitar que en sus paredes se acumulara la suciedad o se rompiera algo.

El rey había sido entrenado por un mago sabio, que era su amigo. Este mago le había enseñado que comer vegetales, frutas, huevos, frijoles, pescado, pollo y otros alimentos naturales lo hacían más y más fuerte. También aprendió del mago que tomar sol en la mañana, beber agua pura y hacer ejercicios como saltar, moverse rápido o jugar con una pelota, lo harían invencible.

Y el secreto más importante que aprendió de su amigo mago era evitar comer dulces, porque lo ponían tonto y lo debilitaban. Por eso el rey nunca comía azúcar y evitaba los dulces..., porque quería mantenerse fuerte y listo para defender su castillo.

Pero el rey no podía cuidar solito el castillo todo el tiempo. En la noche tenía que dormir bien. A él le gustaba irse a la cama temprano para amanecer más fuerte.

En las noches, cuando el rey dormía, le dejaba la vigilancia y defensa del castillo a sus generales y soldados. Tenía un ejército enorme que se llamaba el Ejército Blanco del Rey. Ese ejército contaba con miles de soldados muy fuertes, preparados e inteligentes. Y todos vestían con uniformes blancos.

El rey tenía generales que vivían en los cuarteles dentro del castillo. Cada general dirigía un batallón de soldados especiales. No todos eran iguales porque cada batallón estaba especializado en un estilo de combate. Tenían, además, armas poderosas que utilizaban con mucha inteligencia y precisión para defender el castillo de los invasores.

El castillo era atacado con mucha frecuencia, por eso ni el rey ni el ejército defensor podían descuidarse. Cada cierto tiempo llegaban nuevos invasores que intentaban saltarse las barreras, romper las paredes, entrar, atacar al castillo mágico y eliminar a sus soldados guardianes.

Algunos invasores eran muy pequeños y se metían por agujeritos en las paredes o por espacios descuidados en las ventanas. A estos les llaman *microbios* porque son chiquiticos, pero también muy peligrosos. Podían ser bacterias, virus, hongos y algunos parásitos muy pequeños que causaban mucho daño en el castillo. Se deslizaban dentro, aprovechando cualquier descuido del rey, y en la oscuridad de la noche recorrían pasillos dañando, robando y atacando a los soldados que salían a defender el castillo.

Preguntas de comprensión:

1. ¿Por qué el castillo del rey era especial?
2. ¿Qué hacía el rey para mantenerse fuerte?
3. ¿Quién ayudaba al rey a cuidar su castillo?
4. ¿Cómo se llamaban los invasores?

LOS BATALLONES DEL REY

El famoso Ejército Blanco estaba formado por los mejores guerreros del reino y se organizaba en cinco grupos de combate o batallones especiales, porque cada grupo tenía superpoderes distintos y habilidades especiales.

Al primer batallón se le llamaba **macrófagos**, y este grupo era el más rápido en actuar. Cuando entraba un microbio o cualquier invasor, el rey enviaba a estos soldados gigantes, glotones y furiosos, que se los tragaban de un solo bocado. Les decían *macrófagos** precisamente porque sus bocotas eran muy grandes y ellos las usaban para comerse a los microbios enemigos, especialmente a las bacterias, aunque también les gustaba comer sustancias extrañas.

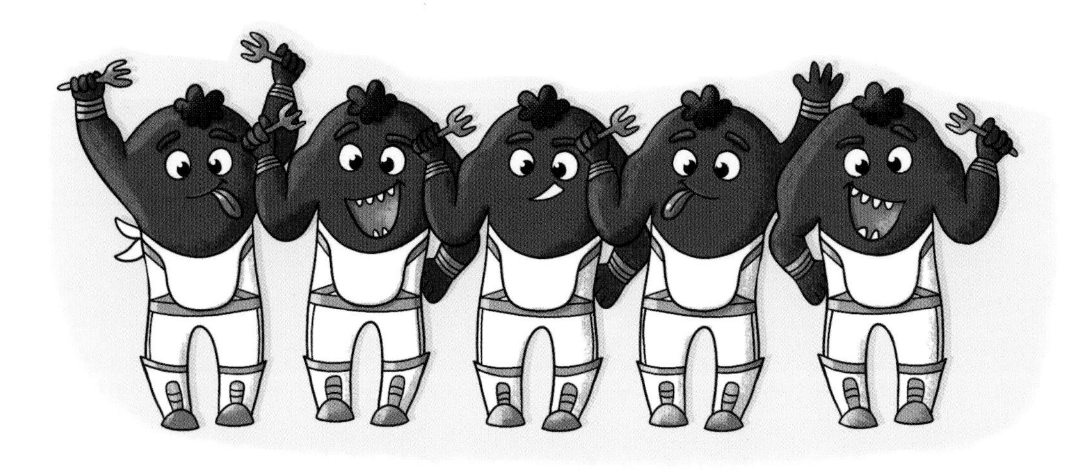

El segundo batallón era el más numeroso y estaba compuesto por los **neutrófilos**, que también eran capaces de comerse a los invasores pequeños o microbios, tragándoselos enteros. ¡Eran tan glotones como los macrófagos!

Normalmente, a los pobres microbios que entraban al castillo apenas si les daba tiempo a andar dentro, porque en el momento en que entraban, ¡pummn!, se activaban las alarmas y todos los soldados del Ejército Blanco

* *Macrófago*: Esta palabra viene del latín *macrophagus*, y significa 'que come o devora cosas grandes'.

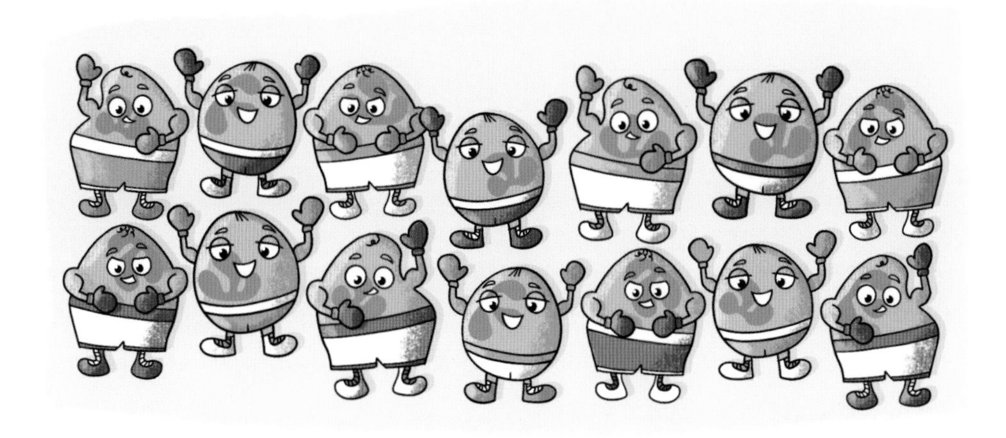

se ponían en marcha. Cuando una bacteria entraba al castillo era atacada por los macrófagos y los neutrófilos a la misma vez, porque ambos eran muy glotones y les encantaba comer bacterias.

El tercer batallón era el menos numeroso y era el batallón de los **eosinófilos**. A estos no les gustaban las bacterias, sino que atacaban a unos invasores más grandes, llamados *parásitos*, que parecían gusanos. Cuando los eosinófilos encontraban un parásito lo paralizaban y luego lo destruían.

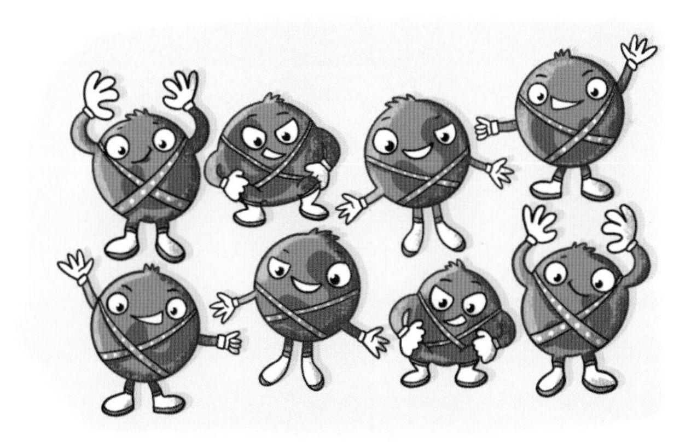

El cuarto batallón estaba compuesto por los **basófilos**, que eran muy poquitos y pequeñitos. No les gustaba comer bacterias, parásitos ni sustancias extrañas. Solo les gustaba patrullar por el castillo, como policías, buscando invasores como el polen, los **ácaros,** el polvo o algún veneno de insecto. Cuando los basófilos se encontraban a alguien de este grupo

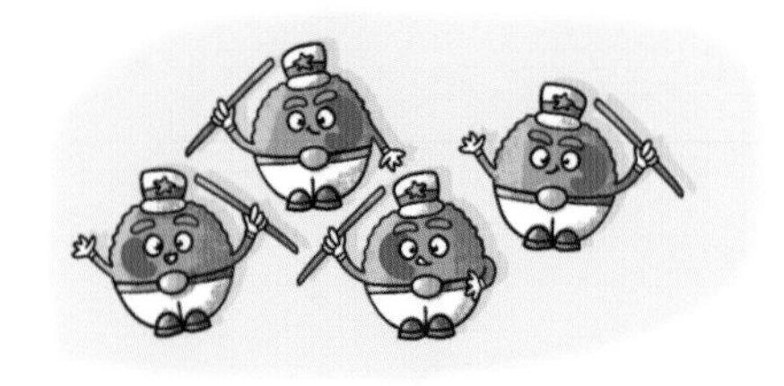

de invasores, disparaban un líquido mágico llamado *histamina* que creaba un incendio que calentaba la zona afectada y hacía que los atacantes se volvieran muy débiles y lentos. Este incendio llamaba a los soldados glotones (macrófagos y neutrófilos) para que vinieran y atraparan a los atacantes.

Por último, el quinto batallón era el más hábil y poderoso de todos, y estaba formado por los **linfocitos**.

El batallón de linfocitos era muy inteligente y tenía muy buena memoria. Vigilando y circulando por el castillo, actuaban como espías, pues se dedicaban a descubrir cómo se llamaban los invasores y qué armas utilizaban para así poder derrotarlos más rápido en la próxima oportunidad, cuando volvieran a atacar. A ellos nunca se les olvidaba la cara de un invasor. Estos chicos eran los soldados más preparados, y por eso el rey los organizaba en tres comandos que peleaban juntos.

Comando de los Linfocitos T

Estaba formado por varios grupos, cada uno con una misión especial. El grupo de los linfocitos T citotóxicos destruían a los virus que ya habían atacado a otros soldados, inyectando veneno o toxinas en su interior. El grupo de los linfocitos T colaboradores ayudaban a los soldados defensores a hacer su trabajo. Y, finalmente, el grupo de los linfocitos T reguladores apagaba el fuego en los combates y conformaba el cuartel de bomberos del castillo. Cuando había peleas entre los invasores y el ejército blanco solían ocurrir incendios. Por eso se necesitaba a estos bomberos, los linfocitos T reguladores, que estaban siempre listos para luchar contra el fuego y controlar la situación.

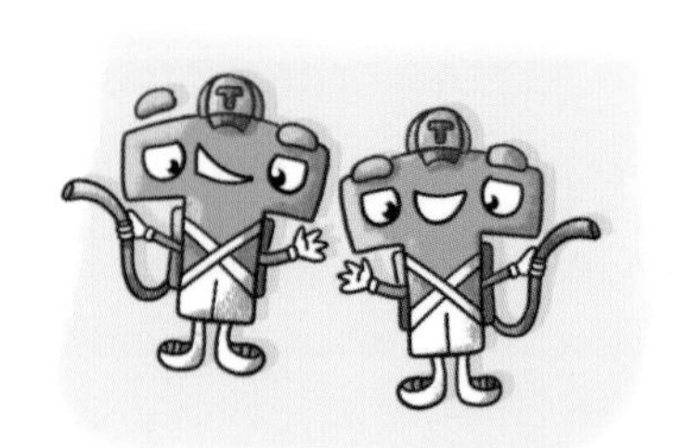

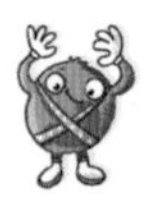

Comando de los Linfocitos B

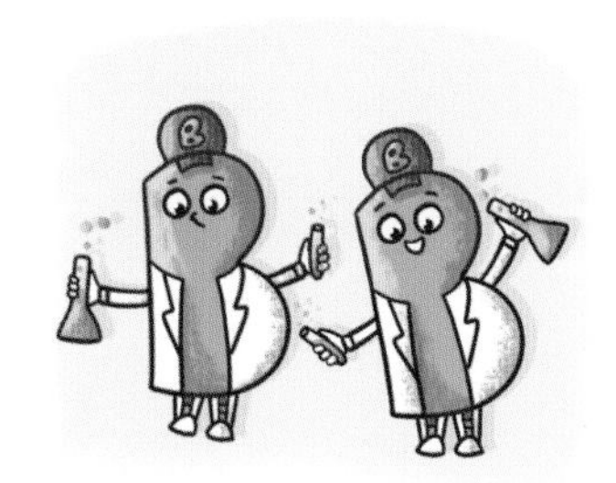

Este comando era experto en fabricar sustancias especiales llamadas *anticuerpos*, que lanzaban contra los invasores para neutralizarlos, matarlos o, si lograban escapar, dejarlos marcados para ser reconocidos por los soldados cuando regresaran.

Comando *Natural Killers*

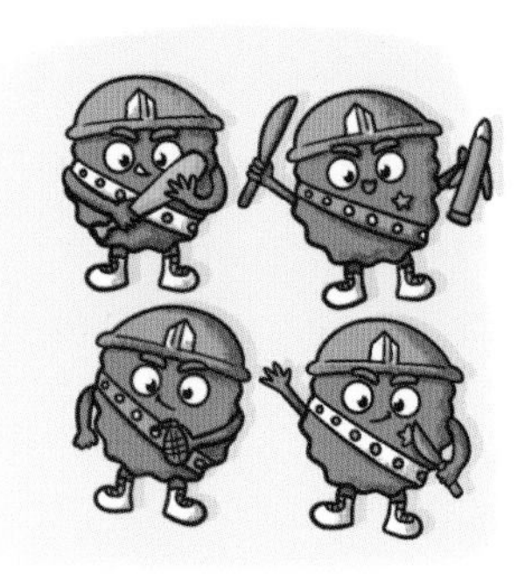

Estaba formado por el grupo de soldados más fuerte y armado de todo el Ejército Blanco. Eran el último recurso del rey, y cuando salían a pelear lo hacían con mucha ferocidad. Se especializaban en atacar a los virus y otros invasores que cuando entraban al castillo lo invadían para multiplicarse indefinidamente. Estos invasores se llamaban *cáncer.*

Como ves, los linfocitos eran muy útiles e inteligentes porque estudiaban al enemigo e investigaban qué armas tenían, avisaban a los soldados de los ataques, preparaban venenos para matar a los invasores y, además, peleaban. Los chicos y las chicas del batallón de los linfocitos eran verdaderos genios.

Preguntas de comprensión:

1. ¿Cuántos batallones especiales tenía el Ejército Blanco?
2. ¿Recuerdas cómo se llamaban los soldados glotones?
3. ¿Quiénes eran los soldados más inteligentes y con mejor memoria?
4. ¿Qué hacía el cuerpo de bomberos del castillo?

EL GRAN ATAQUE

El peor enemigo del rey y su castillo era una tribu invasora muy peligrosa: los virus. Los virus eran atacantes terribles porque hipnotizaban a los soldados, se les metían dentro del cuerpo y los convertían en zombis o, peor aún, los mataban, dejando partes del castillo sin defensa.

Lo peor de los virus es que sabían multiplicar y lo hacían muy rápido. Así que cuando uno de ellos se metía en el cuerpo de un soldado, lo convertía en miles de soldados zombis. ¿Te imaginas qué terrible es esto?

Cuando los virus atacaban, el castillo estaba en verdaderos problemas, porque los virus eran los invasores más peligrosos e inteligentes. A veces, los virus podían ganar la batalla y destruir para siempre a los castillos. Cuando atacaban los virus, el rey enviaba a sus mejores soldados: los natural killers, esos guerreros feroces que solo peleaban en situaciones muy graves. Los natural killers eran los guerreros más fuertes y tenían muchas armas porque su misión era atacar a los virus y a los soldados zombis infectados y salvar el castillo a como diera lugar.

Como ves, el rey tenía un gran ejército conformado por soldados, espías, generales, investigadores y comandos especiales.

Después de cada batalla, el castillo tenía que ser limpiado y reparado. Primero se lavaba con agua y jabón, y luego el rey tomaba la fórmula mágica y tocaba el castillo para fortalecer sus paredes de nuevo y hacer que toda la estructura se mantuviese limpia y sólida.

Cuidar del castillo era una gran tarea que se realizaba todos los días del año. Por eso el rey tenía que mantenerse fuerte, comer bien, dormir, hacer ejercicios, alejarse del azúcar y entrenar a sus soldados.

¿Sabes cómo preparaba el rey su fórmula mágica? La preparaba comiendo alimentos naturales de los que obtenía sus nutrientes, vitaminas y minerales. Estos alimentos eran, entre otros, los vegetales y frutas, los huevos, el pescado, el pollo, y algunas grasas buenas como las que se encontraban en el aguacate y el aceite de oliva. Además, el rey se alejaba de los dulces y las harinas porque eran altas en azúcar, y sabía bien que le robaban la fuerza

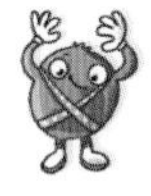

que necesitaba para cuidar y reparar el castillo. Pero más grave aún, el rey sabía que el azúcar le daba fuerza a los microbios y eso no le convenía.

El rey comía de estos alimentos y luego tocaba las paredes del castillo, traspasándoles mágicamente los nutrientes. Sí, el castillo absorbía la fuerza del rey y este era su gran secreto. Mientras el rey comía alimentos saludables, tomaba sol, dormía temprano, bebía agua limpia, hacía ejercicios y evitaba el azúcar, el castillo, a la misma vez, iba haciendo a sus paredes más fuertes y a sus soldados más inteligentes y feroces. Así, cuando venían los invasores, podían pelear y ganarles la batalla.

Ahora voy a resumirte cómo se defendía el castillo de los invasores

Las paredes tenían trampas resbaladizas para hacer que los atacantes cayeran y luego atraparlos. Si las paredes no lograban detener el ataque y los invasores entraban al castillo, el rey llamaba al Ejército Blanco con sus neutrófilos y macrófagos, que eran los soldados glotones que se comían a invasores como las bacterias y otros microbios. También podían entrar en esta batalla los eosinófilos, que detectaban y atacaban a los parásitos para destruirlos.

Otros aliados eran los basófilos, que patrullaban el castillo, y los comandos de linfocitos T y linfocitos B, que ayudaban a destruir a las bacterias y virus y, además, los recordaban para siempre. Por último, estaban los natural killers, los guerreros más fuertes, que combatían con inteligencia y armas ultrapoderosas a los virus y soldados zombis que habían sido contaminados.

Como ves, el castillo era una fortaleza inteligente porque tenía al mando a un rey sabio que sabía cuidarlo, defenderlo y también hacerlo crecer.

Y a ti, ¿te gustaría tener un castillo así?

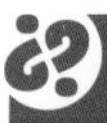

Preguntas de comprensión:

1. ¿Cómo atacaban los virus al castillo?
2. ¿Cómo se llamaban los soldados más fuertes y feroces del castillo?
3. ¿Recuerdas cómo se preparaba la fórmula mágica?
4. Si tú fueras el rey o la reina de ese castillo, ¿qué harías para protegerlo?

MENSAJE FINAL

Te tengo una buena noticia. ¡Tú también tienes un castillo mágico! Tu castillo es tu cuerpo y tú eres el rey o la reina, así que tu misión es protegerlo del ataque de los invasores.

Los defensores de tu castillo son los cinco batallones del Ejército Blanco: neutrófilos, macrófagos, eosinófilos, basófilos y los linfocitos que circulan en tu cuerpo.

Tus aliados son las frutas, los vegetales, la comida natural, el sol, el ejercicio, el sueño, el agua y el jabón y los suplementos a base de vitaminas, que son parte de la fórmula mágica que tomarás cada día.

Los invasores o atacantes son los microbios (bacterias, virus, hongos, parásitos) y las células extrañas y descontroladas, como el cáncer.

Y los enemigos que debilitan al Ejército Blanco y le dan fuerza a los microbios son el azúcar y los dulces, además de las frituras y la comida chatarra.

Tu misión especial es no permitir que los invasores te ataquen.

Como rey o reina puedes mantener a tu cuerpo saludable, fuerte y poderoso, creciendo con energía y manteniendo ejércitos que protejan tu castillo para que no te enfermes ni te pongas débil.

Si practicas todo esto que te recomendamos, tú también serás el rey o la reina de un castillo mágico y poderoso. ¡Y en ese castillo vivirás muchos años llenos de felicidad! Cuídalo siempre.

¡Que vivan el rey y la reina!

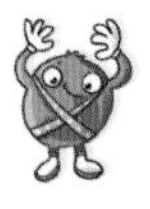

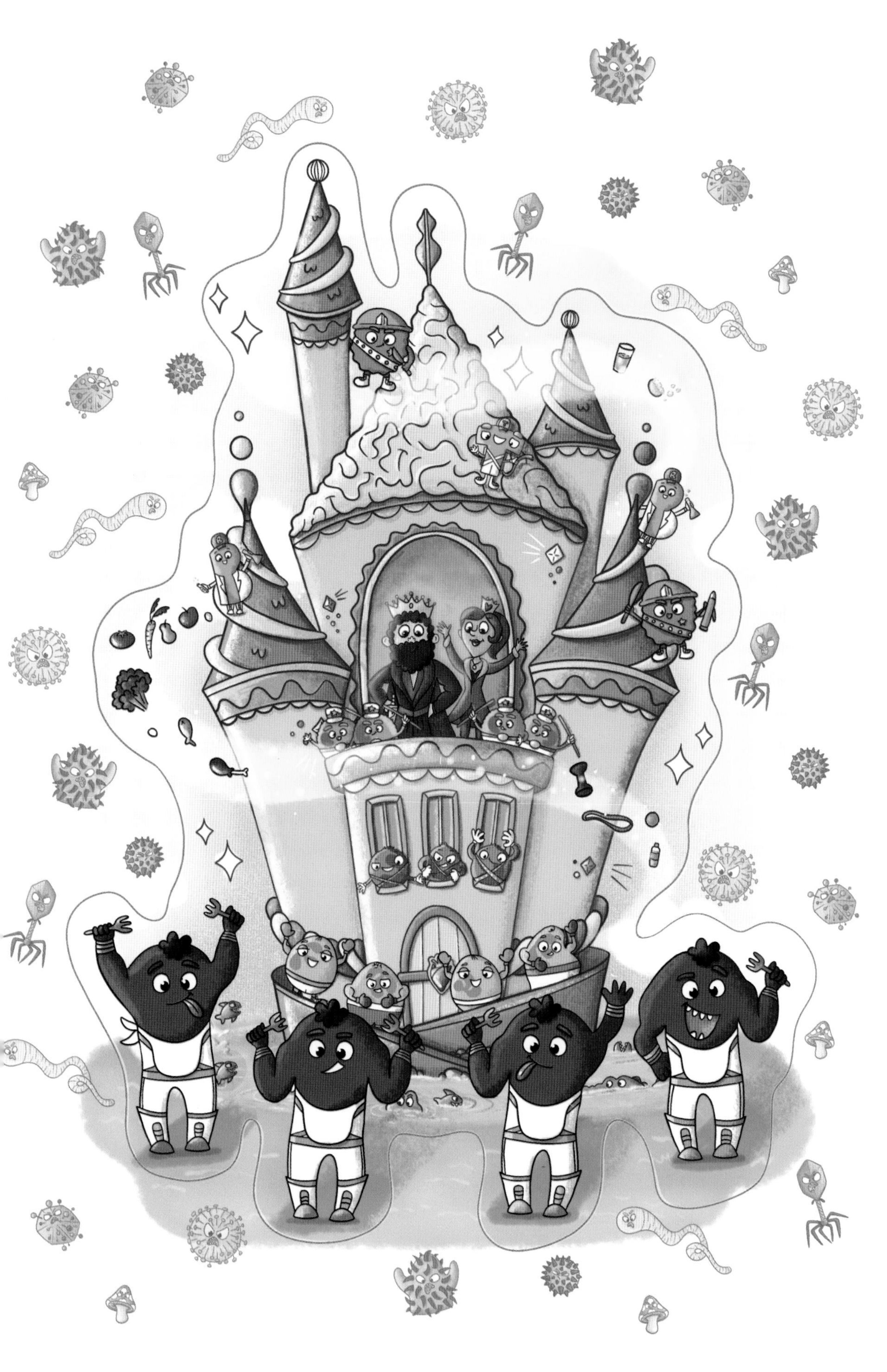

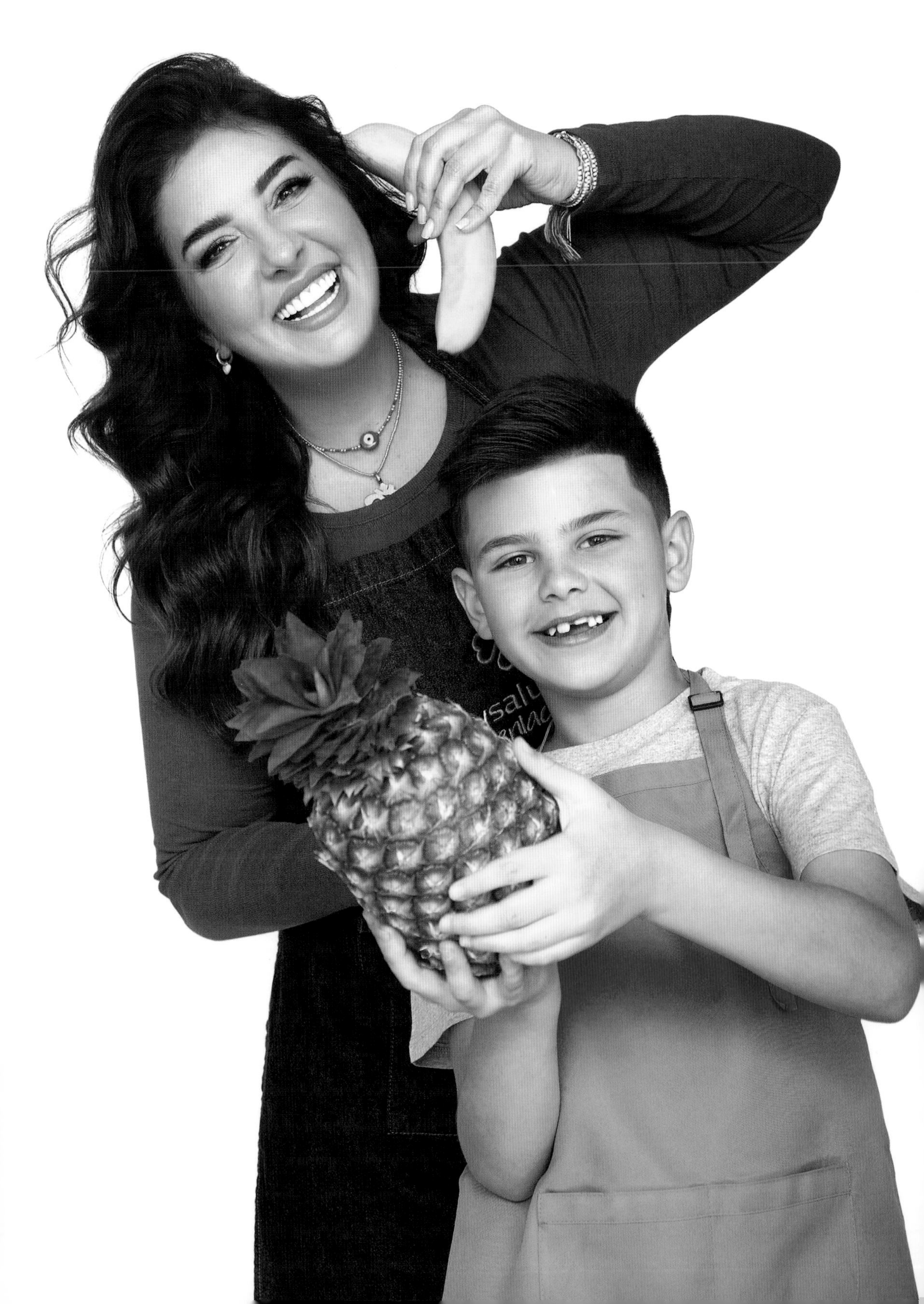

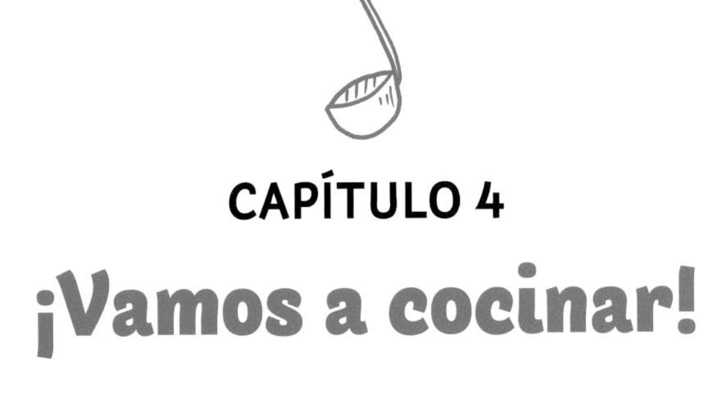

CAPÍTULO 4

¡Vamos a cocinar!

LA COCINA ES EL LABORATORIO MÁGICO DE LA SALUD

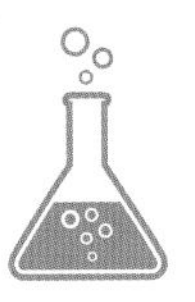

¿Recuerdas el cuento del rey o la reina que alimentaba a su castillo y sus soldados? Bueno, ahora tú eres ese rey o esa reina, y en la cocina prepararás las recetas mágicas que harán que tu castillo mágico sea poderoso, y que se defienda de los invasores y crezca cada día más.

Antes de empezar a cocinar, sigue estas sencillas reglas.

Las reglas de la cocina

- Lo primero es contar con la ayuda de un adulto que sea tu acompañante en esta aventura.
- La cocina debe estar bien limpia y ordenada. Si nuestra cocina no está limpia, la casa se puede llenar de insectos y vendrán las enfermedades.
- Antes de empezar a cocinar, debes lavar tus manos con agua y jabón. Después de tocar determinados alimentos como las carnes, deberás lavarlas nuevamente.
- Usa un delantal y cubre tus cabellos con una gorra o pañuelo.
- Antes de empezar a preparar una receta, reúne todo lo que necesitarás, ya sean utensilios o ingredientes. Los utensilios son los cuchillos, tablas de cortar, mezcladoras, cucharas, tazas para medir y paños para tus manos.

- Lee dos veces la receta que vas a preparar. Selecciona la cantidad exacta de cada ingrediente y separa estas cantidades en diferentes platos. Si tienes todos los ingredientes medidos en sus respectivos envases, cocinar será mucho más fácil.
- Ten paciencia, confianza y alegría. Pon la música que te guste y ¡a cocinar!

¡CUIDADO CON LOS ACCIDENTES EN LA COCINA!

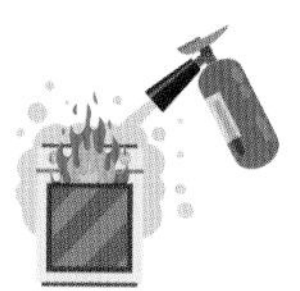

Cuando se está preparando comida hay que tener mucho cuidado, porque si no prestas atención puedes cortarte o quemarte. Así que tómalo con calma, ponle cuidado a todo y concéntrate bien.

Para evitar accidentes en la cocina sigue estas recomendaciones:

- No intentes cocinar sin antes decirle a tu mamá, papá o algún adulto.
- Pide ayuda a un adulto al momento de llevar algo al horno, microondas, licuadora o cualquier otro artefacto electrodoméstico.
- Pide ayuda a un adulto al momento de utilizar un cuchillo, encender un equipo electrodoméstico, prender el fuego o usar ollas o sartenes calientes.
- Los mangos de las sartenes y ollas siempre deben mirar hacia el centro de la estufa para evitar tropezar con ellos o derramarlos sobre ti.
- Nunca pongas líquidos calientes en la licuadora. No solo pueden dañarla, sino que el calor puede aflojar la tapa y los líquidos calientes salpicarte a ti y a la cocina.
- No levantes recipientes que contengan alimentos calientes. Pídele a un adulto que te ayude. Recuérdale que se ponga guantes o use paños apropiados para agarrar ollas, bandejas o sartenes.
- Si se derrama agua, aceite o restos de comida en el piso, hay que parar de cocinar y limpiar rápidamente, porque alguien se puede resbalar y caer.

Ahora ya sabes todo lo que necesitas para empezar a cocinar, y es hora de divertirnos haciendo magia deliciosa y saludable. ¡Comencemos!

Recetas para la familia

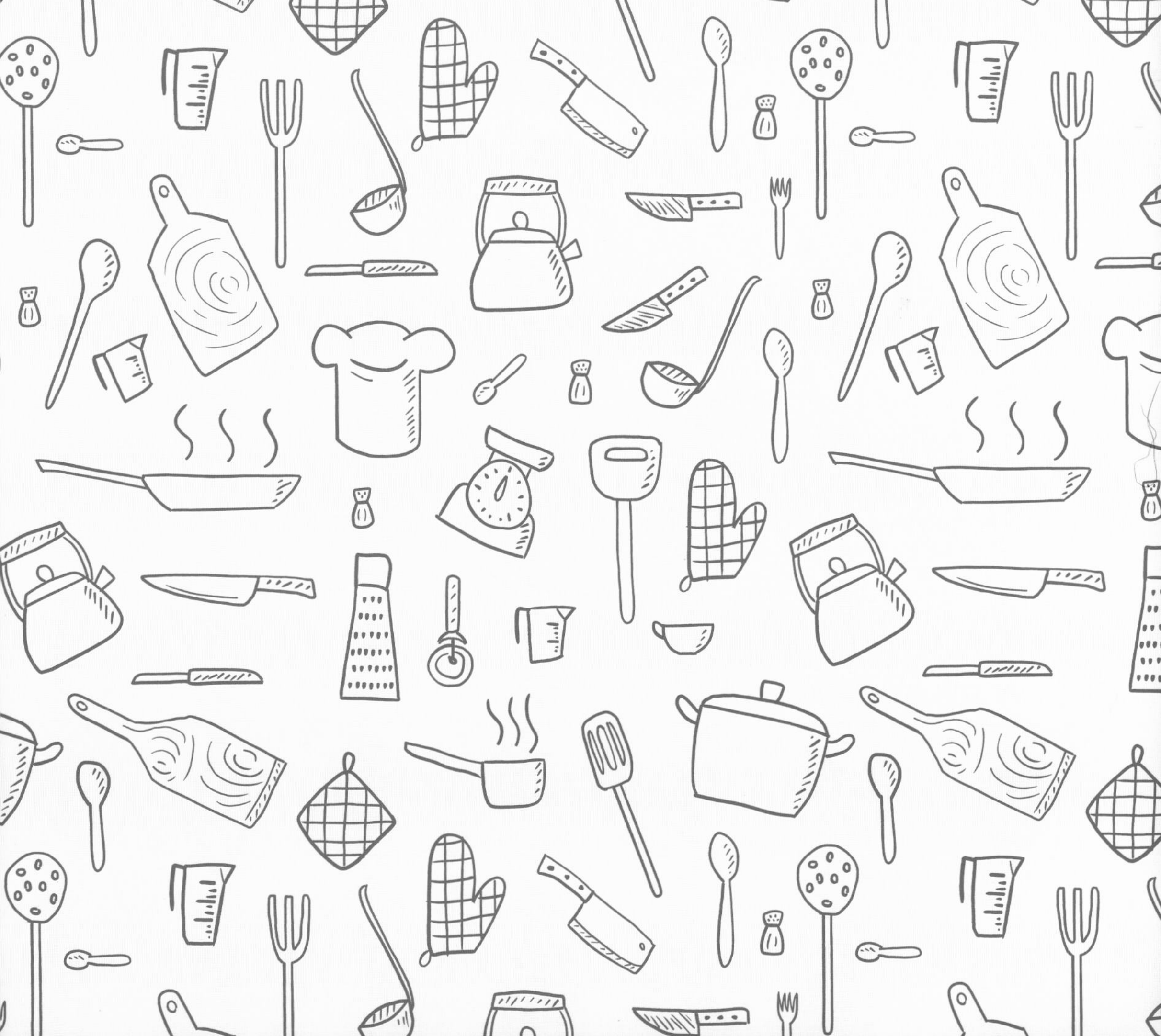

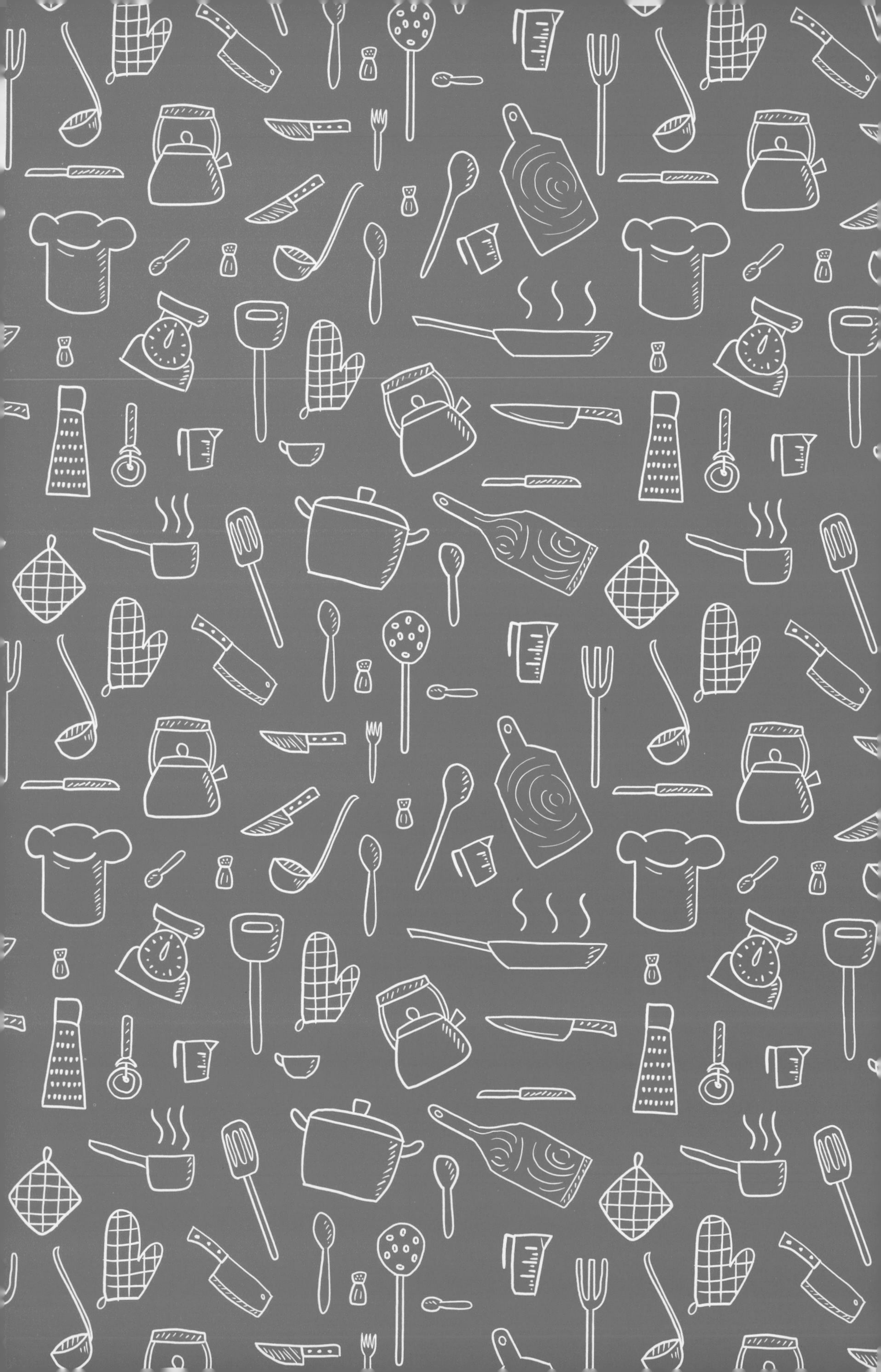

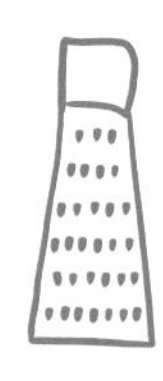

CAPÍTULO 5

¡Que empiece la magia!

Todas las preparaciones incluidas en este libro incluyen ingredientes naturales o mínimamente procesados. Casi el 100 % de las recetas están libres de gluten y lácteos. En caso de contenerlos, se menciona al principio de la receta. También resaltamos todos los ingredientes que puedan generar reacciones alérgicas en algunos niños.

Aunque muchos alimentos pueden causar reacciones alérgicas, la Ley de Etiquetado de Alérgenos Alimentarios y Protección al Consumidor de 2004 (FALCPA, por sus siglas en inglés) identifica los ocho alimentos alergénicos más comunes:

1. lácteos y derivados
2. huevos
3. pescados
4. mariscos y crustáceos
5. nueces de árbol
6. cacahuates/maníes
7. trigo
8. soja

Estos ocho tipos de alimentos provocan el 90 % de las reacciones alérgicas en los Estados Unidos. Los tendrás identificados en cada receta y también, en cada receta, resaltaremos las características especiales que la hacen más saludable, por ejemplo:

#glutenfree (libre de gluten)
#sugarfree (libre de azúcar)
#lactosefree (libre de lactosa)
#vegan (vegano)
#vegetarian (vegetariano)
#immuneboost (contiene ingredientes que refuerzan el sistema inmune)

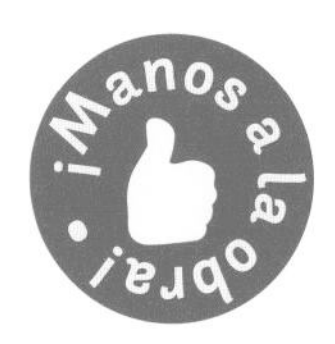

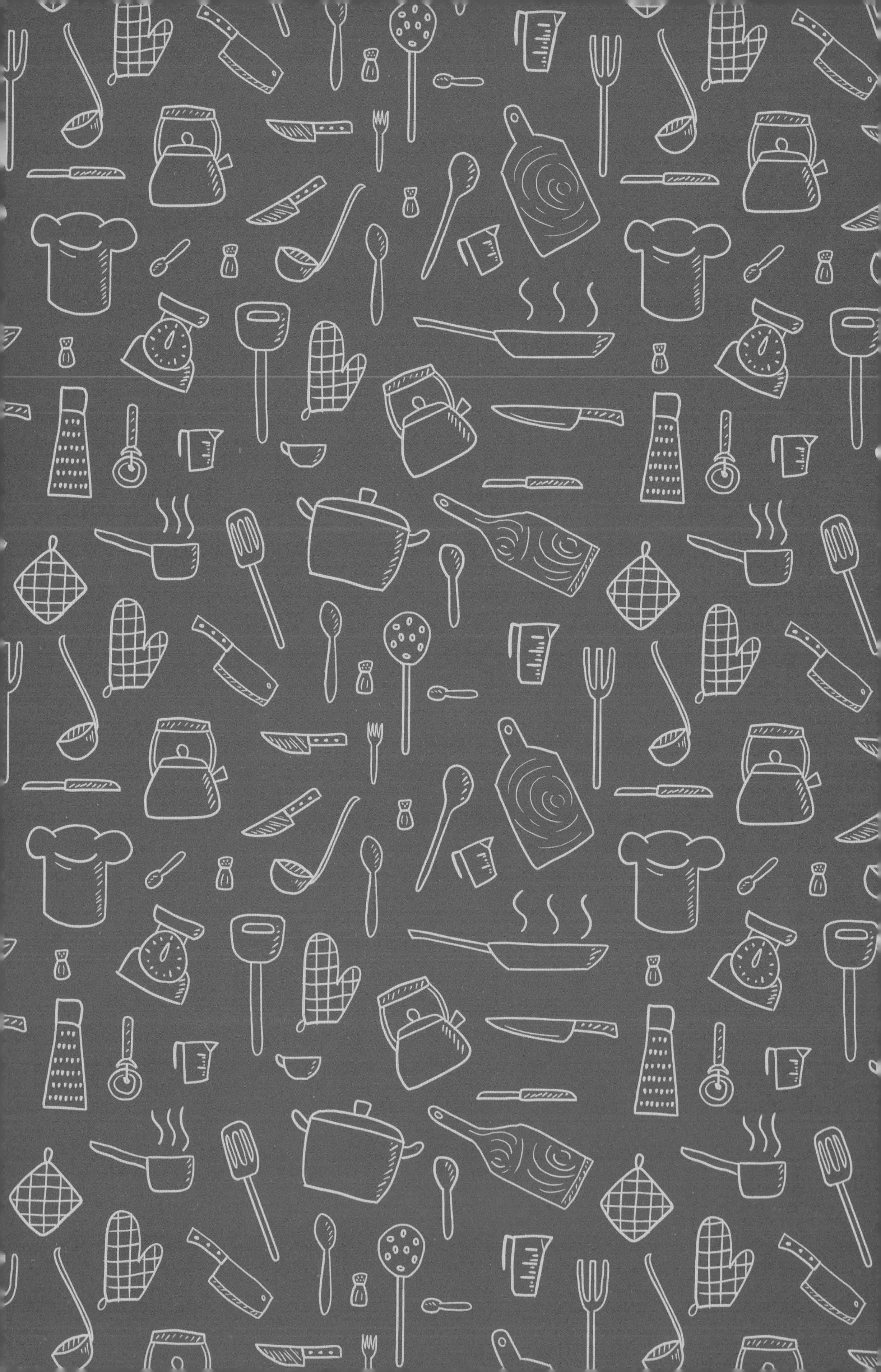

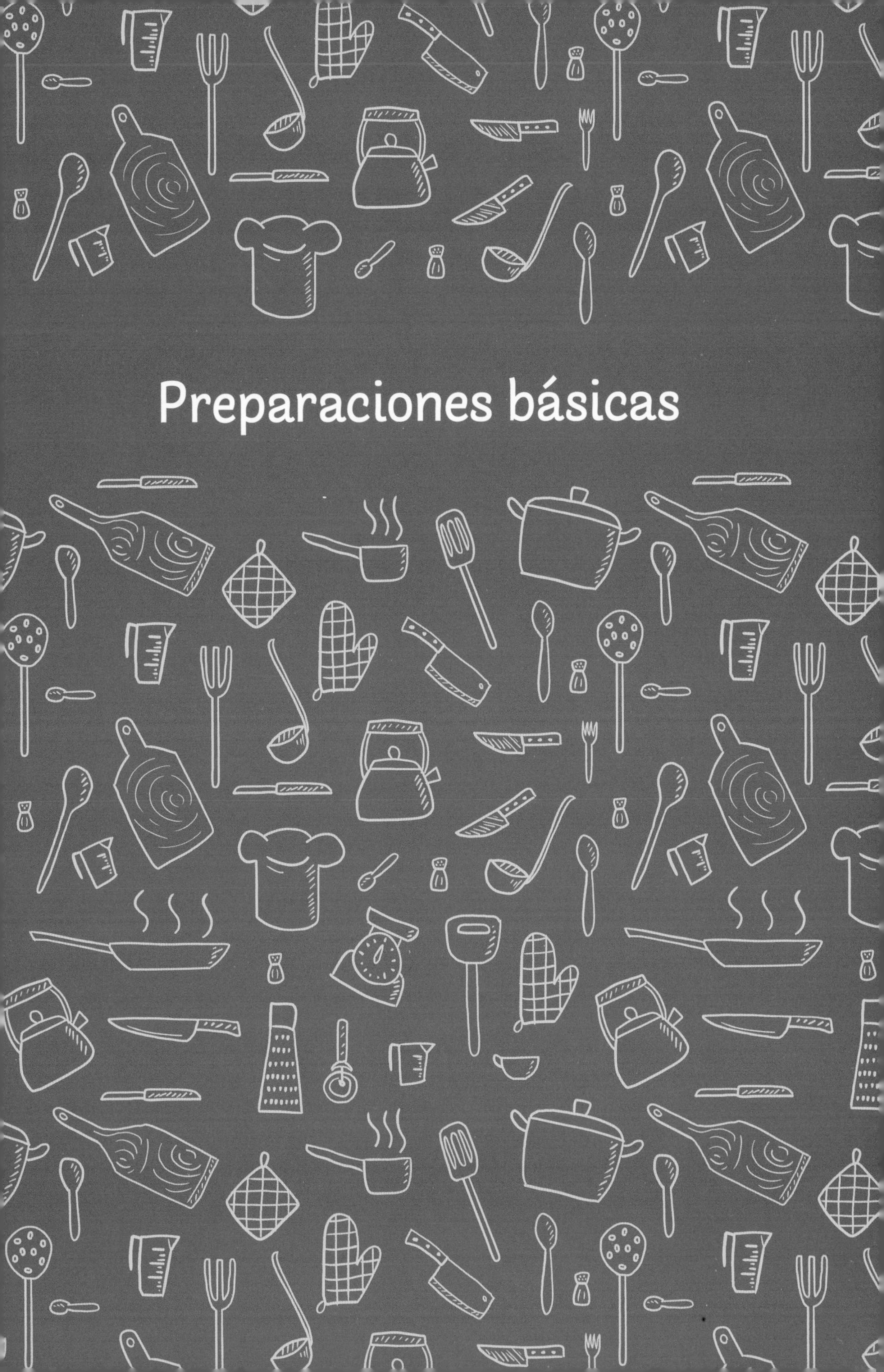

Preparaciones básicas

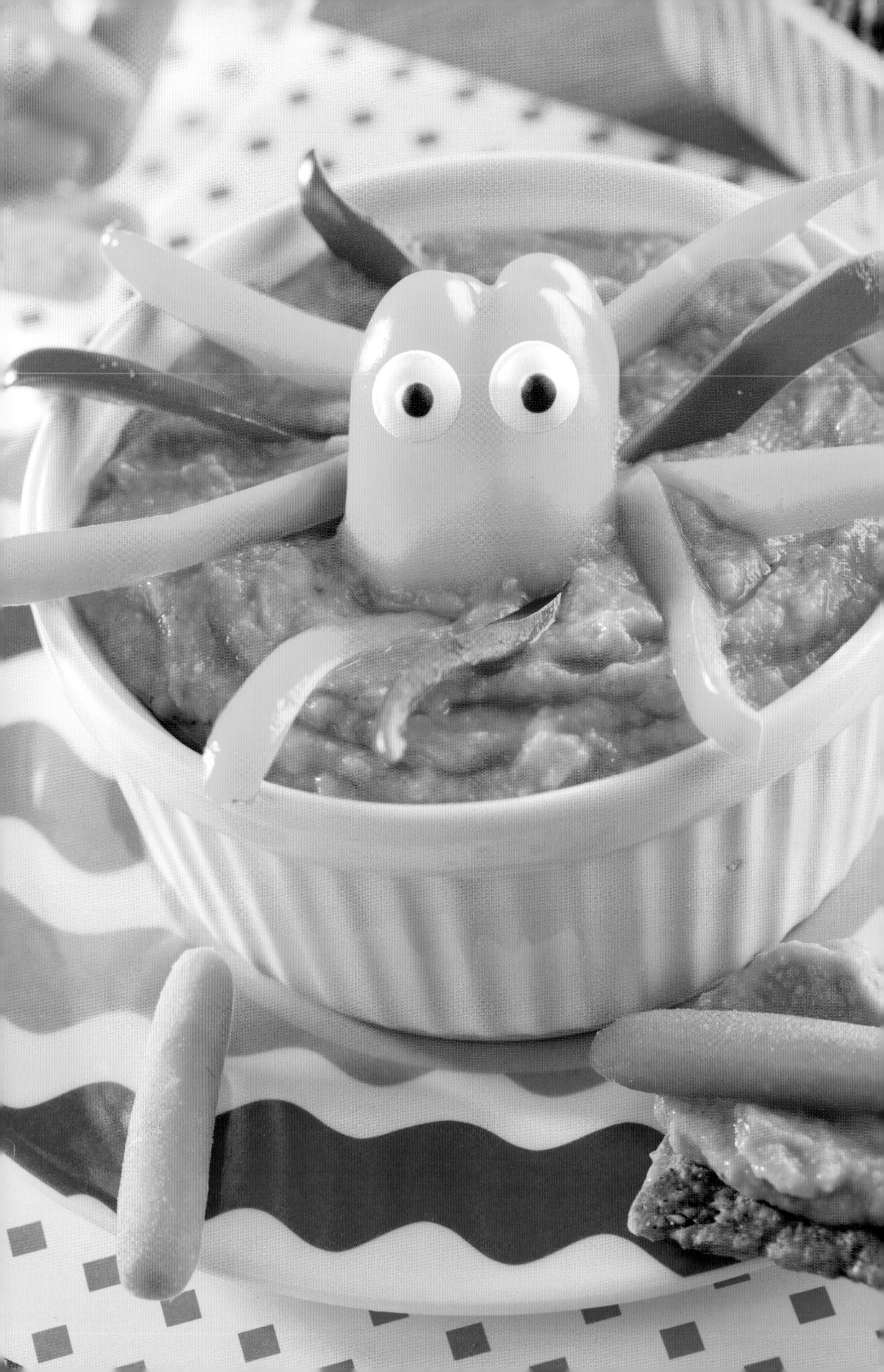

Crema de aguacate

#glutenfree #sugarfree #lactosefree #vegan #vegetarian #immuneboost

Receta rica en ácidos grasos monoinsaturados (ácido oleico) y vitaminas C, E, K, B5 y también B6, gracias al aguacate que contiene. Aporta minerales como magnesio, potasio y zinc, que es indispensable para optimizar las defensas. Ayuda, además, a que los niños tengan altos niveles de energía.

Apto +9 meses

Ingredientes:

- 10.6 oz / 300 g de aguacate Hass maduro triturado
- ½ taza de cebolla morada cortada en cuadritos pequeños
- 2 ajíes dulces cortados en cuadritos pequeños
- 1 diente de ajo triturado o rallado
- 1 limón en zumo
- ½ limón en ralladura
- 1 ramita de cilantro fresco cortado bien pequeño
- sal al gusto

Preparación:

1. En un procesador de alimentos agregar el aguacate, la cebolla, los ajíes, el ajo y el zumo de limón.
2. Mezclar los ingredientes hasta obtener una crema homogénea.
3. Colocar la crema procesada en un bol y sazonar con ralladura de limón, cilantro fresco y sal al gusto
4. Servir en un recipiente o guardar herméticamente en la nevera.

Crema de arvejas (chícharos o guisantes secos)

#glutenfree #sugarfree #lactosefree #vegan #vegetarian #immuneboost

Receta rica en carbohidratos y proteínas de origen vegetal. Las arvejas son legumbres muy ricas en vitaminas A, C y B1 (tiamina), esenciales para la producción de energía. Además, aportan calcio, fósforo, zinc, hierro, magnesio, yodo y tanto potasio como los plátanos. Con esta crema, los niños obtendrán una buena cantidad de proteínas, carbohidratos y fibras, con un bajo aporte de grasas.

Ingredientes:

- 17.7 oz / 500 g de arvejas amarillas o verdes
- 4 tazas de agua
- 1 hoja de laurel
- 1 cucharada de aceite de oliva
- ½ taza de cebolla finamente cortada en cuadritos
- ¼ taza de cebollín finamente cortado
- 1 ajo machacado
- ½ taza de ajíes dulces finamente cortados
- 1 cucharada de paprika en polvo
- ¼ taza de cilantro fresco finamente cortado
- 2 cucharadas de tahini o crema de ajonjolí
- 2 cucharadas de aceite de oliva extra virgen
- 1 cucharadita de zaatar u orégano árabe
- 1 o 2 limones en ralladura
- 1 o 2 limones en zumo
- 1 taza de caldo de vegetales
- sal al gusto

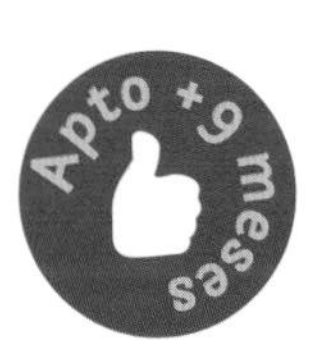

Preparación:

1. En una olla o caldero de fondo grueso a fuego medio, colocar las arvejas previamente lavadas junto con una taza de agua y añadir la hoja de laurel. Remover con la ayuda de una espátula de madera para evitar que se peguen al fondo del caldero.
2. Vigilar la cocción de las arvejas e ir incorporando el agua progresivamente, a medida que se vaya consumiendo el líquido, y siempre manteniendo el mínimo posible. Cuando estén cocidas *al dente*, retirar y reservar.
3. En una sartén antiadherente amplia a fuego alto, agregar el aceite de oliva y sofreír la cebolla, el cebollín, el ajo, los ajíes y la paprika durante 5 minutos.
4. Incorporar las arvejas y el cilantro al sofrito y sazonar con sal al gusto. Apagar y reservar.
5. En un procesador de alimentos o licuadora de alta potencia agregar las arvejas con el sofrito, junto al aceite de oliva, la pasta de ajonjolí, el orégano árabe, el jugo de limón y procesar.

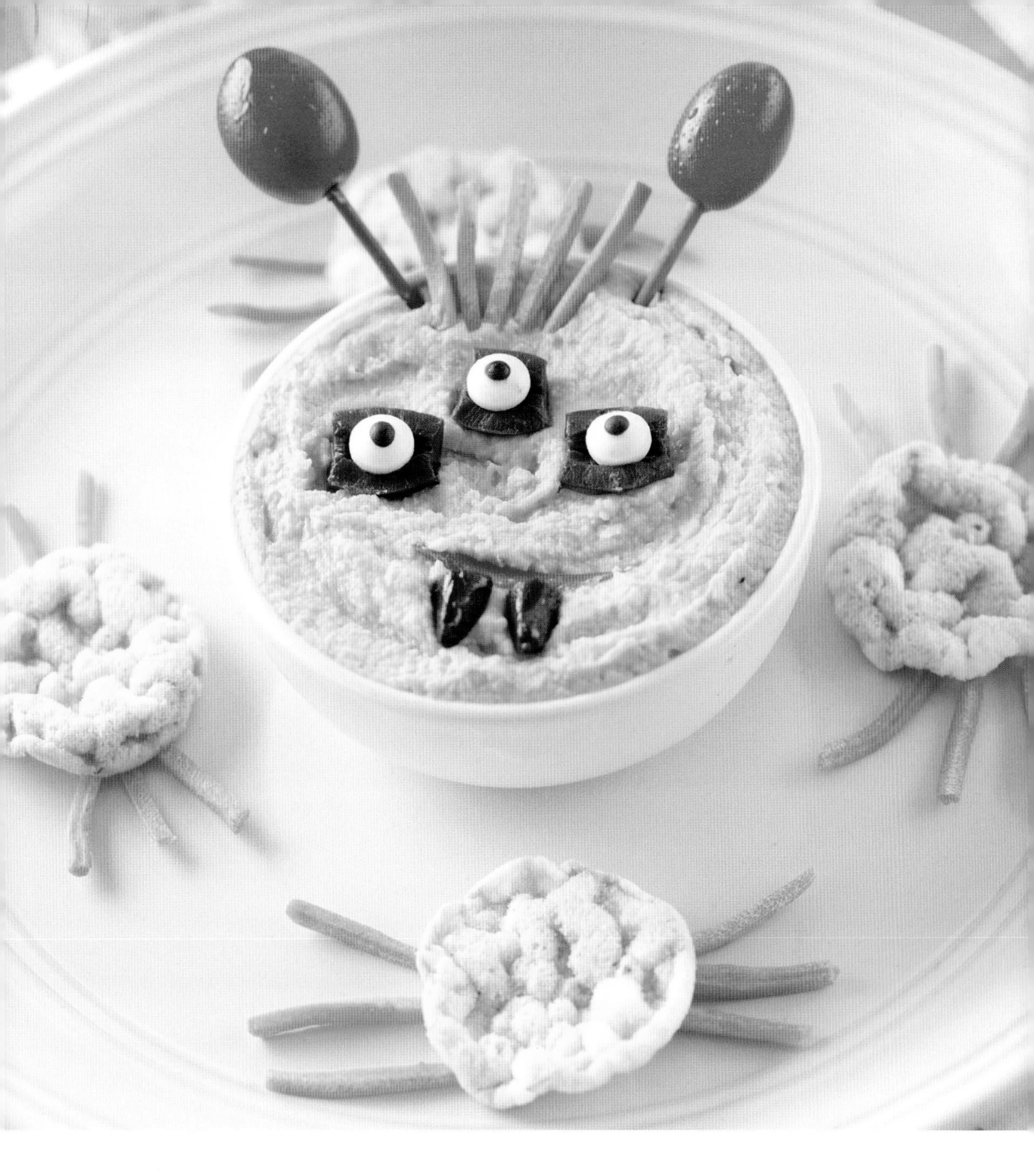

6. Incorporar el caldo a la pasta de arvejas poco a poco, hasta obtener una crema homogénea y sedosa.
7. Servir con un toque de paprika, aceite de oliva y ralladura de limón.

Opcional: Si deseas armar una bandeja de pasapalos para acompañar y untar utiliza los siguientes vegetales: flores de brócoli y/o vainitas cocidas al dente, apio en bastones o zanahorias bebé.

Kétchup saludable

#glutenfree #sugarfree #lactosefree #vegan #vegetarian #immuneboost

Receta rica en antioxidantes gracias al contenido de licopeno del tomate, que le da el color rojo. Además, contiene betacaroteno, antioxidante que ayuda al metabolismo del hierro, la salud de la piel y la visión. También contiene vitamina C, que ayuda a los sistemas inmunitario y nervioso y aporta energía.

Nota: Cuidado con los kétchups industriales, pues rara vez contienen más de un 10 % de tomate y el 90 % de su contenido es básicamente agua, almidones, espesantes, sal, vinagre, colorantes, saborizantes, especias, condimentos y azúcar, mucho azúcar.

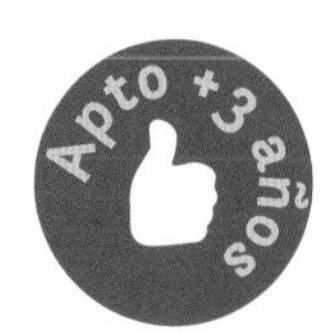

Ingredientes:

- 1 cucharada de aceite de oliva
- 1 taza de cebolla cortada en cubos
- ½ taza de hinojo troceado
- ¼ taza de apio troceado
- 1 cucharada de jengibre rallado
- 2 dientes de ajo machacados
- ¼ taza de ají dulce troceado
- ¼ taza de perejil fresco troceado
- ¼ taza de albahaca fresca picada
- 1 cucharadita de semillas de cilantro
- ½ cucharadita de clavos de olor en polvo
- 1 ¼ taza de agua
- 2 tazas de tomates troceados
- 2 tazas de tomates cherry rojos troceados
- 1 taza de tomates cherry amarillos
- 1 taza de tomates secos troceados
- ¾ taza de vinagre de manzana
- ½ cucharada de mostaza Dijon
- 1 cucharada de pasta de tomate
- 1 cucharadita de salsa Liquid Aminos
- 2 cucharadas de estevia o *monkfruit*
- sal al gusto

Preparación:

1. En una olla grande de fondo grueso con aceite de oliva, añadir y sofreír las cebollas, el hinojo, apio, jengibre, ajo, ají dulce, albahaca, perejil, las semillas de cilantro y el clavo de olor.
2. Sazonar con sal al gusto.
3. Cocinar a fuego lento durante 15 minutos hasta que se ablanden las verduras, revolviendo de vez en cuando con la ayuda de una espátula o cucharón de madera.
4. Agregar todos los tomates troceados y el agua.

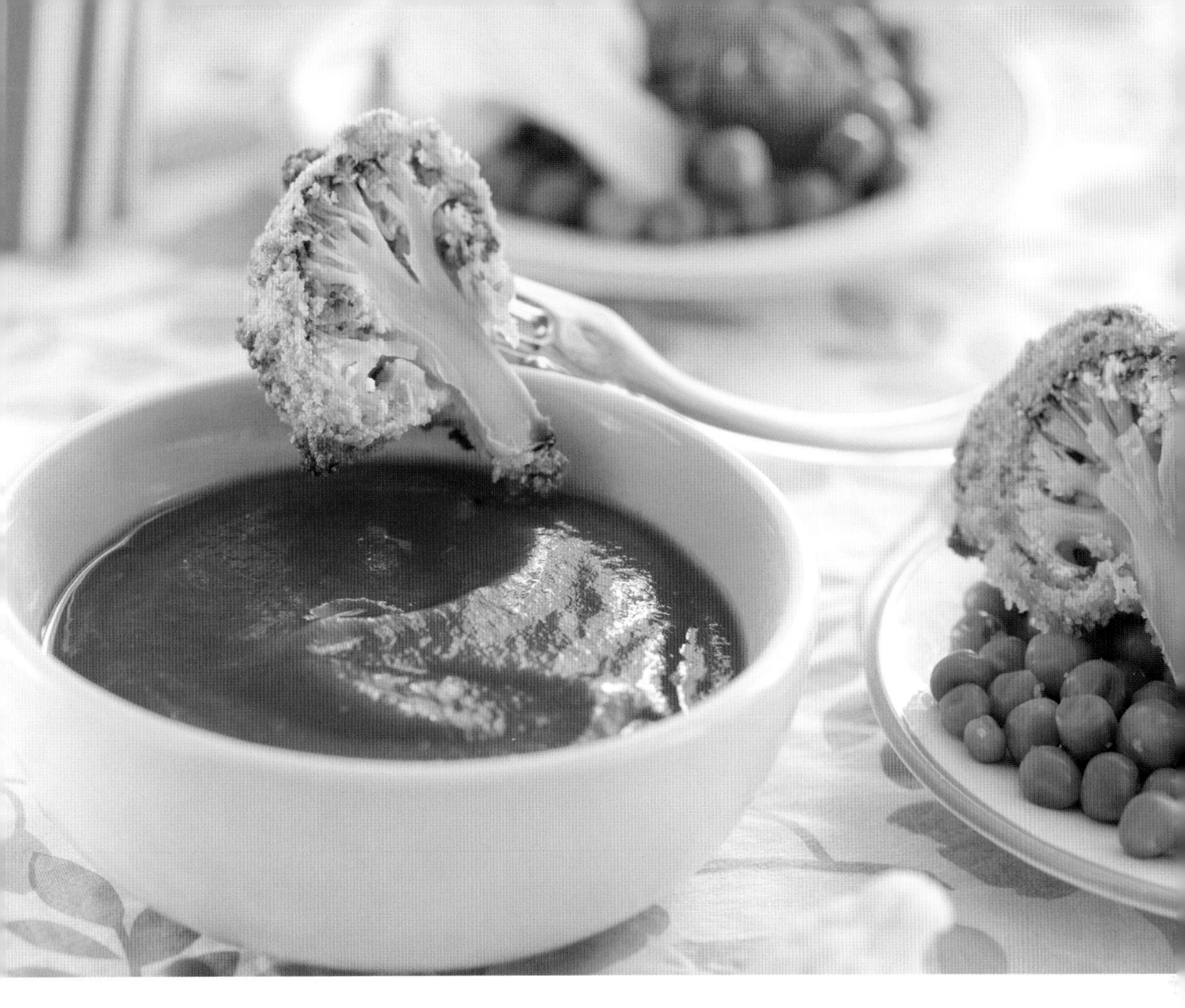

5. Llevar a ebullición y luego bajar la intensidad y cocinar a fuego lento hasta que la salsa espese y se reduzca a la mitad.
6. Añadir las hojas de albahaca y llevar la salsa a un procesador o, con la ayuda de una batidora de mano, licuar para obtener una salsa más homogénea.
7. Pasar la salsa por un tamiz o colador para obtener una textura más sedosa y atractiva.
8. Verter de nuevo la salsa colada en una sartén limpia y añadir el vinagre, la mostaza, la pasta de tomate, la salsa Liquid Aminos y la estevia.
9. Seguir cocinando a fuego lento hasta que se aprecie la consistencia de la salsa kétchup comercial. Si deseas puedes espesarla con ¼ de cucharadita de goma xantana (*xantax gum*) diluida en una cucharada de agua.
10. Al lograr la consistencia deseada, corregir la sazón, apagar el fuego, retirar y reservar.
11. Para envasar, verter la salsa de tomate con la ayuda de un embudo limpio en botellas o frascos de vidrio esterilizados previamente, sellar herméticamente y refrigerar.

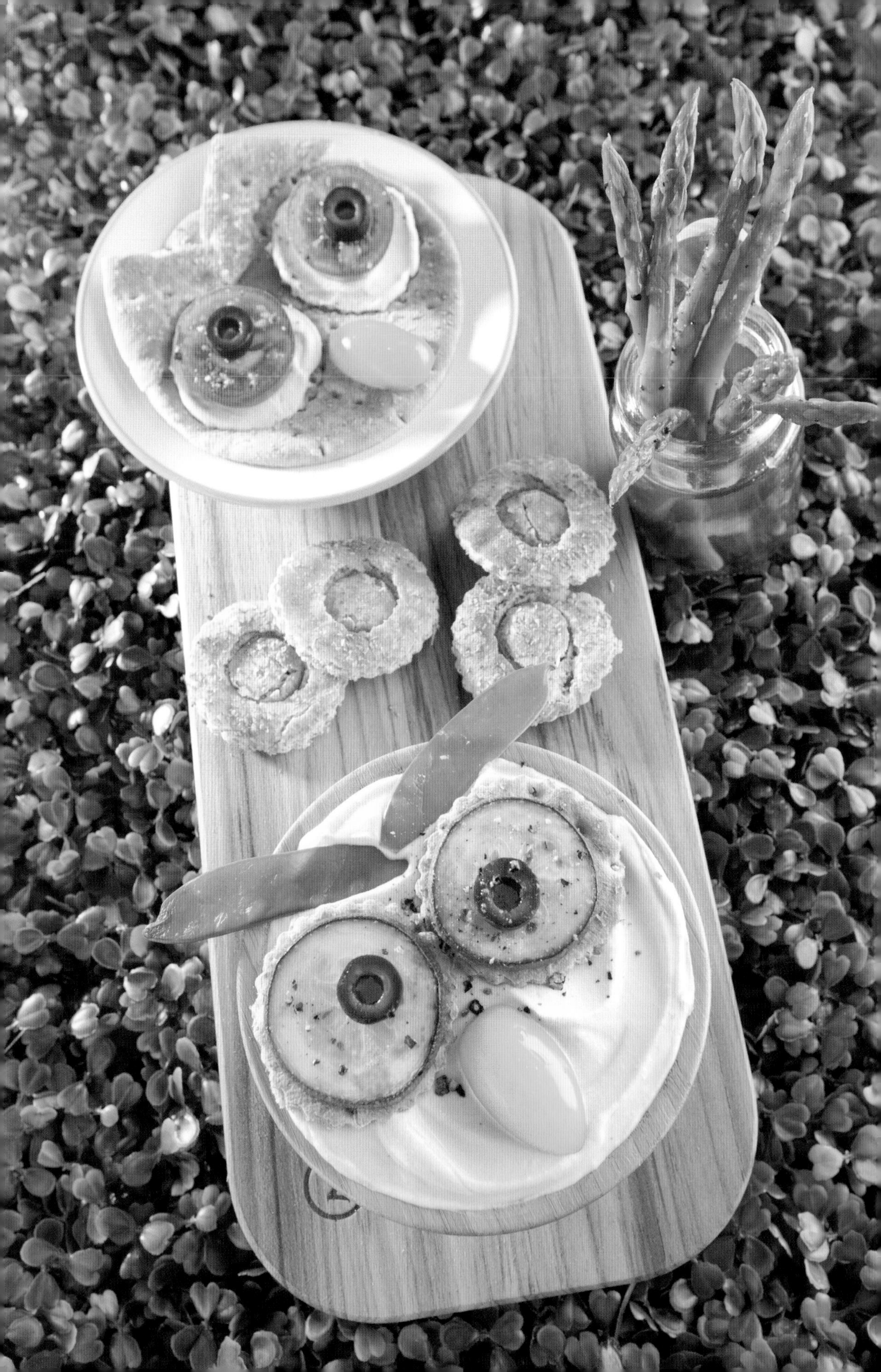

Mayonesa vegana (contiene soja)

#glutenfree #sugarfree #lactosefree #vegan #vegetarian #immuneboost

Esta receta es rica en proteínas de origen vegetal y su composición nutricional es excelente. El tofu es una gran fuente de proteínas, hierro, calcio, fibra dietética y otros nutrientes. Además, es rico en potasio, fósforo y ácidos grasos polinsaturados. Es muy versátil y generalmente toma el sabor de la salsa o guiso que lo acompaña. Debes tener cuidado porque el tofu viene de la soja, que puede producir en algunos niños alergias alimentarias.

Apto +9 meses

Ingredientes:

- 8.8 oz / 250 g de tofu firme fresco
- 1 diente de ajo pelado
- 1 cucharada de agua
- ¼ taza de aceite de oliva virgen extra virgen
- ralladura de limón al gusto
- sal al gusto

Preparación:

1. En un procesador de alimentos agregar todos los ingredientes.
2. Procesar y mezclar los ingredientes hasta obtener una crema homogénea.
3. Sazonar con la sal y ralladura de limón.
4. Colocar en un recipiente para servir o guardar en un recipiente herméticamente cerrado en la nevera.

Salsa tártara (contiene lácteos y huevos)

#glutenfree #sugarfree #vegetarian #immuneboost

Esta es una receta de alta calidad nutricional, gracias al yogur. El yogur constituye una excelente fuente de calcio y de proteínas de alto valor biológico y aporta, además, probióticos y vitaminas importantes como son las del grupo B y las liposolubles A y D. Evita los yogures griegos que digan "extraproteína". Los dos únicos ingredientes que debe contener un yogur son la leche y los probióticos lácticos.

Apto +10 meses

Ingredientes:

- 1 taza de yogur griego natural sin azúcar añadido
- 1 huevo cocido cortado y triturado
- 1 cucharadita de alcaparras bebé finamente cortadas
- 1 cucharada de mostaza Dijon
- 1 cucharada de pepinillos agridulces cortados en cubitos pequeños
- 1 cucharada de cebolla morada cortada en cubitos pequeños
- 1 cucharada de agua
- cilantro al gusto fresco y finamente cortado
- sal al gusto

Preparación:

1. En un bol agregar yogur, huevo triturado, alcaparras bebé, mostaza, pepinillos, cebolla morada y agua.
2. Con la ayuda de un batidor de globo mezclar los ingredientes hasta obtener una crema homogénea.
3. Sazonar con la sal y el cilantro fresco troceado.
4. Colocar en un recipiente para servir o guardar herméticamente en la nevera.

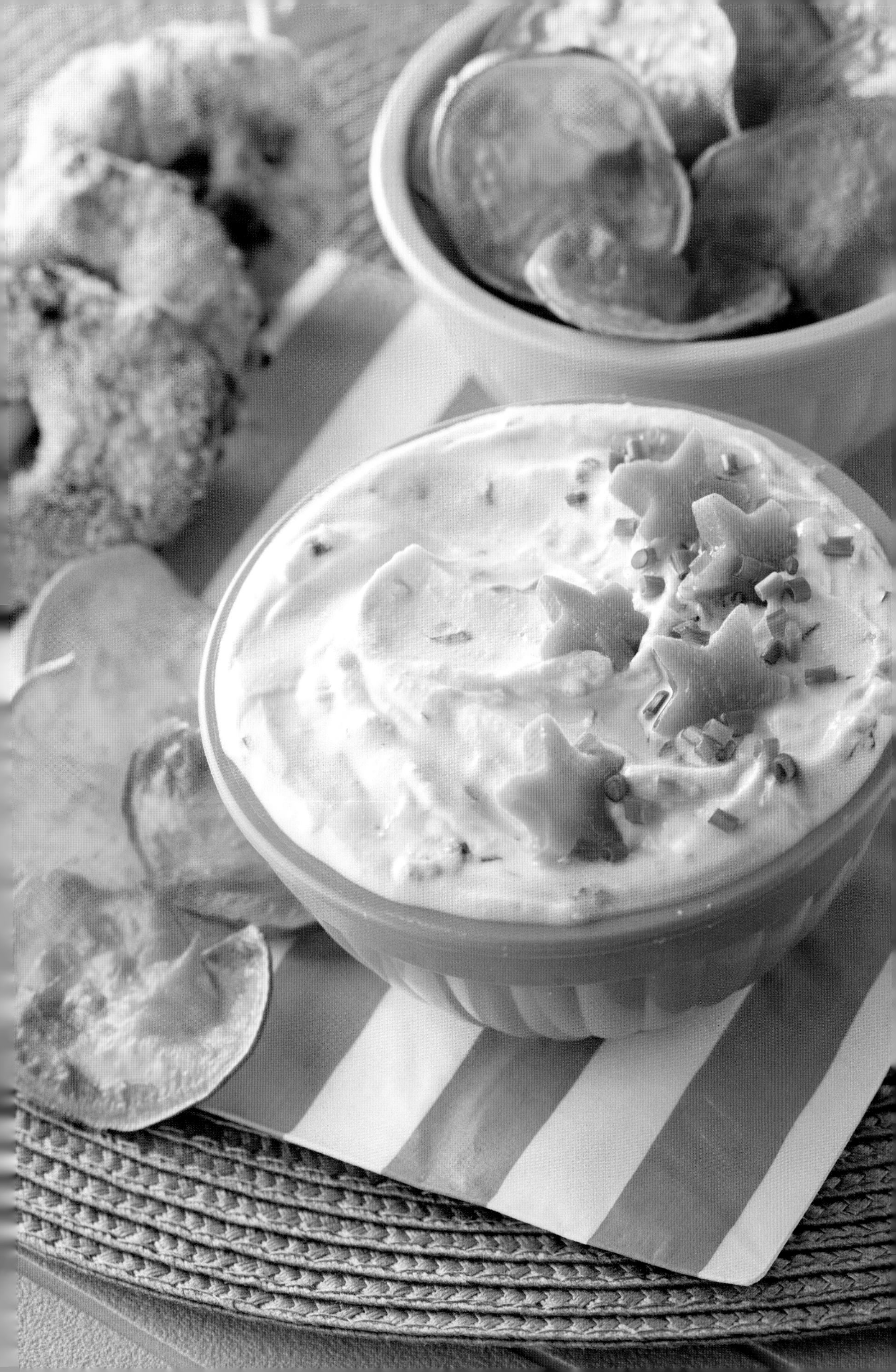

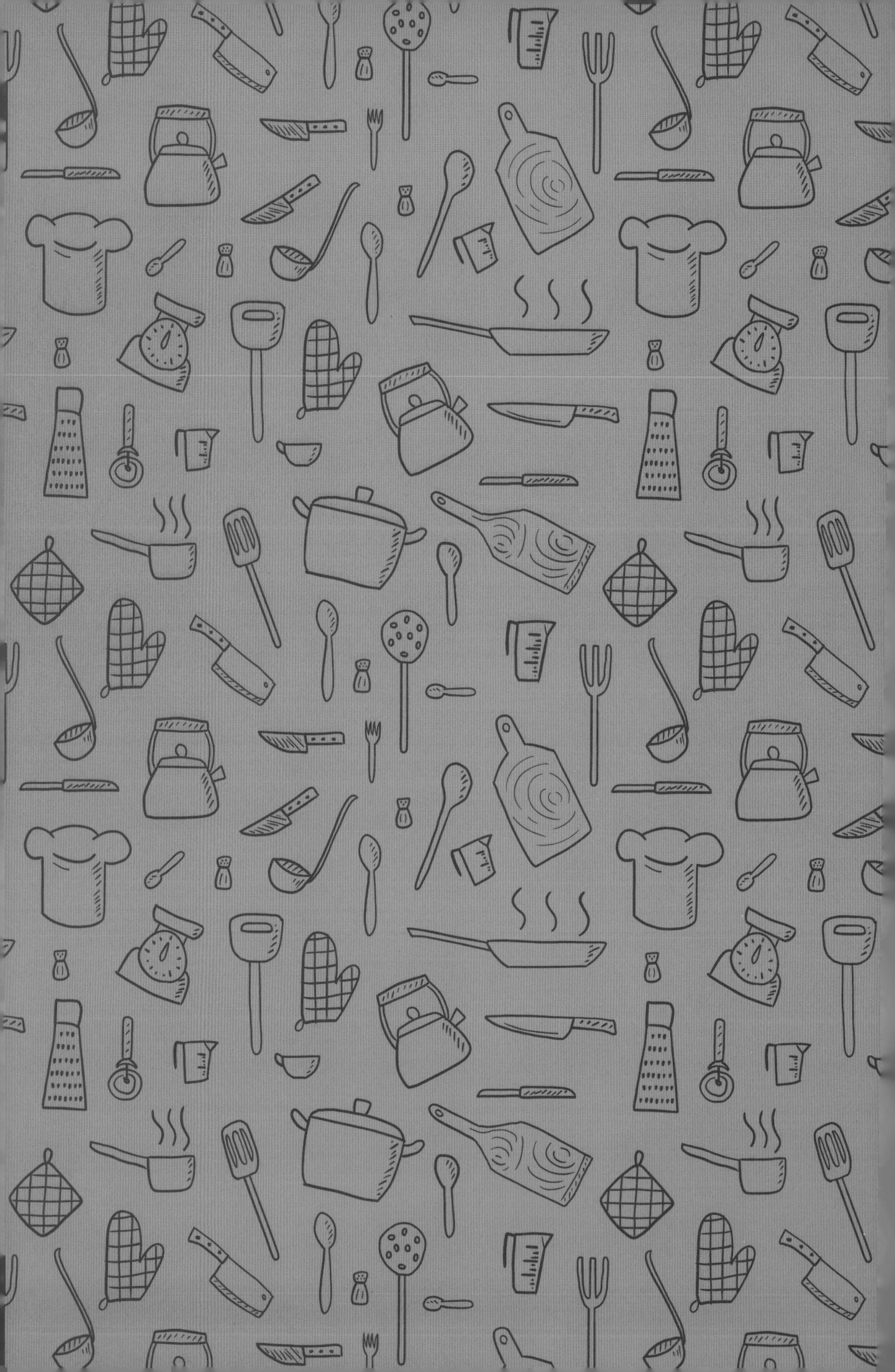

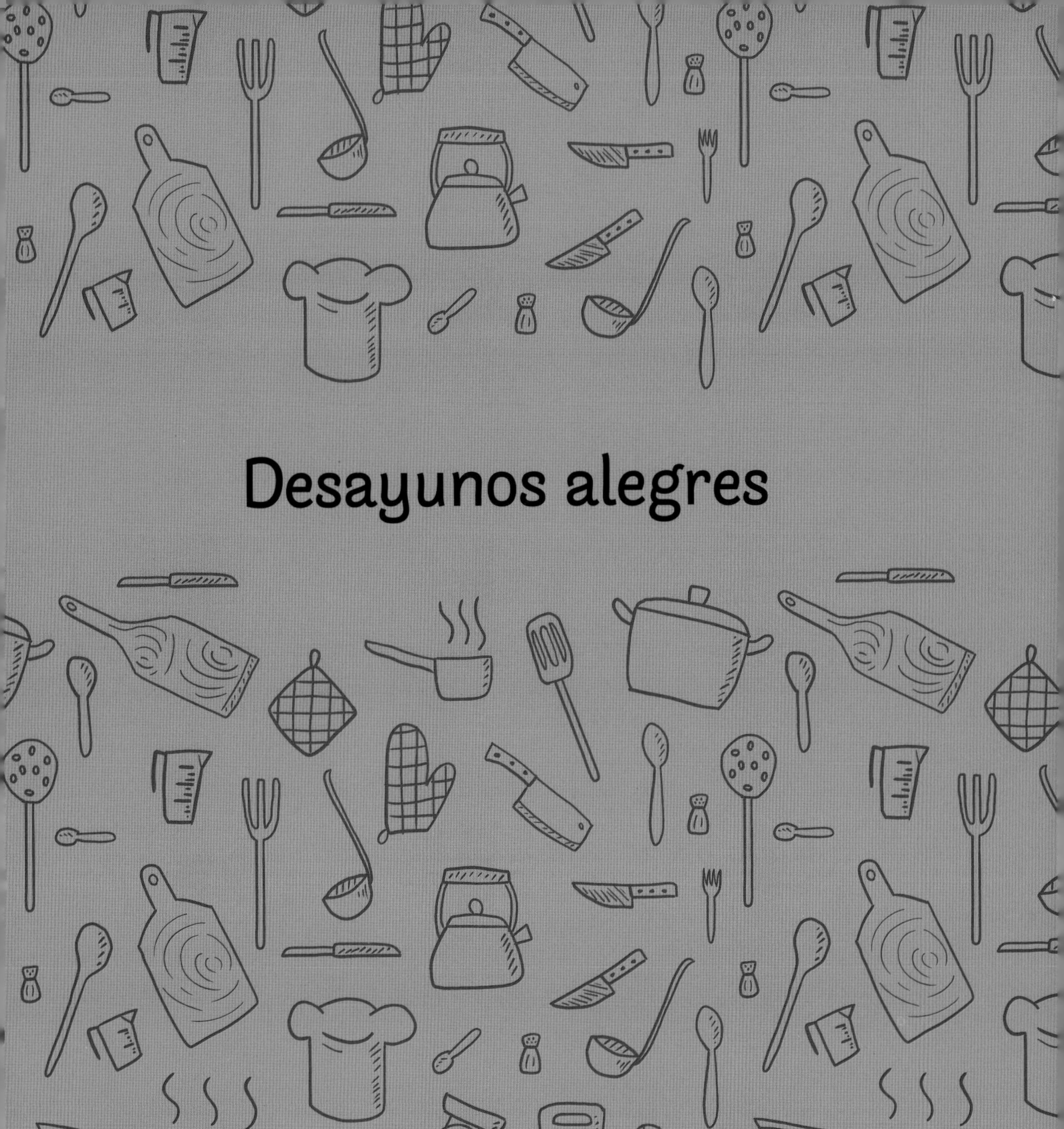

Desayunos alegres

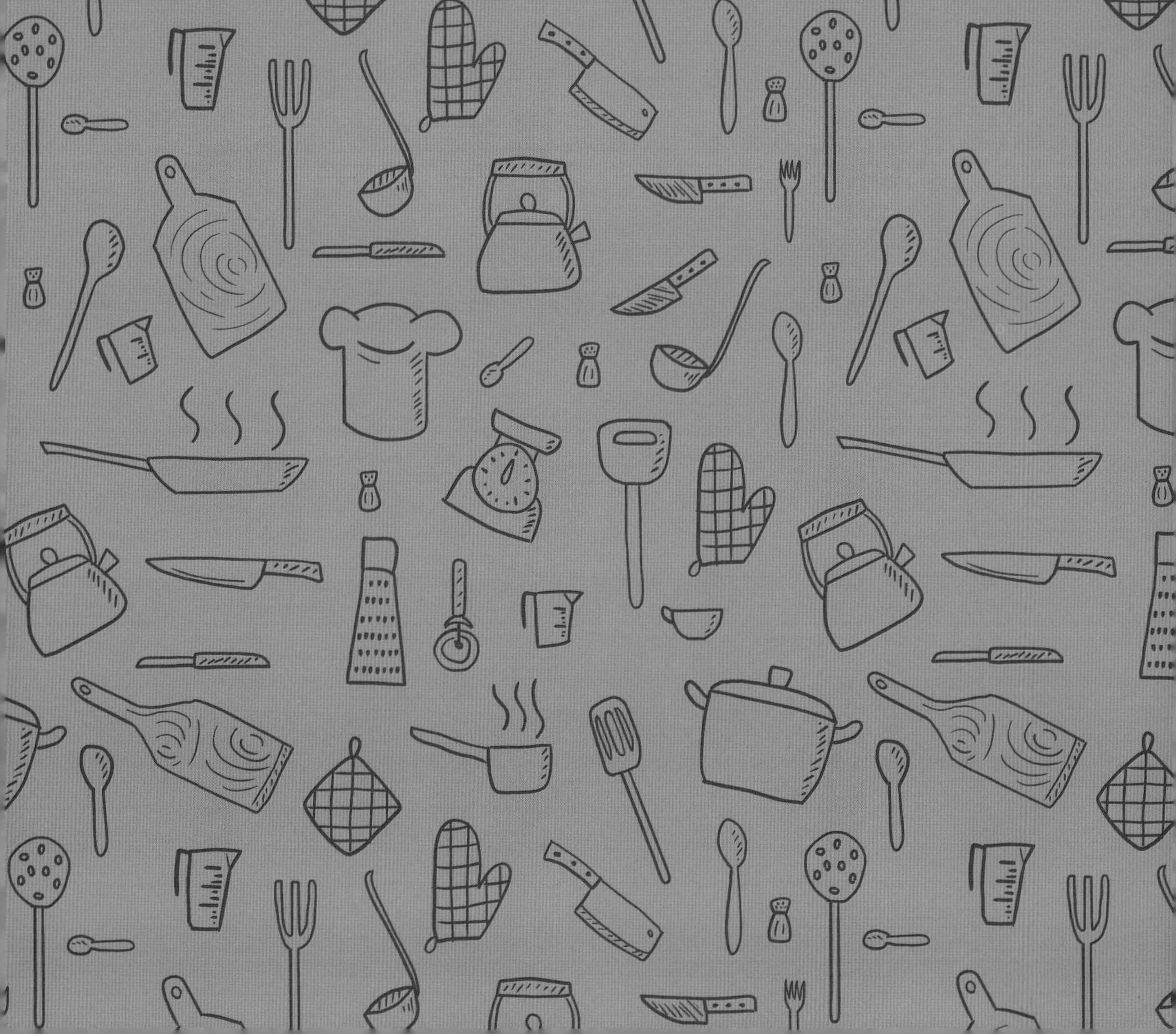

Arepitas arcoíris con pollo (contiene huevos)

#glutenfree #sugarfree #lactosefree #immuneboost

Esta colorida receta es rica en proteínas, carbohidratos y fitonutrientes. Los fitonutrientes son antioxidantes que optimizan las defensas. El maíz es un cereal rico en fibra, fósforo, potasio, hierro, calcio, zinc, vitamina A y vitaminas del grupo B. Elige harina de maíz orgánica y sin GMO (no genéticamente modificada). La avena es un cereal que contiene mucha fibra soluble y aporta grandes beneficios al intestino. Elige la opción de avena sin gluten. Para las loncheras saludables puedes hacer una versión del pollo con una cucharadita de mayonesa y aguacate triturado.

Apto +9 meses

Ingredientes para las arepas:

- 35.3 oz / 1 kg de harina de maíz precocida (7.1 oz / 200 g para cada color)
- ½ taza de avena en hojuelas
- 1 cucharadita de linaza en polvo
- 1 clara de huevo
- 5 tazas de agua (1 taza de agua para cada mezcla o color)
- ¼ taza de zanahoria finamente rallada (color naranja)
- ¼ taza de remolacha finamente rallada (color purpura)
- ¼ taza de pimiento rojo cortado en cuadritos (color rojo)
- ¼ taza de espinacas troceadas (color verde)
- ¼ taza de puré de batata (color amarillo)
- sal al gusto

Preparación de las arepas:

1. En un bol integrar la harina de maíz con la avena en hojuelas, la linaza y la sal.
2. Dividir la harina en 5 porciones de 7.1 oz o 200 g cada una para las distintas preparaciones de las arepas.
3. Para la arepa color naranja, licuar el agua con la zanahoria rallada y reservar para el amasado.
4. Para la arepa color púrpura, licuar el agua con la remolacha rallada y reservar para el amasado.
5. Para la arepa color verde, licuar el agua con la espinaca troceada y reservar para el amasado.
6. Para la arepa color rojo, licuar el agua con el pimiento rojo troceado y reservar para el amasado.
7. Para la arepa color amarillo, procesar el puré de batata cocida con el agua, la clara de huevo y una pizca de canela si lo desea, y reservar para el amasado.

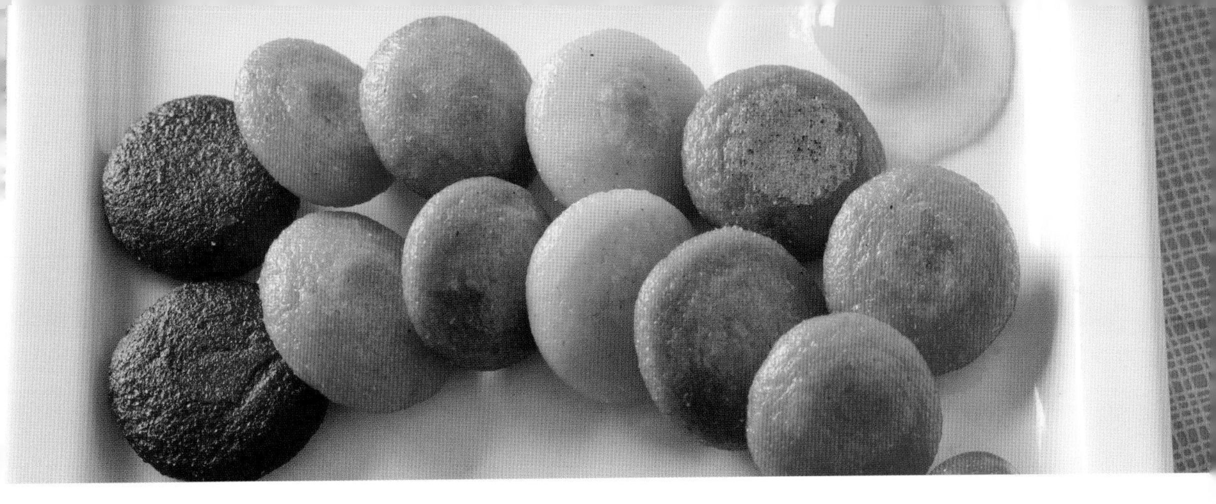

Para cada tipo de arepa se repetirá el proceso de amasado que se describe a continuación:

1. En un bol, combinar la harina de maíz integrada con el licuado vegetal que se agregará poco a poco, conforme la masa vaya requiriéndolo.
2. Mezclar y amasar hasta lograr una masa homogénea y compacta que nos permita hacer unas bolitas que se nos despeguen de las manos con facilidad.
3. Dejar reposar la masa tapada con un paño húmedo durante 10 minutos.
4. Tomar una porción de la masa, según el tamaño deseado, y aplastar entre las palmas de las manos hasta obtener discos de 1 cm de grosor.
5. En una sartén a fuego alto, cocinar cada disco por ambos lados hasta que todos queden perfectamente cocidos. Si tienes tostador de arepas eléctrico, hacer las bolitas de masa y colocarlas en el tostador directamente.

Ingredientes para el relleno:

- 1 cucharada de aceite de oliva extra virgen
- ¼ taza de cebolla morada cortada en cuadritos pequeños
- 1 cucharada de ají dulce cortado en cuadritos pequeños
- 1 cucharada de cebollín finamente cortado
- 1 cucharada de ajo porro finamente picado
- 2 tazas de pollo cocido y desmechado
- 1 cucharadita de mostaza
- sal al gusto

Preparación del relleno:

1. Calentar en una sartén antiadherente a fuego medio-alto el aceite de oliva y sofreír la cebolla, el ajo porro, el ají dulce y el cebollín.
2. Incorporar al sofrito el pollo desmechado y la mostaza.
3. Bajar el fuego, tapar y cocinar durante 5 minutos más.
4. Rectificar la sazón, retirar del fuego y reservar.
5. Abrir las arepitas y rellenar de pollo. Servir y disfrutar.

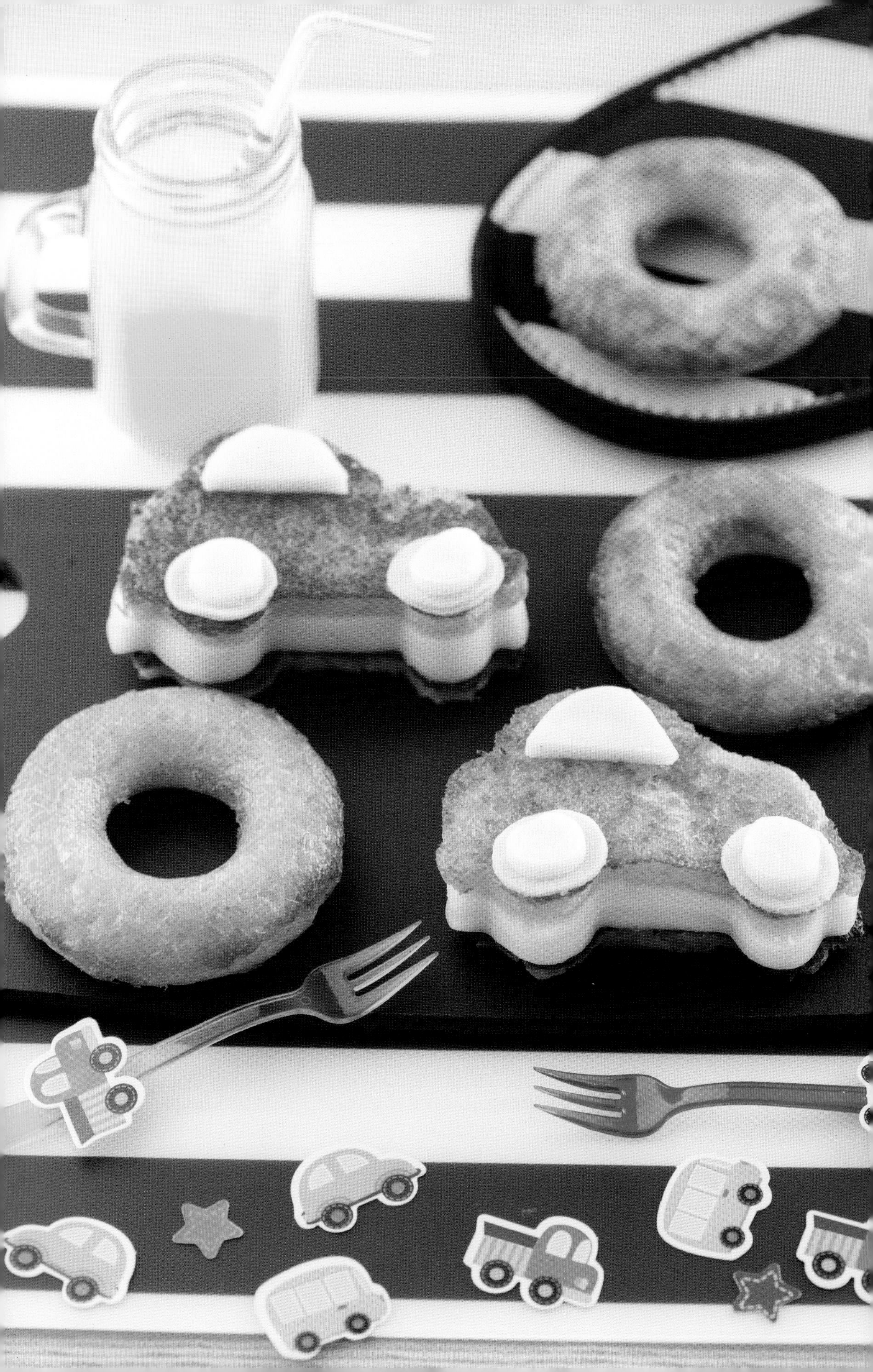

Cachapas de maíz con queso

(contiene huevos, lácteos)

#glutenfree #sugarfree #vegetarian

Receta rica en fibra, fósforo, hierro, calcio, zinc, vitamina A y vitaminas del grupo B. El maíz, si bien es un carbohidrato, contiene buena cantidad de proteínas, fibra, vitaminas A, C y del grupo B (B1, B9 y B3) y minerales (potasio, hierro, calcio, magnesio y fósforo). Además, su contenido de grasas poliinsaturadas es bajo. Las cachapas son tortas finas que se pueden adquirir congeladas, envasadas o en forma de harina orgánica sin GMO. Los quesos frescos suelen ser una buena fuente de calcio y probióticos para optimizar las defensas de los niños.

Apto +3 años

Ingredientes:

- 2 tazas de maíz tierno y dulce en granos
- 2 cucharadas de estevia o *monkfruit*
- ½ taza de leche vegetal de almendras o avena
- 2 huevos
- 2 cucharadas de mantequilla clarificada (ghee)
- ⅓ taza de harina de maíz precocida
- ¼ taza de queso blanco fresco rallado para rellenar
- aceite de oliva en espray para cocinar

Preparación:

1. En una licuadora colocar el maíz desgranado, la sal, el endulzante, la leche y batir durante un minuto a mediana velocidad hasta obtener una consistencia cremosa.
2. Añadir los huevos, la mantequilla, la harina de maíz y procesar la mezcla un minuto más.
3. Verter la mezcla en un envase, tapar con un papel o película de plástico y dejar reposar 25 minutos en la nevera como mínimo.
4. Calentar una sartén antiadherente y agregar aceite en espray. Añadir ⅓ de taza de la mezcla en la sartén y distribuir hasta lograr una circunferencia parecida a una panqueca de aproximadamente 5 mm de grosor (puedes utilizar moldes de figuras de silicona o acero inoxidable).
5. Tapar y cocinar durante un minuto. Esperar a que la masa dore o selle por debajo, para luego darle la vuelta.
6. Cuando la masa ya esté dorada y cocida por ambos lados, retirarla de la sartén e inmediatamente rellenarla con queso blanco fresco y servir.

Huevos fritos con cestas de batata

#glutenfree #sugarfree #immuneboost #vegetarian

Receta alta en proteínas y antioxidantes (betacaroteno). El huevo es un alimento muy denso en nutrientes, que aporta entre el 10 y el 20 % de la ingesta diaria recomendada de un gran número de vitaminas y minerales muy fáciles de absorber, incluyendo el hierro. La batata o camote es un carbohidrato alto en agua que aporta energía, fibra, vitaminas A, B6, C, cobre, hierro, manganeso, potasio y betacaroteno.

Nota: Antes de los 3 años, debes evitar darle al bebé tanto huevo como carne o pescado crudo o poco cocinado.

Apto +7 meses

Ingredientes:

- 1 taza de batata o camote rallado en hilos
- 1-2 huevos de gallina
- 1 clara de huevo
- 1 cucharada de aceite de oliva
- 1 cucharadita de mantequilla clarificada (ghee) o aceite de oliva
- 1 aguacate Hass en láminas para decorar
- sal al gusto

Preparación:

1. Lavar la batata con la cáscara y rallarla en hilos.
2. En un bol mezclar la batata con la clara de huevo, sal y aceite. Colocar la mezcla en unos moldes de silicona o capacillos a modo de nidos o cestas.
3. Hornear durante 20 minutos a fuego medio a 356 °F o 180 °C. Retirar, desmoldar y dejar reposar para que conserven la forma de cesta.
4. Calentar una sartén antiadherente a fuego medio-alto, agregar la mantequilla clarificada y freír los huevos hasta el término deseado.
5. Con la ayuda de moldes de acero inoxidable para cortar galletas, puedes darle la forma que quieras a los huevos ya fritos o incluso se pueden colocar dentro del nido de batatas.
6. Decorar y acompañar con láminas de aguacate y frutas frescas.

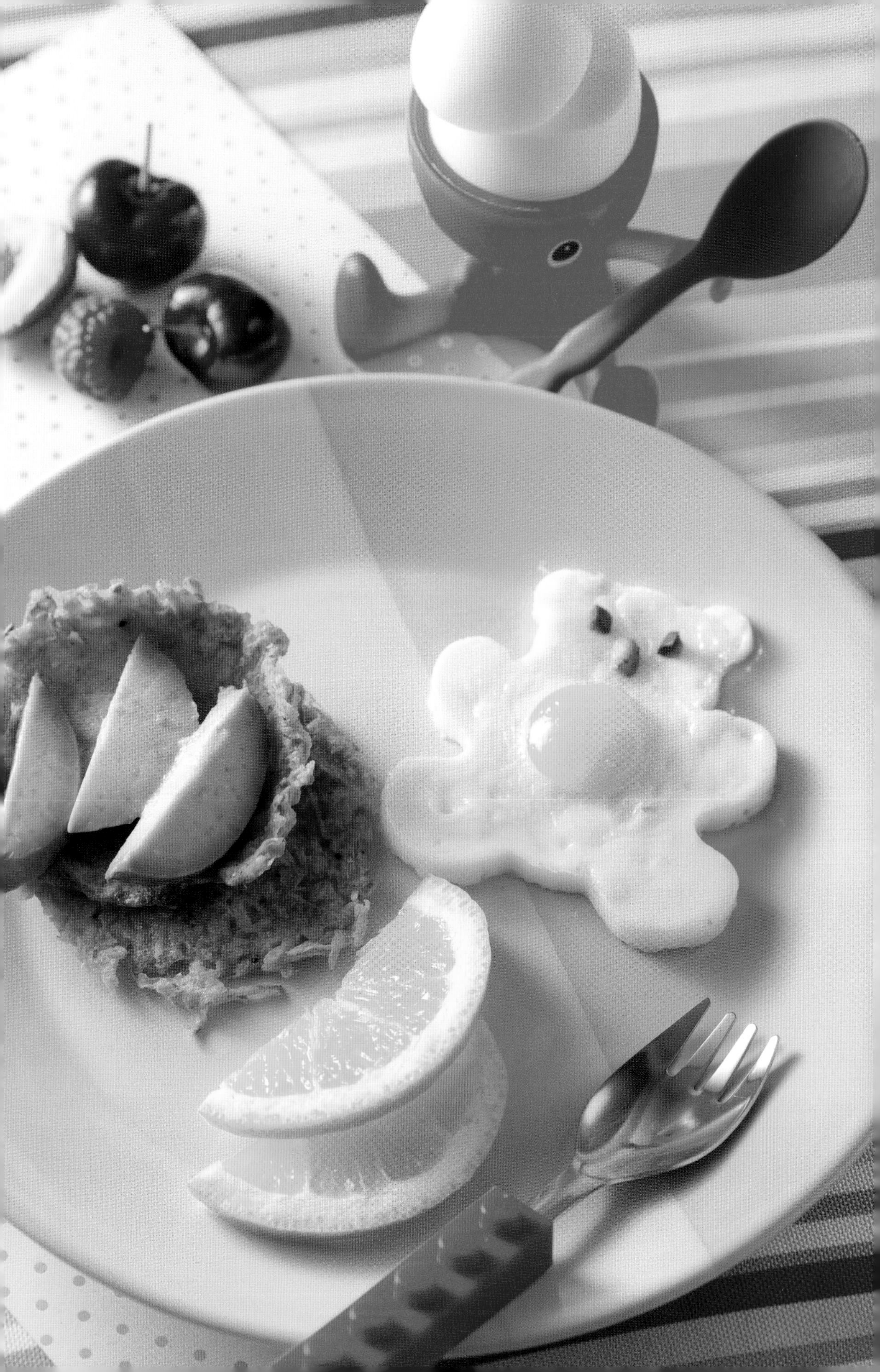

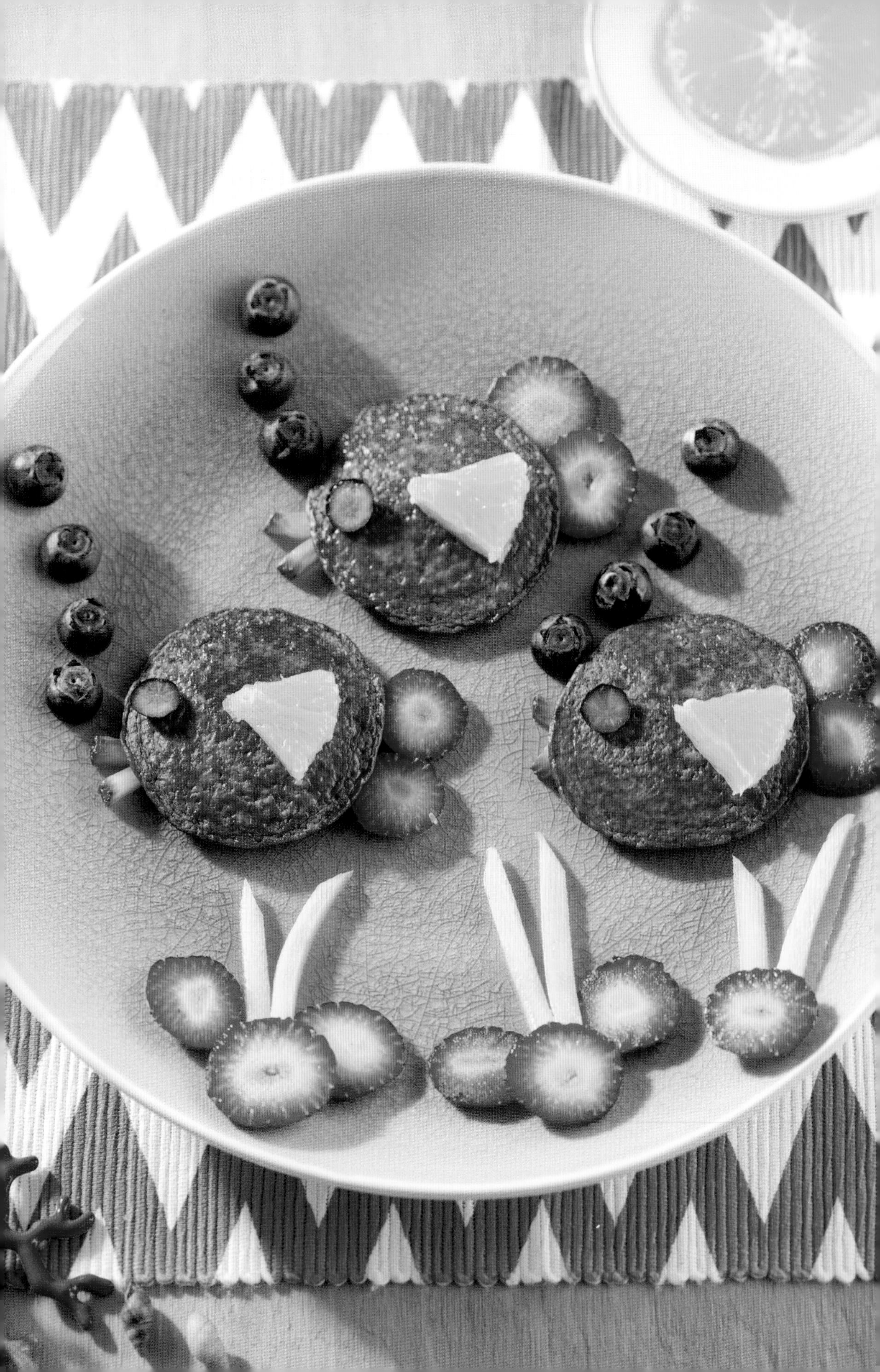

Panquecas de avena y chocolate

(contiene huevos y frutos secos)

#glutenfree #sugarfree #lactosefree #vegetarian

Esta receta es una buena fuente de proteína, fibra y carbohidratos complejos (avena) y vitamina C. La avena sin gluten es uno de los cereales más saludables que podemos ofrecer a nuestros hijos, además de ser multifacética a la hora de realizar preparaciones. Esta receta puede ser parte de la lonchera saludable.

Apto +3 años

Evita el uso de endulzantes artificiales, azúcar o miel en niños menores de 3 años. Puedes endulzar con el banano maduro.

Ingredientes:

- ¾ taza de avena sin gluten en hojuelas
- 1 ½ cucharada de estevia o monkfruit
- 2 huevos enteros
- ½ banana madura
- 1 cucharada de leche vegetal de almendras o avena
- ½ cucharadita de vainilla
- ¼ taza de chispas de chocolate al 70 % sin azúcar
- fresas, arándanos, durazno y mango cortados en láminas para decorar
- aceite de oliva en espray para cocinar

Preparación:

1. Licuar solo la avena en hojuelas durante un minuto en una licuadora bien seca hasta lograr una consistencia harinosa.
2. Añadir el cacao en polvo, la estevia, los huevos, la leche, la vainilla y la media banana y licuar durante un minuto más. Retirar y colocar en un recipiente.
3. Incorporar las chispas de chocolate y mezclar manualmente. Dejar reposar 5 minutos.
4. Calentar en una sartén o plancha antiadherente a fuego medio y rociar aceite en espray.
5. Agregar ¼ de taza de la mezcla en la sartén bien caliente. Si tienes moldes puedes usarlos para dar formas divertidas a las panquecas.
6. Esperar a que las panquecas sellen o luzcan cocidas para darles la vuelta con la ayuda de una espátula bien delgada. Puedes taparlas para que se cocinen más rápido.
7. Servir en un plato colorido y decorar con las frutas cortadas.

Rollitos de pan integral rellenos de pollo

(contiene gluten, soja)

#sugarfree #lactosefree #immuneboost

Receta rica en fibra y ácido fólico, imprescindible este último para proteger el sistema cardiovascular de los más pequeños. También contiene vitamina B1, yodo y zinc para reforzar el sistema inmunitario. El tipo de pan ideal para los niños es aquel elaborado con harina, agua, sal y levadura; si es de masa madre, mucho mejor. El pan integral es la opción más nutritiva, pero su alto contenido en fibra puede provocar molestias estomacales en los más pequeños si se consume en exceso.

Otra opción es elegir panes sin gluten, hechos a base de trigo sarraceno, avena sin gluten, plátano verde o macho, yuca o arroz. Síguenos en soysaludable.com para aprender nuevas recetas sin gluten.

Apto +7 meses
Sin mostaza ni zanahoria

Ingredientes:

- ¼ taza de aguacate maduro triturado
- 1 cucharadita de cilantro fresco finamente cortado
- 1 cucharadita de cebollín finamente cortado
- 1 cucharadita de mostaza
- 1 cucharadita de mayonesa vegana (ver preparaciones básicas, pág. 69)
- ½ taza de pollo cocido desmechado
- 2 rebanadas de pan integral o multicereal o de pan sin gluten
- 1 hoja de lechuga romana
- ¼ de taza de espinacas
- bastoncitos de zanahoria para decorar
- sal al gusto

Preparación:

1. En un bol, mezclar con la ayuda de una espátula el aguacate, el cilantro, el cebollín, la mostaza, la mayonesa vegana y el pollo hasta obtener una crema untable y bien homogénea. Agregar sal al gusto.
2. Colocar las rebanadas de pan en una tabla y cubrirlas con una película de plástico. Con la ayuda de un rodillo, extenderlas hasta lograr láminas finas. Luego, colocar encima de cada rebanada una capa de hojas de espinacas, untar la crema de pollo en uno de los extremos y proceder a enrollar las rebanadas para darles la forma de rollitos.
3. Decorar con lechuga romana, bastoncitos de zanahoria y tomates cherry.

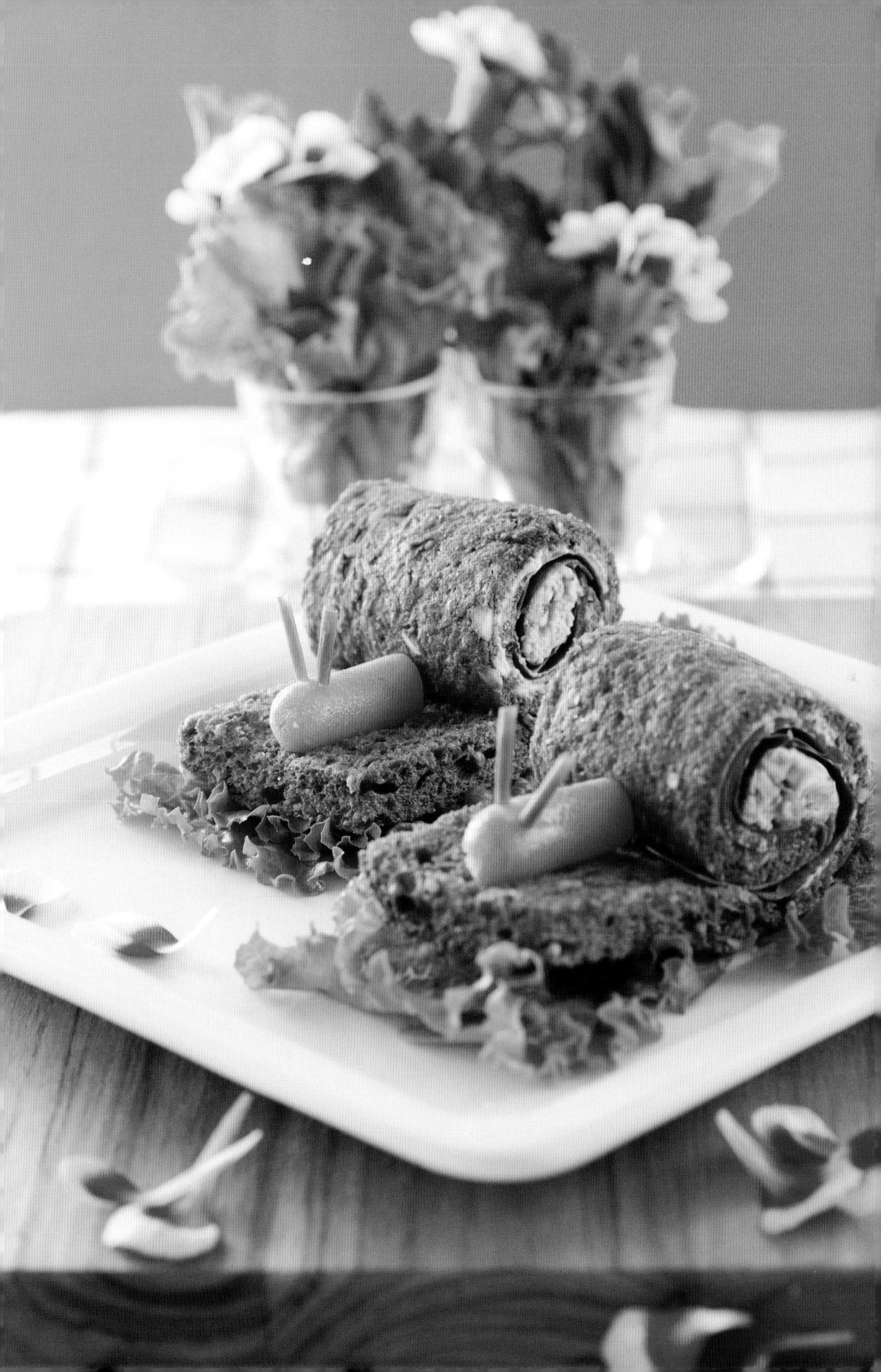

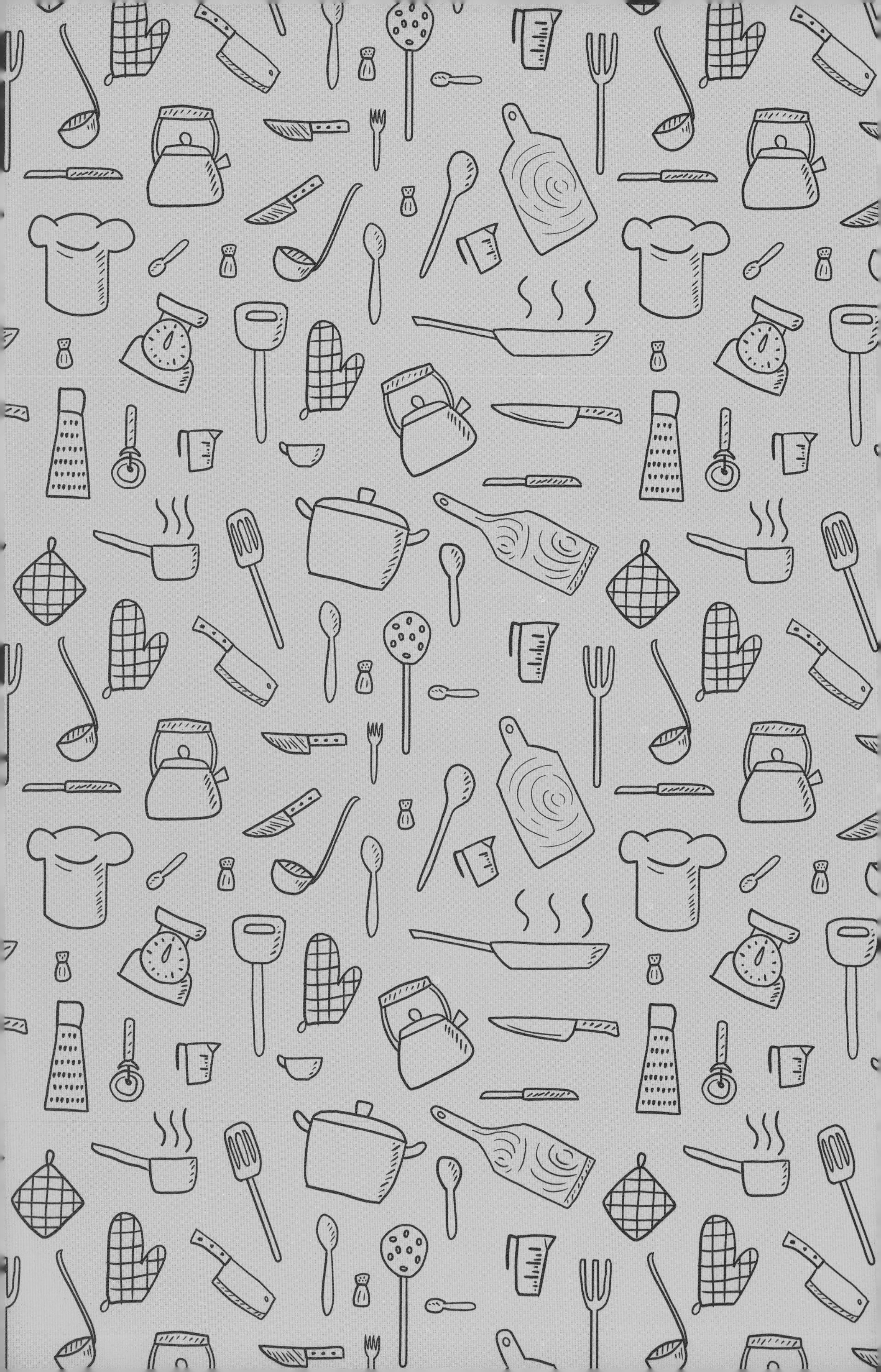

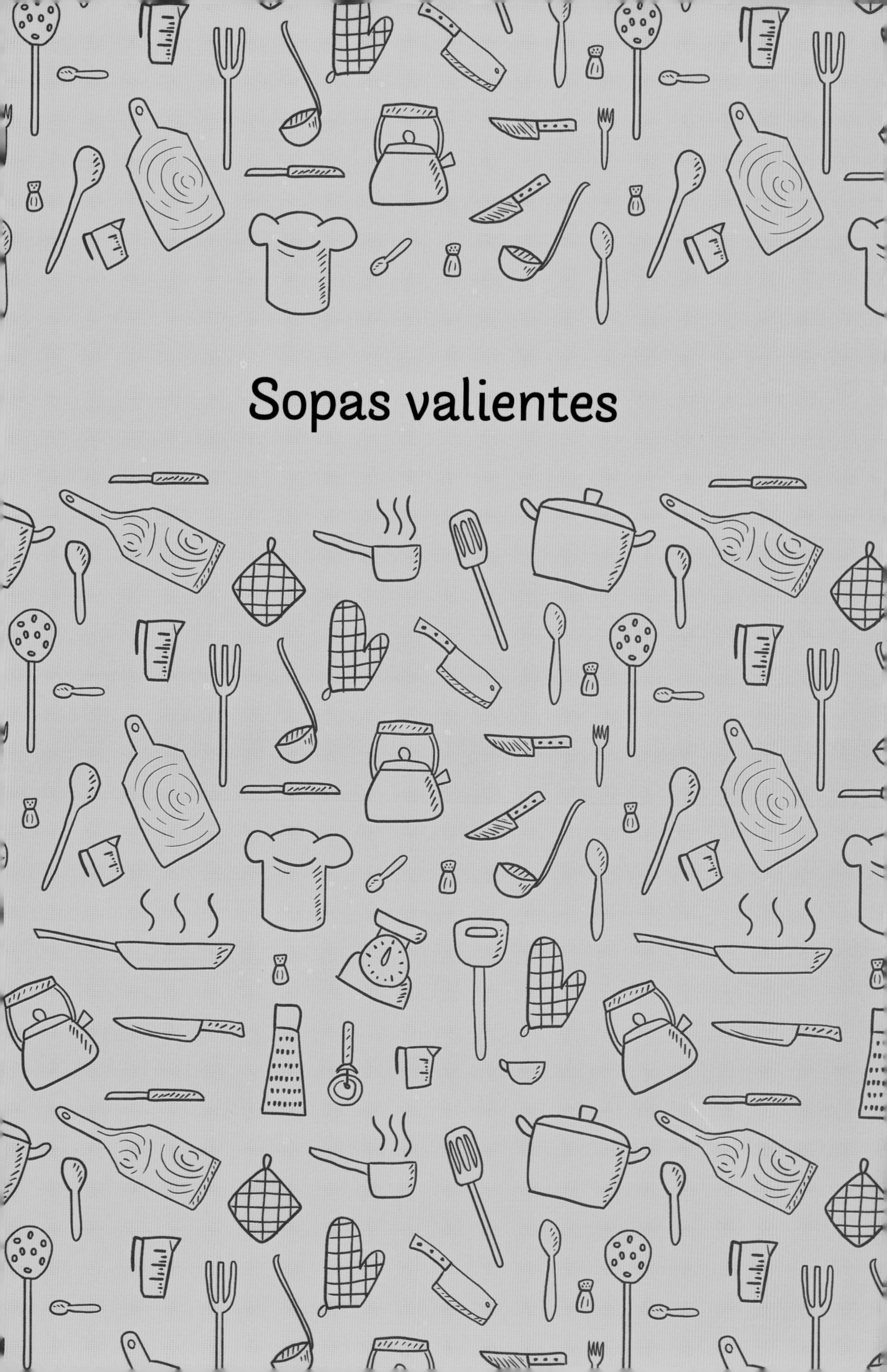

Sopas valientes

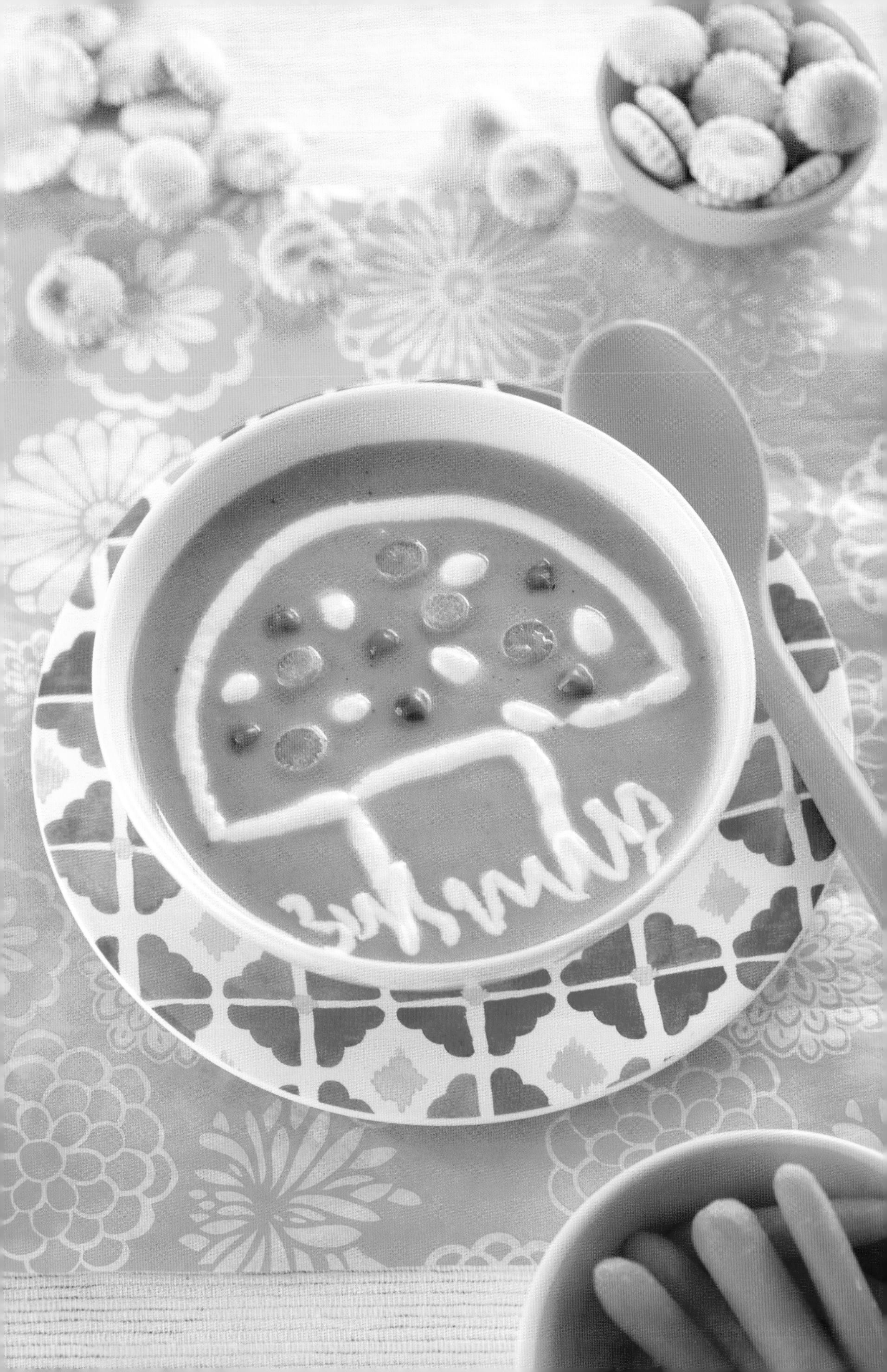

Crema de calabaza y batata

(puede contener lácteos)

#glutenfree #sugarfree #immuneboost #vegetarian

Esta receta es rica en antioxidantes (betacaroteno), vitaminas A y C y minerales como calcio, fósforo, magnesio y potasio. Las batatas y calabazas son muy versátiles, tienen un sabor agradable y ligeramente dulce que agrada a los niños y son poderosas fuentes de betacaroteno, un antioxidante que optimiza el sistema de defensas. Además, son buenas para la vista y mejoran la función cognitiva.

Apto +7 meses

Ingredientes:

- 28.2 oz / 800 g de calabaza troceada sin cáscara ni semillas
- 7.1 oz / 200 g de batata troceada sin cáscara
- ½ cebolla morada troceada (1.2 oz / 35 g c/u)
- 1 pimiento rojo troceado (7.1 oz / 200 g)
- 1 cucharada de hierbas italianas (orégano, tomillo, romero, albahaca, salvia)
- 1 cucharada de paprika o pimentón dulce molido
- 1 cucharadita de condimento 7 especias
- 2 cucharadas de aceite de oliva
- ¼ taza de agua
- 4 tazas de caldo de vegetales
- queso de cabra, feta o yogur griego para decorar (lácteos)
- sal al gusto

Preparación:

1. En una bandeja refractaria para horno colocar la calabaza y la batata troceadas, unidas con la cebolla y el pimiento rojo. Sazonar y frotar con hierbas italianas, paprika, 7 especias y aceite de oliva.
2. Hornear durante una hora aproximadamente a 320 °F o 160 °C.
3. Retirar del horno, agregar la taza de agua y, con la ayuda de una espátula, raspar la bandeja para recuperar el fondo de cocción y así poder agregarlo a la preparación.
4. Licuar todos los alimentos horneados junto al fondo de cocción con la ayuda de un procesador de gran potencia o licuadora, incorporando el caldo de tu preferencia. Esto se debe hacer poco a poco hasta obtener una crema homogénea. Para un resultado o apariencia más sedosa, colar o tamizar.
5. En una cacerola de fondo grueso cocinar nuevamente la crema ya procesada a fuego bajo de 8 a 10 minutos, y rectificar la sazón con sal al gusto.
6. Servir con la cobertura de tu preferencia.

Crema de espinacas y brócoli
(puede contener lácteos)

#glutenfree #sugarfree #immuneboost #vegetarian

Esta receta es rica en fibra, hierro, calcio y betacarotenos. Los betacarotenos no siempre están en lo anaranjado, sino también en alimentos verdes como la espinaca o el brócoli. El brócoli contiene proteínas, potasio, vitamina C, folatos y compuestos azufrados. Además, aporta una elevada cantidad de fibra, minerales y vitaminas.

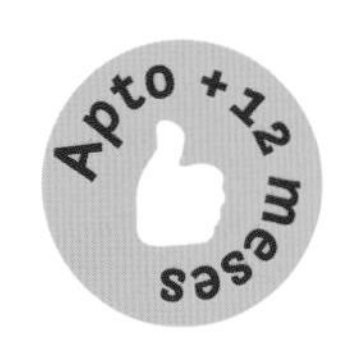

Nota: Los niños menores de tres años con problemas gastrointestinales o bacterianos no deben consumir verduras de hoja verde. Los bebés menores de 12 meses no deben consumirlas, porque las espinacas contienen nitratos en su forma natural (sales minerales que los vegetales absorben de la tierra y se encuentran en todas las verduras, especialmente en las de hoja verde). La recomendación es consumir las verduras de hoja verde siempre a partir de los 12 meses, no pasar de 0.7-1.1 onzas o 20-30 gramos diarios y siempre cocerlas.

Ingredientes:

- 2 cucharadas de aceite de oliva
- 1 cucharada de hierbas italianas (orégano, tomillo, romero, albahaca, salvia)
- ⅓ taza de ajo porro cortado finamente
- ¼ taza de cebolla cortada en cubos pequeños
- 1 taza de brócoli troceado
- 2 tazas de espinacas italianas
- 1 sobre de estevia
- 5.3 oz / 150 g de tallo de brócoli precocido cortado en cubos pequeños
- ¼ taza de leche vegetal de almendras
- 2 tazas de caldo de vegetales
- queso de cabra, feta o yogurt griego para decorar
- nuez moscada al gusto
- ralladura de limón al gusto
- sal al gusto

Preparación:

1. En una sartén antiadherente agregar el aceite de oliva, las hierbas italianas, el ajo porro, la cebolla, el brócoli y las espinacas. Sofreír a fuego medio durante 5 minutos, agregar la ralladura de limón y la nuez moscada.
2. Agregar al sofrito el tallo de brócoli precocido y cocinar durante 5 minutos más.

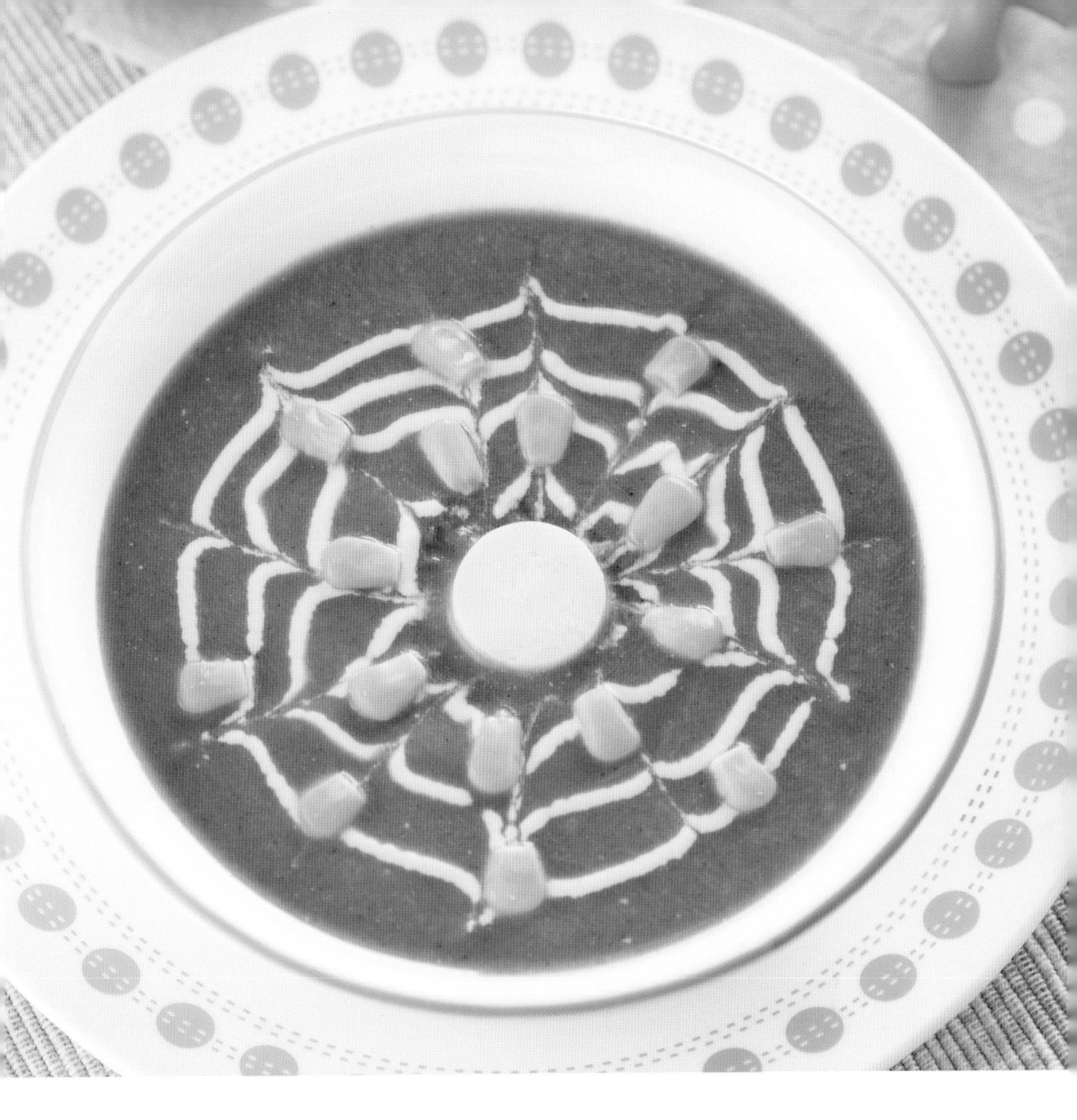

3. Sazonar con sal, estevia y añadir leche de almendras o avena.
4. Cocinar durante 10 minutos a fuego bajo, apagar y retirar.
5. Licuar el sofrito de brócoli y espinacas con la ayuda de un procesador de alimentos o licuadora, incorporando el caldo de tu preferencia. Debes hacerlo poco a poco, teniendo en cuenta el volumen añadido y el calor de los alimentos, hasta obtener una crema homogénea. Para un resultado o apariencia más sedosa, colar o tamizar.
6. En una cacerola de fondo grueso cocinar nuevamente la crema ya procesada a fuego bajo de 8 a 10 min. Rectificar la sazón con sal al gusto.
7. Servir con la cobertura de tu preferencia.

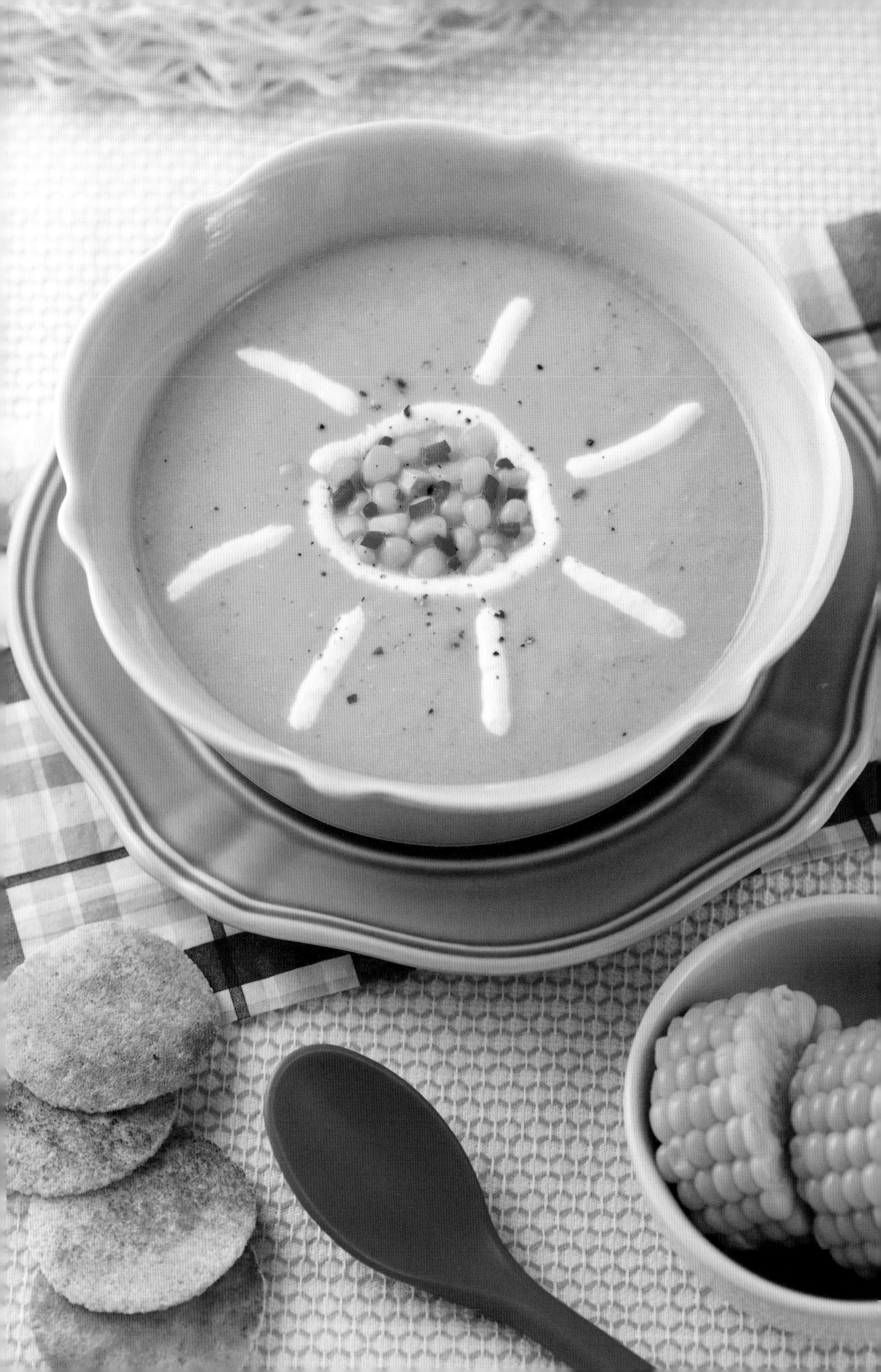

Crema de maíz (contiene frutos secos)

#glutenfree #sugarfree #lactosefree #vegan #vegetarian #immuneboost

Esta receta contiene maíz dulce, un alimento energético rico en carbohidratos y excelente para la salud de los niños porque contiene buena cantidad de proteínas, fibra, vitaminas A, C y del grupo B (B1, B9 y B3) y minerales (potasio, hierro, calcio, magnesio y fósforo). Su contenido en grasas poliinsaturadas es bajo. Además, aporta antioxidantes que pueden beneficiar la salud ocular como la luteína y zeaxantina.

El maíz dulce se puede adquirir congelado o envasado, pero debe ser no GMO.

Apto +7 meses

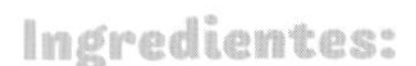

- 3 mazorcas enteras de maíz dulce tierno
- 2 cucharadas de aceite de oliva
- 1 cucharadita de paprika
- ½ taza de pimiento rojo troceado
- ½ taza de cebolla finamente cortada
- ¾ ajo porro finamente cortado
- ¼ taza de leche vegetal de almendras o avena
- 2 tazas de caldo de vegetales
- sal al gusto

Preparación:

1. En una olla con agua hirviendo, agregar sal y cocinar las mazorcas de maíz durante 25 minutos. También se pueden cocinar al vapor.
2. Retirar las mazorcas, dejar enfriar y con la ayuda de un cuchillo de hoja ancha, desgranar las mazorcas y reservar los granos.
3. En una sartén antiadherente agregar aceite de oliva, paprika, pimiento, cebolla y ajo porro. Sofreír a fuego medio durante 5 minutos y agregar los granos de maíz precocidos. Sazonar el sofrito con sal al gusto.
4. Incorporar la leche y cocinar durante 5 minutos. Apagar y retirar.
5. Llevar el sofrito de maíz a una licuadora o procesador de alimentos e incorporar el caldo de tu preferencia.
6. Licuar poco a poco, teniendo en cuenta el volumen incorporado y el calor de los alimentos hasta obtener una crema homogénea. Si se desea tamizar o colar para un resultado o apariencia más sedosa, puede hacerlo.
7. Colocar la mezcla en una cacerola a fuego bajo y rectificar la sazón.

Minestrone de quinua (puede contener lácteos)

#glutenfree #sugarfree #immuneboost
Si usas queso vegano #vegan #vegetarian

Esta receta es rica en antioxidantes provenientes de la gran cantidad de vegetales, fibra y carbohidratos provenientes de la quinua. La quinua es un pseudocereal rico en fibra, minerales (como el magnesio y calcio) y vitaminas A, C y E, por lo que tiene un alto poder antioxidante y favorece el crecimiento. Además, es una buena fuente de hierro no hemo que, al estar acompañado de vitamina C, se absorbe en mejor proporción. También la receta es rica en proteínas y potasio, por lo que ayuda a mantener los músculos en buen funcionamiento. No contiene gluten, por lo que es apta para celíacos.

Apto +7 meses

Ingredientes:

- 1 cucharada de aceite de oliva
- ½ taza de cebolla cortada en cubos pequeños
- 1 diente de ajo machacado
- ½ taza de tomates cherry amarillos y rojos troceados
- 1 taza de zanahorias cortadas en cubos
- ½ taza de brócoli (solo las flores)
- ½ taza de coliflor (solo las flores)
- ½ taza de vainitas (habichuelas) troceadas
- 1 cucharadita de hierbas italianas
- 2 cucharadas de pasta de tomate
- 1 taza de frijoles rojos o blancos precocidos
- ½ taza de quinua cocida
- 4 tazas de caldo de vegetales caliente
- 2 hojas de albahaca fresca troceada
- queso parmesano o pecorino o queso vegano como cobertura (opcional)
- sal al gusto

Preparación:

1. En una olla o caldero de fondo grueso a fuego medio agregar el aceite de oliva, la cebolla, el ajo, los tomates y la zanahoria. Cocinar hasta que las verduras luzcan cristalizadas.
2. Incorporar al sofrito el brócoli, la coliflor y las vainitas. Sazonar con sal, hierbas italianas y pasta de tomate. Cocinar de 5 a 10 minutos.
3. Cuando ya la verdura esté guisada, añadir los frijoles y la quinua precocidos junto al caldo de tu preferencia, hasta que rompa el hervor.
4. Apagar, agregar la albahaca fresca y rectificar la sazón. Servir en una taza amplia y coronar con el queso de tu preferencia.

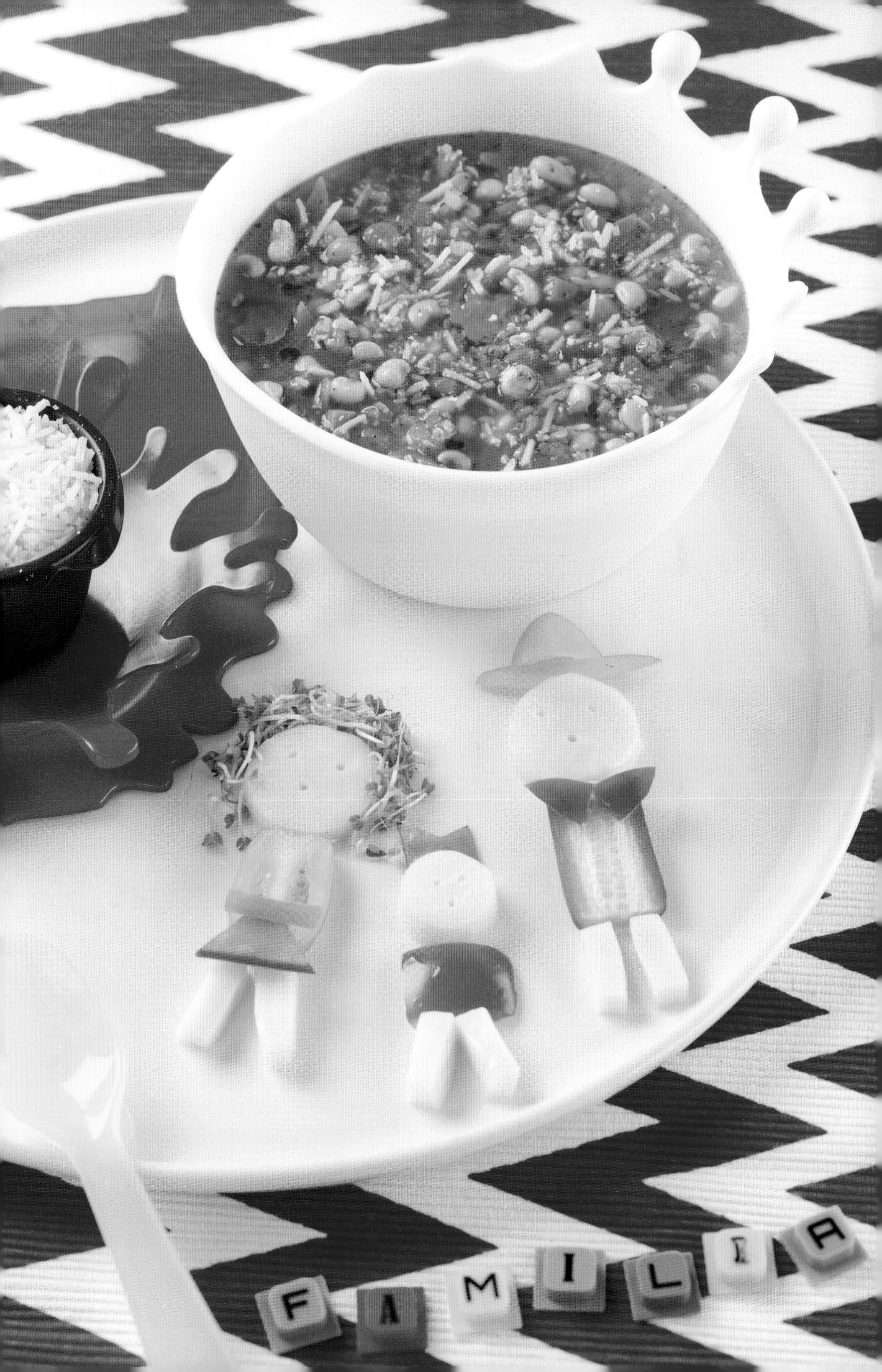
FAMILIA

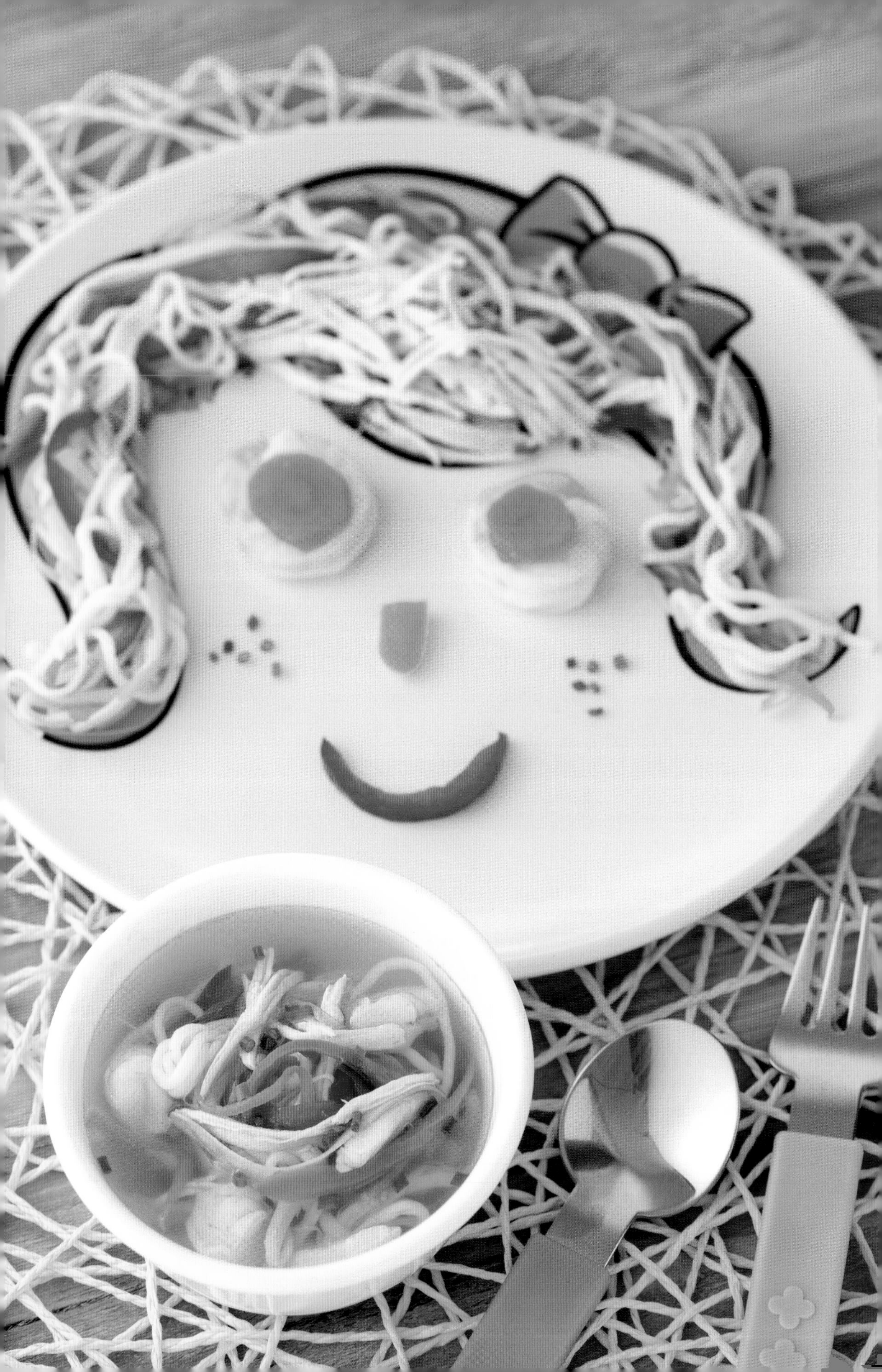

Sopa de fideos oriental (contiene mariscos y soja)

#glutenfree #sugarfree #lactosefree #immuneboost

Esta receta es rica en antioxidantes provenientes de los vegetales y en carbohidratos complejos sin gluten, por ser una receta de pasta a base de arroz. Tiene un importante aporte de proteínas, grasas de buena calidad, vitaminas (B12, E) y minerales como el selenio, el fósforo, el zinc y el yodo provenientes de los mariscos. Los camarones pueden producir alergia alimentaria. Ofrécelos con la precaución de haberlos testeado antes. La recomendación es incorporarlos luego de los 12 meses de edad. El frijol de soja es otro alimento que debes testear previamente, para descartar cualquier alergia. Se puede incorporar desde los 6 meses de edad.

Apto +12 meses

Ingredientes:

- ¼ taza de camarones frescos y desvenados
- ½ taza de pollo cocido y desmechado
- 1 cucharada de aceite de sésamo
- ¼ taza de pimiento cortado en hilos o juliana muy fina
- ¼ taza de cebolla cortada en hilos o juliana muy fina
- ¼ taza de zanahoria cortada en hilos finos
- ¼ taza de brócoli troceado y precocido
- ¼ taza de brotes de frijol de soja
- ¼ taza de calabacín bebé cortado en hilos
- 1 cucharada de champiñones cortados en láminas
- ¼ taza de espárragos troceados
- 1 cucharada de aceite de oliva
- 1 cucharada de salsa Liquid Aminos
- 1 ½ taza de caldo de aves o vegetales (caliente)
- 1 cucharada de fideos de arroz (sin gluten)
- 1 cucharada de cebollín fresco finamente cortado
- 1 cucharada de cilantro fresco finamente cortado

Preparación:

1. Calentar en un wok a fuego alto el aceite de sésamo e inmediatamente agregar las proteínas para sofreírlas de 3 a 4 minutos. Primero sofreír el pollo hasta que selle y luego los camarones, también hasta dorar. Retirar y reservar.
2. En el mismo wok, con un poco de aceite de oliva, saltear progresivamente el pimiento, la cebolla, la zanahoria, el brócoli, los brotes, el calabacín, los champiñones y los espárragos.
3. Integrar las proteínas (pollo y camarones) al salteado de verduras y mezclar.
4. Sazonar con la salsa Liquid Aminos y añadir el caldo de tu preferencia caliente. Inmediatamente agregar los fideos de arroz, los cuales se cocinarán con el calor remanente del caldo y del wok.
5. Apagar el wok y servir en un bol coronando con el cebollín y el cilantro fresco.

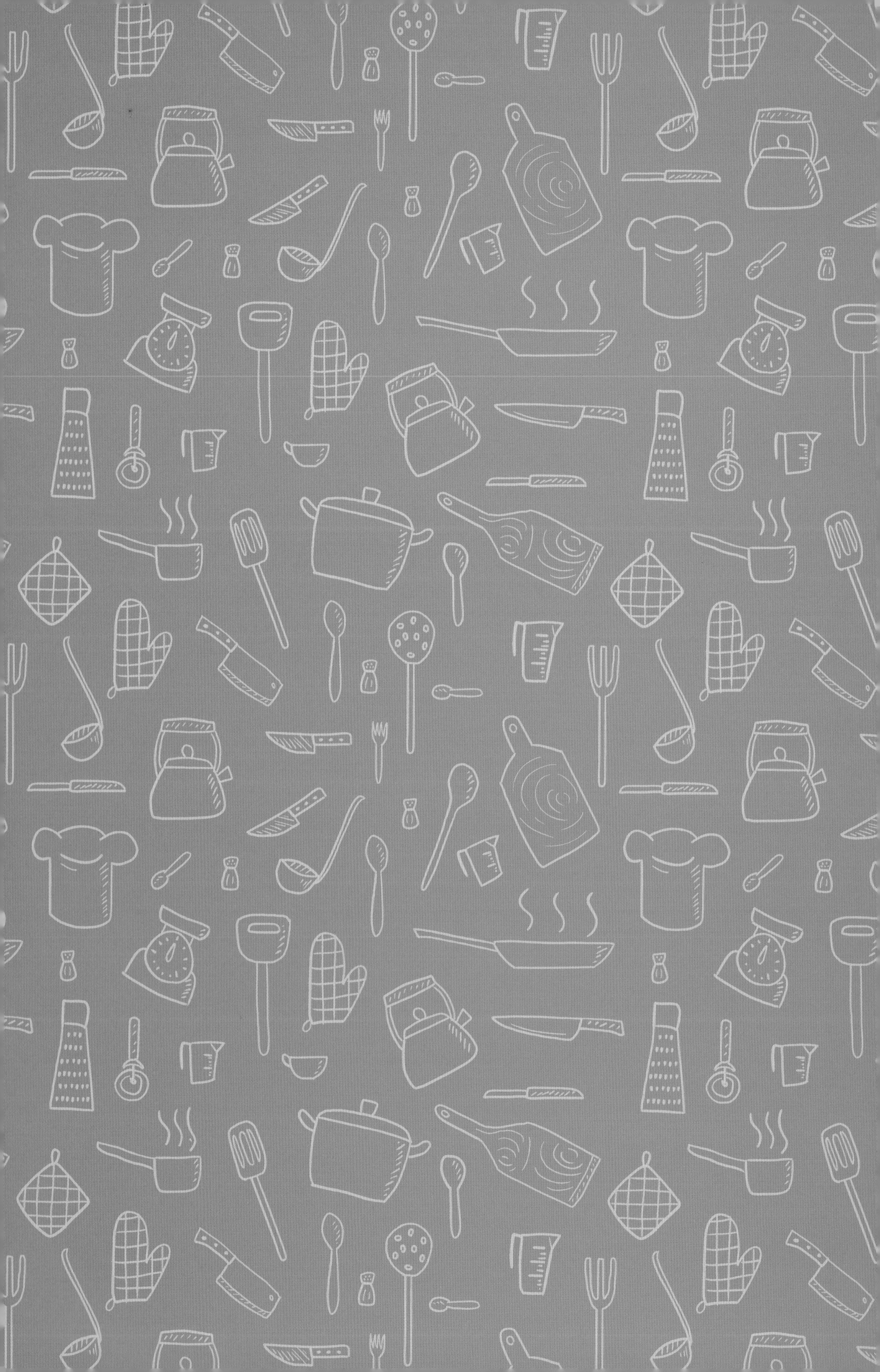

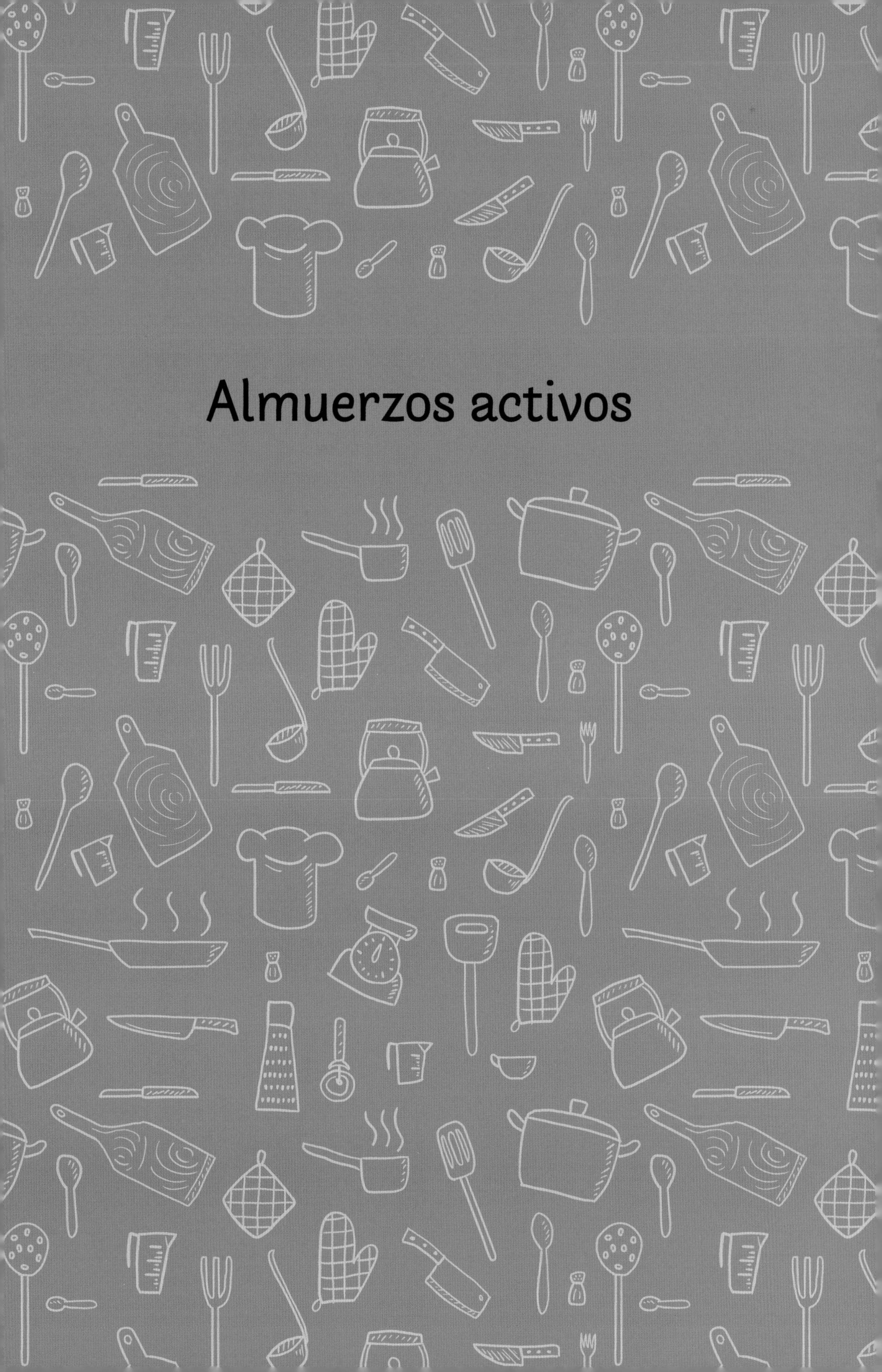

Almuerzos activos

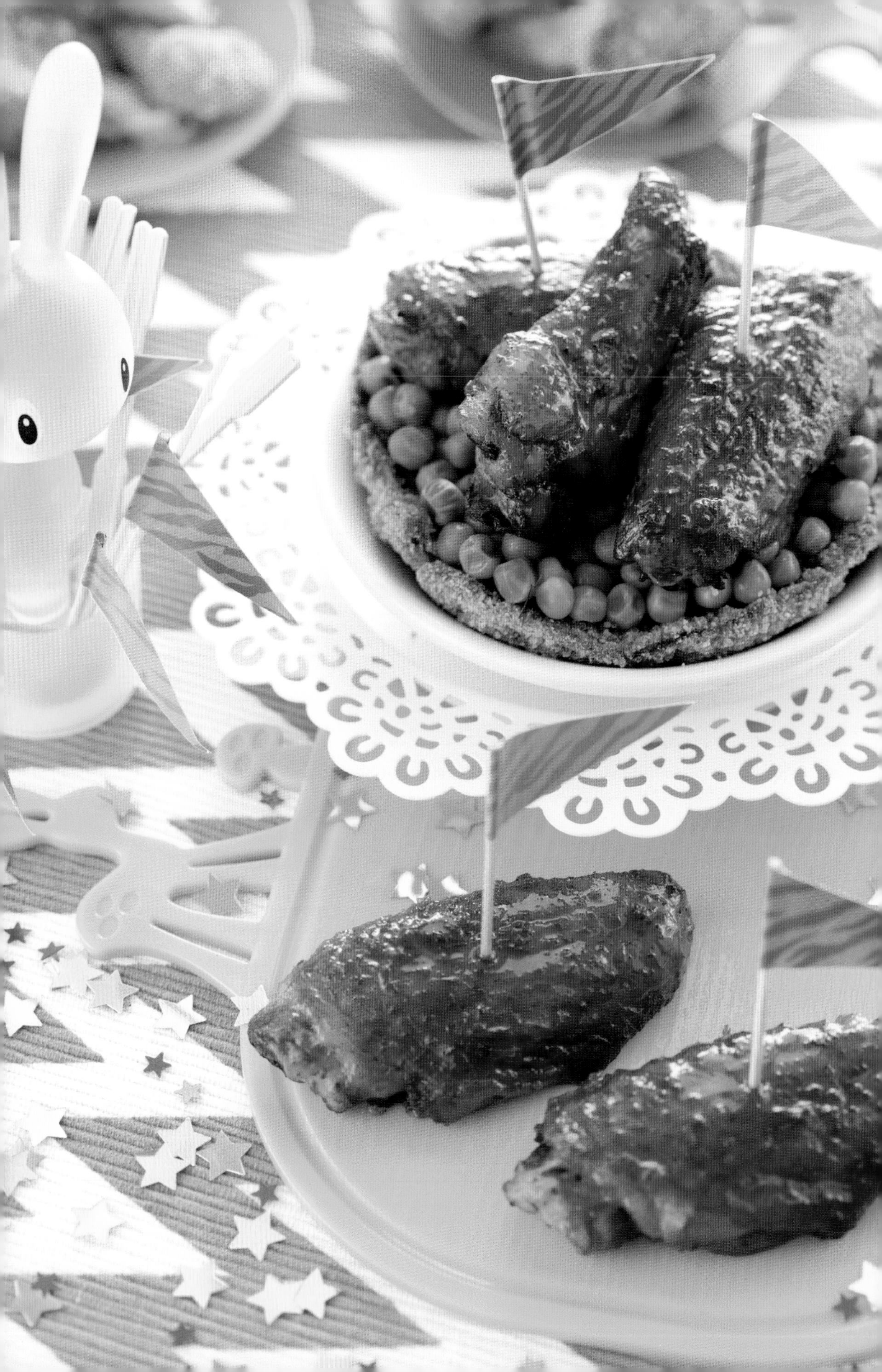

Alitas de pollo con salsa barbacoa

(Contiene miel o agave)

#glutenfree #lactosefree

Receta rica en proteínas. El pollo es un alimento muy nutritivo porque es rico en proteínas de alto valor biológico que nuestro organismo utiliza eficientemente en la formación de tejidos y músculos. También es una carne rica en vitaminas del complejo B. El pollo contiene ácidos grasos buenos para el organismo como los monoinsaturados y los poliinsaturados, que ayudan a prevenir enfermedades cardiovasculares. Esta receta puede ser alta en azúcar por el agave o la miel. No excederse de la cantidad recomendada.

Dato extra: No le des a los niños miel o agave antes de los 3 años de edad. Puedes endulzar antes con puré de manzana o ciruelas.

Apto +12 meses

Ingredientes:

- 17.7 oz / 500 g de alas de pollo
- 1 cucharada de salsa Liquid Aminos
- ½ cucharada de jengibre rallado
- 1 cucharada de miel
- 1 cucharada de salsa inglesa baja en sodio
- 1 cucharada de paprika o pimentón en polvo
- ½ cucharadita de condimento Cinco Especias
- 1 cucharada de vinagre balsámico
- 1 cucharada de mostaza Dijon
- ¼ taza de jugo de naranja
- 1 cucharadita de ralladura de naranja

Preparación:

1. En una bolsa grande hermética agregar todos los ingredientes para marinar el pollo.
2. Colocar las alas de pollo dentro de la bolsa con la marinada, cerrar herméticamente y guardar refrigerado durante 4 horas como mínimo.
3. En una bandeja refractaria para horno vaciar el contenido de la bolsa de pollo con la marinada, con todos los líquidos y jugos que contiene.
4. Hornear a 356 °F o 180 °C durante una hora hasta que las alas de pollo se doren por arriba y abajo. Cuando estén cocidas retirar del horno y servir con los vegetales de tu preferencia.

Arroz chino con pollo y camarones

(contiene mariscos, soja y huevo)

#glutenfree #sugarfree #lactosefree #immuneboost

Receta rica en carbohidratos y proteínas. El pollo es un alimento de gran valor nutritivo porque es rico en proteínas de alto valor biológico que nuestro organismo utiliza eficientemente en la formación de tejidos y músculos. También contiene ácidos grasos buenos para el organismo como los monoinsaturados y los poliinsaturados, los cuales ayudan a prevenir enfermedades cardiovasculares.

Por otra parte, el arroz es un cereal considerado una fuente potente de energía. Esta receta tiene un importante aporte de proteínas, grasas de buena calidad, vitaminas como la B12 y E y minerales como el selenio, el fósforo, el zinc y el yodo, provenientes de los mariscos.

Dato extra: Los mariscos se ofrecen con la precaución de que pueden generar alergia alimentaria. Esperar luego de los 10-12 meses de edad para incorporarlos. Antes de utilizar esta receta, asegúrate de que tu niño no tenga alergia a la soja, mariscos o huevo.

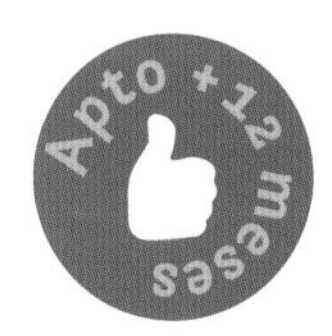

Ingredientes:

- 2 cucharadas de aceite de oliva
- 1 taza de filete de pechuga de pollo troceado
- ½ taza de camarones frescos y desvenados
- ¼ taza de pimiento cortado en hilos o juliana muy fina
- ¼ taza de cebolla cortada en hilos o juliana muy fina
- ¼ taza de zanahoria cortada en hilos finos
- ¼ taza de brócoli precocido y troceado
- ¼ taza de guisantes verdes
- ¼ taza de brotes de frijol de soja
- ¼ taza de calabacín bebé cortado en hilos
- ¼ taza de mazorcas bebé tiernas
- 1 cucharada de champiñones cortados en láminas
- ¼ taza de espárragos troceados
- 2 cucharadas de salsa Liquid Aminos
- 2 tazas de arroz previamente cocido
- 1 cucharada de cebollín fresco finamente cortado
- 1 cucharada de salsa de ostras (opcional)
- 1 huevo de codorniz o gallina para decorar (opcional)

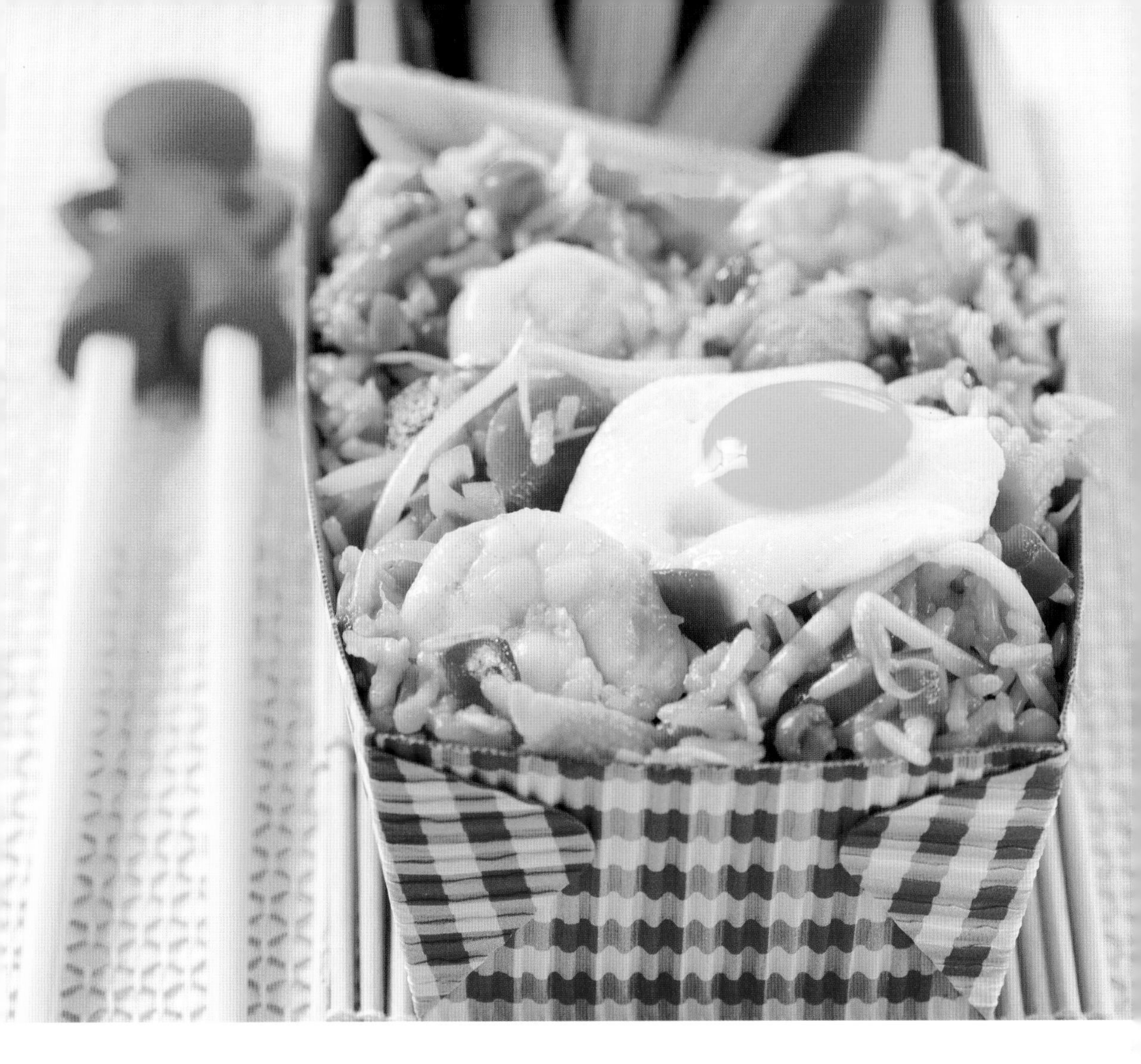

Preparación:

1. Calentar un wok a fuego alto con aceite de oliva durante 30 segundos, incorporar el pollo hasta que selle y luego incorporar los camarones.
2. Retirar del wok y reservar el pollo y los camarones ya sellados.
3. Agregar otra cucharada de aceite de oliva e inmediatamente saltear progresivamente el pimiento, la cebolla, la zanahoria, el brócoli, los guisantes, los brotes, el calabacín, las mazorcas bebé, los champiñones y los espárragos.
4. Sazonar con la salsa Liquid Aminos e inmediatamente agregar el arroz previamente cocido junto al pollo y los camarones. Saltear durante un par de minutos hasta integrar todo el arroz con los vegetales y las proteínas.
5. Retirar del wok y servir en un bol coronando con el cebollín fresco junto al huevo de codorniz previamente frito.

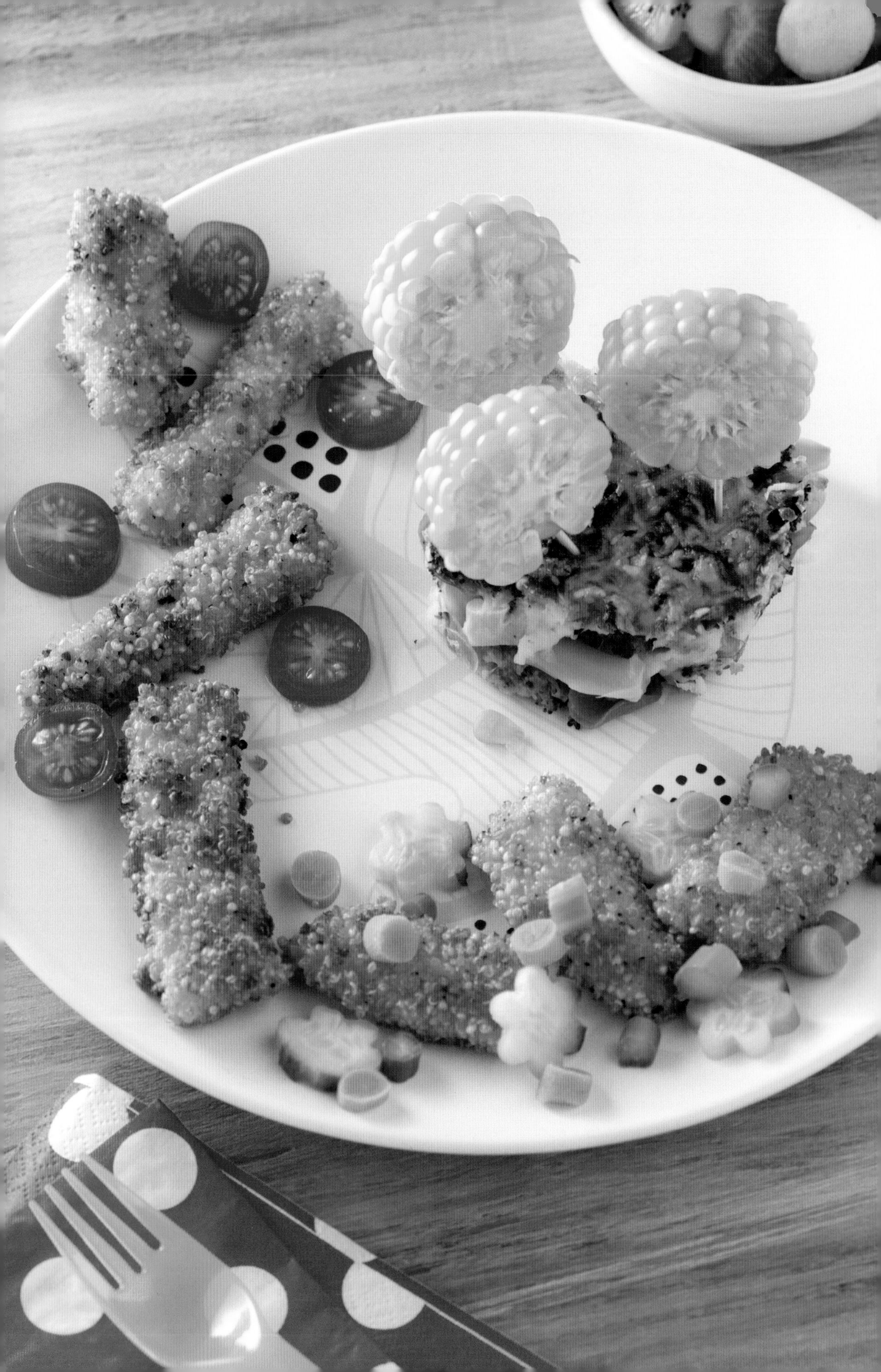

Dedos crocantes de pollo (contiene huevos)

#glutenfree #sugarfree #lactosefree

Esta receta es rica en proteínas de alto valor biológico provenientes del pollo que nuestro organismo utiliza eficientemente en la formación de tejidos y músculos. La carne de pollo también es rica en vitaminas del complejo B y contiene ácidos grasos buenos para el organismo como los monoinsaturados y los poliinsaturados, los cuales ayudan a prevenir enfermedades cardiovasculares.

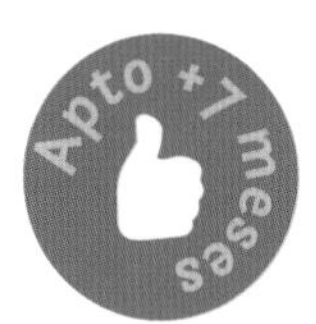

Ingredientes:

- 1 ½ taza de quinua precocida para empanizar
- 1 cucharadita de hierbas italianas
- 2 huevos enteros batidos
- 6.3 oz / 180 g de pechuga de pollo
- 1 taza de harina de quinua para el empanado
- aceite de oliva en espray
- sal al gusto

Preparación:

1. En un bol amplio colocar la quinua precocida para empanizar el pollo y sazonar al gusto con sal y hierbas italianas.
2. En otro bol batir los huevos y reservar.
3. Con la ayuda de un cuchillo bien afilado cortar el pollo en dedos o bastones. Sazonar con sal al gusto y reservar. Colocar la harina de quinua en otro bol.
4. Empanizar el pollo en el siguiente orden: pasar primero por la harina de quinua, retirar el exceso. Luego pasar por el huevo batido y, por último, pasar por la quinua precocida hasta que quede recubierto por todas partes de forma pareja.
5. En una bandeja antiadherente para horno con una lámina siliconada, papel encerado o utilizando la freidora de aire, colocar los dedos de pollo ya empanizados y rociar con el aceite en espray.
6. Hornear a 356 °F o 180 °C hasta que el pollo se dore por ambas caras. Servir acompañado de mazorcas de maíz y brócoli cocido.

Aros de pescado empanizado

(contiene huevos, coco y pescado)

#glutenfree #sugarfree #lactosefree #immuneboost

Esta receta es rica en proteínas, vitaminas y minerales de alta calidad, ya que el pescado es una excelente fuente de grasas saludables para el cerebro en desarrollo, el sistema nervioso y la visión de los niños. Se recomienda el consumo de pescado al menos dos veces por semana. El pescado blanco se puede introducir en la dieta a partir de los 12 meses. El pescado azul no es conveniente introducirlo antes de los 18 meses por la cantidad de ácidos grasos que contiene.

Dato extra: El pescado puede contener altos valores de mercurio. Por eso, elije peces de menor tamaño y evita el atún rojo, el tiburón y el pez espada.

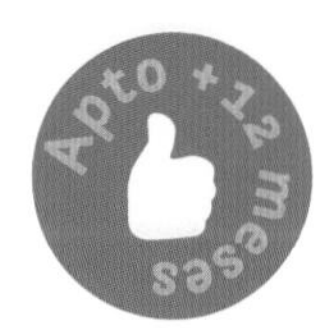

Ingredientes:

- 7.9 oz / 225 g de pescado blanco cortado en filetes
- 5.3 oz /150 g de casabe tostado y triturado con las manos
- ⅓ taza de coco rallado grueso
- ralladura de limón al gusto
- 2 huevos enteros batidos
- ½ taza de harina de quinua
- aceite de oliva en espray
- sal al gusto

Preparación:

1. Preparar tres boles amplios para empanizar el pescado. En un bol colocar el casabe integrado con el coco, la ralladura de limón y la sal.
2. En los otros dos boles colocar por separado el huevo batido y la harina de quinua. Reservar.
3. Con la ayuda de moldes para galletas o aros de acero inoxidable cortar el pescado, dándole la forma que prefieras: aros, bastones, dedos, estrellas, corazones, etc. Sazonar el pescado con sal al gusto.
4. Empanar el pescado en el siguiente orden: primero pasar por la harina de quinua, luego por el huevo batido y, finalmente, por la mezcla de casabe y coco, procurando que el empanado quede bien adherido y forme una corteza pareja.
5. En una bandeja antiadherente para horno con una lámina siliconada o papel encerado o utilizando la freidora de aire, colocar los pescados ya empanizados y rociar con el aceite de oliva en espray.
6. Hornear a 356°F o 180 °C hasta que el pescado dore por ambas caras. Servir acompañado de chips de batata o papa y salsa tártara (ver preparaciones básicas, pág. 70).

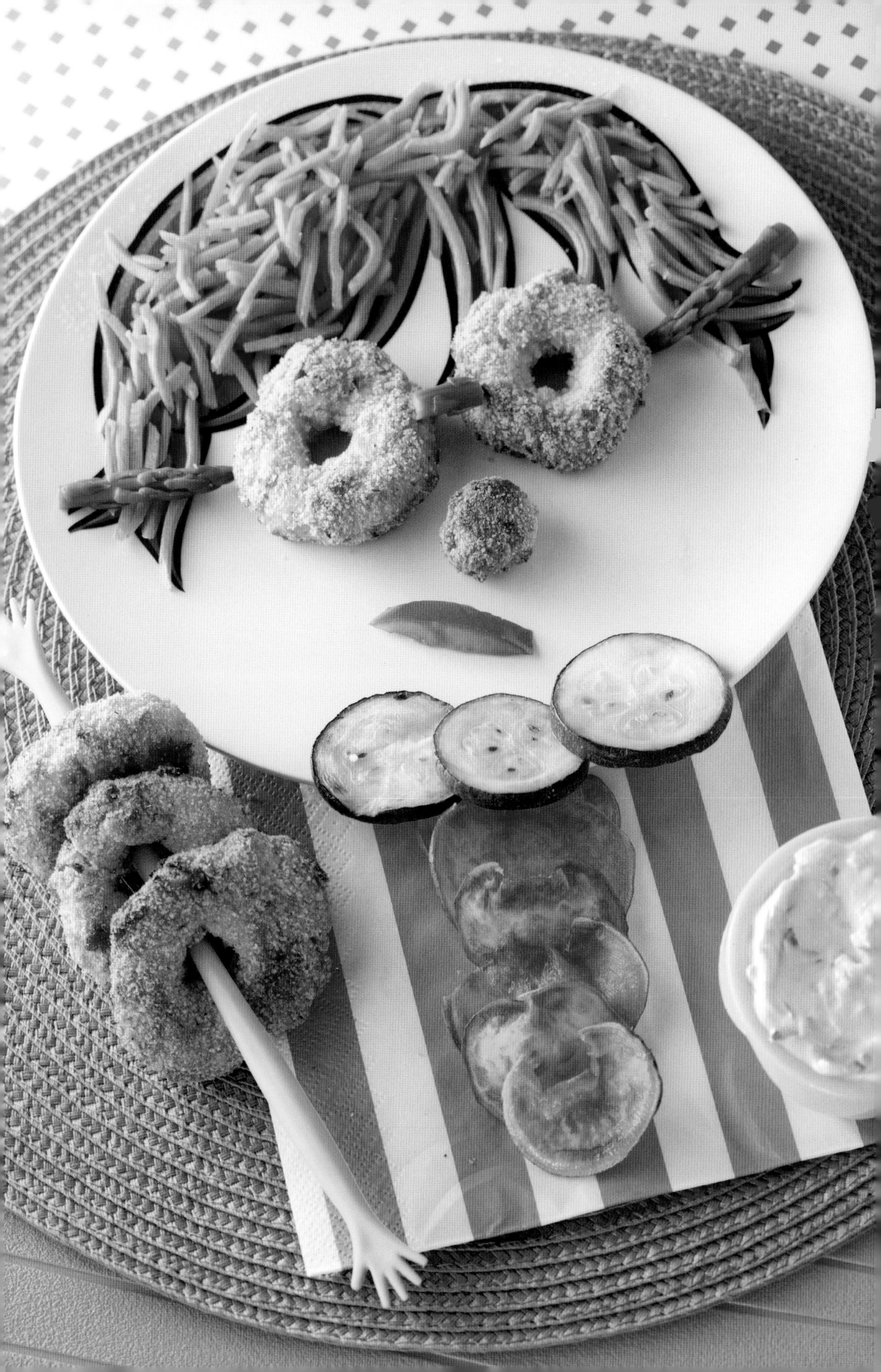

Pasta con salsa de tomate y albóndigas

#glutenfree #sugarfree #lactosefree #immuneboost

Receta rica en proteínas, carbohidratos y antioxidantes por el licopeno presente en el tomate. Ten en cuenta que la mejor salsa de tomate es la que realizas en casa, utilizando tomates frescos y condimentos naturales y aromáticos. Las carnes blancas como pavo y pollo son fuentes proteicas ideales para niños. Recuerda siempre cocinar muy bien las carnes molidas. Puedes utilizar pasta sin gluten como la de garbanzos, arroz, lentejas, etc.

Apto +3 años

Ingredientes de las albóndigas:

- 17.6 oz / ½ kg de pavo molido
- 1.2 oz / 35 g de casabe molido o triturado (tostadas de pan de yuca)
- 1 taza de cebolla blanca cortada en cubos
- ¼ taza de cebollín
- ¼ taza de apio troceado
- ¼ taza de ajo porro finamente cortado
- ½ taza de ají dulce finamente cortado
- 2 o 3 dientes de ajo
- 1 cucharada de agua

Ingredientes de la pasta:

- 5.3 oz o 150 g de pasta sin gluten

Ingredientes de la salsa de tomate:

- 1 cucharada de aceite de oliva
- ½ taza de pimiento rojo troceado
- 4 dientes de ajos asados
- 1 lata de tomates pelados (30 oz / 840 g)
- 8 hojas de albahaca fresca
- 2 cucharadas de pasta de tomate
- 1 cucharada de vinagre balsámico
- 1 hoja de laurel
- 1 cucharadita de mostaza Dijon
- especias italianas al gusto (orégano, salvia, tomillo, romero)
- 1 sobre de estevia
- sal al gusto

Preparación:

1. En una licuadora procesar la cebolla, el cebollín, el apio, el ajo porro, el ajo, el ají dulce y el agua, obteniendo una pasta homogénea.
2. En un bol amplio agregar el pavo molido junto al casabe triturado y ½ taza del licuado de verduras. Mezclar con las manos y sazonar con sal al gusto.
3. Tomando porciones de 0.7 oz o 20 g de pavo molido, elaborar las albóndigas y darles la forma de pequeñas bolitas con las palmas de las manos húmedas (así se despegan fácilmente de las manos).

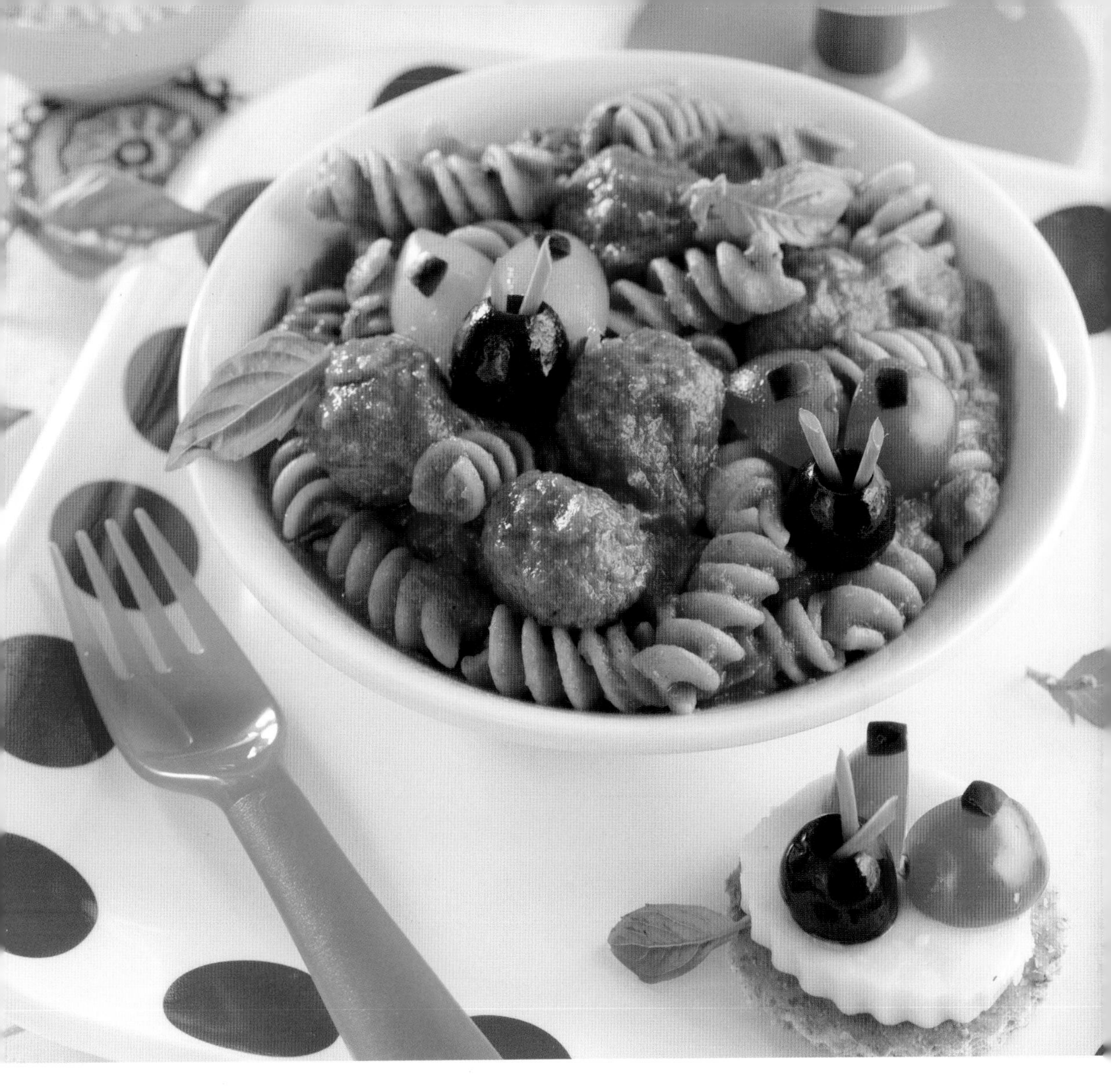

4. En una sartén antiadherente amplia agregar el aceite y sellar las albóndigas hasta obtener un color dorado. Separar y reservar.
5. En la misma sartén agregar aceite de oliva, la pasta de vegetales licuados y añadir especias italianas: orégano, salvia, tomillo, romero.
6. Licuar también el pimiento, el ajo, los tomates y la albahaca hasta obtener una salsa homogénea e incorporar a la sartén. Bajar el fuego al mínimo y cocinar sin tapar durante 30 minutos.
7. Durante la cocción, añadir a la salsa el vinagre balsámico, la pasta de tomate, la estevia y la mostaza. Esperar a que reduzca y obtenga la consistencia deseada.
8. Introducir a la salsa las albóndigas previamente selladas. Esperar a que la salsa se reduzca y llegue a la consistencia deseada. En un bol servir el ragú con las albóndigas sobre la pasta cocida al dente.

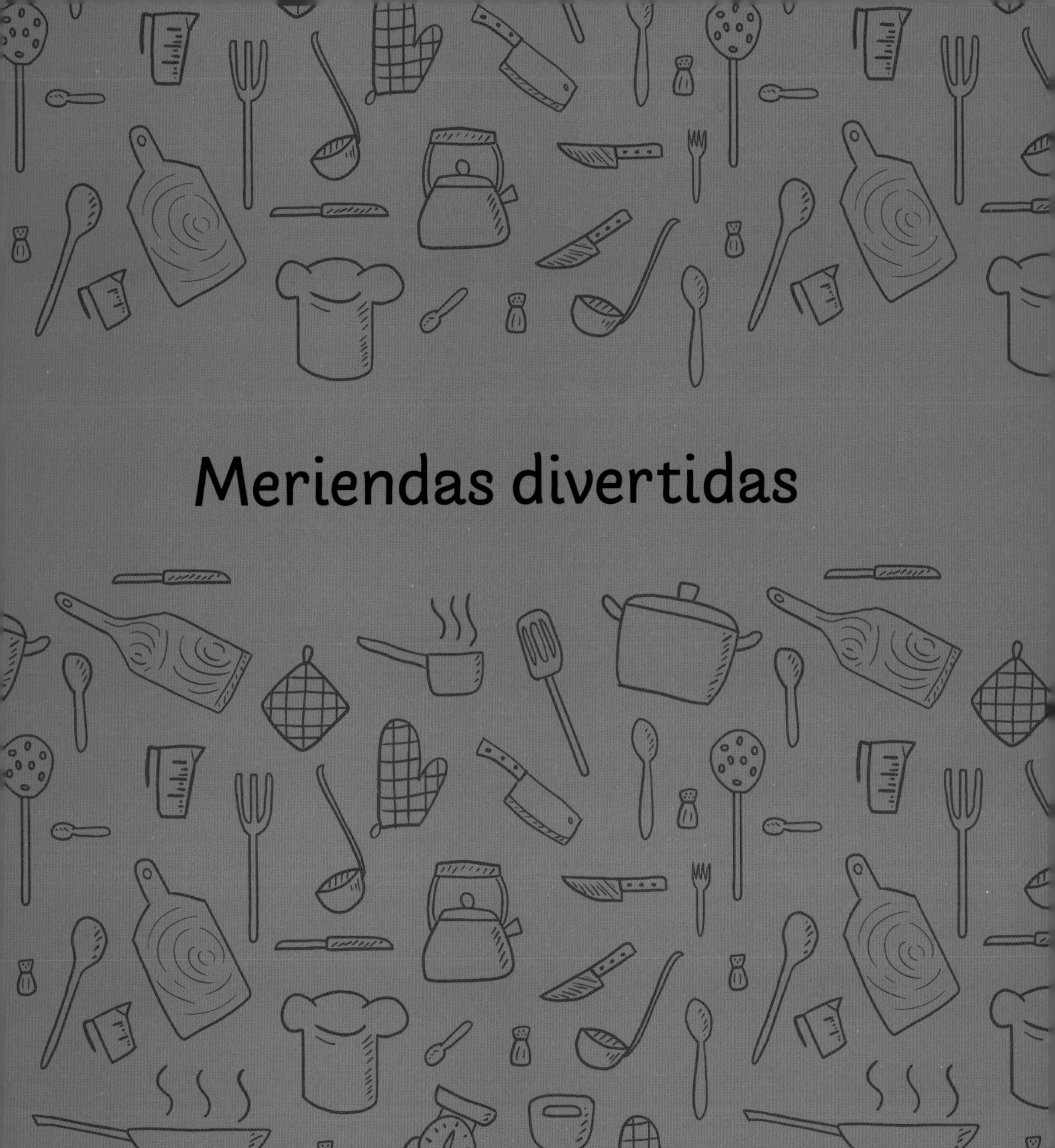

Meriendas divertidas

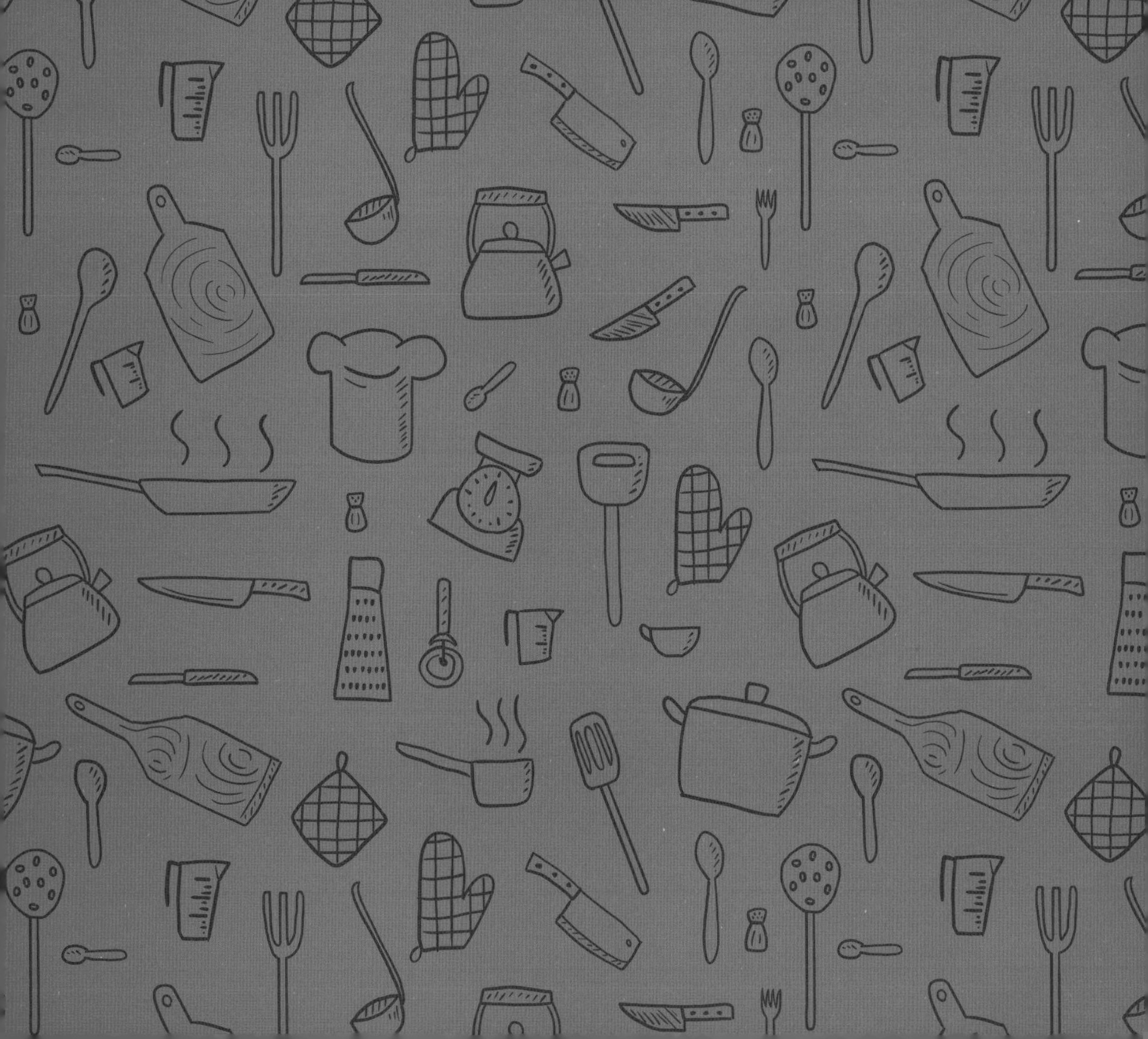

Alfajor de manzana (contiene lácteos)

#glutenfree #sugarfree #vegetarian

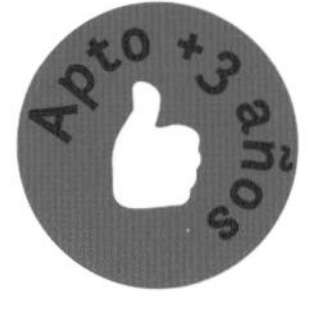

Esta receta es rica en antioxidantes, calcio y grasas saludables. El coco aporta fibra, minerales (potasio, fósforo, magnesio, hierro y vitaminas E, C y B) y ácido láurico, un ácido graso con propiedades antimicrobianas y antivirales. Por otro lado, la manzana aporta antioxidantes (flavonoides y polifenoles), vitaminas del grupo B (B1, B2 y B6), vitamina C, fósforo, potasio y calcio. Además, la presencia de ácido málico y tartárico facilita la digestión de aquellos alimentos que posean un alto contenido en grasas.

Esta receta puede modificarse haciendo el dulce de leche con leche de almendras. Síguenos en @soysaludable para recetas adicionales. Recuerda que se puede usar estevia a partir de los 3 años.

Ingredientes:

- 6.3 oz / 180 g de manzanas cortadas en rodajas
- ½ taza de coco rallado sin azúcar para decorar
- 2 tazas de leche en polvo descremada
- 6 tazas de agua
- ½ taza de estevia en polvo
- ½ cucharadita de bicarbonato de sodio
- 1 bastoncito de canela o vaina de vainilla

Preparación:

1. Pulverizar en la licuadora el endulzante durante 30 segundos.
2. Añadir la leche descremada en polvo, el agua, el bicarbonato y licuar durante 3 minutos a velocidad máxima.
3. Llevar a fuego medio-alto en una olla o caldero antiadherente de fondo grueso y con la ayuda de un batidor de mano tipo globo batir constantemente durante 30 minutos, evitando que la leche se adhiera al fondo del recipiente.
4. Bajar la intensidad de la llama a fuego mínimo y seguir batiendo hasta obtener la consistencia cremosa y algo espesa del dulce de leche. Este proceso puede durar una hora más. Se puede agregar un bastoncito de canela o vaina de vainilla durante el proceso para perfumar.
5. Retirar del fuego y dejar reposar. Antes de que enfríe totalmente licuar nuevamente, servir en un envase hermético y reservar en la nevera.
6. Para ensamblar cortar las manzanas en láminas de medio centímetro de espesor, espolvorear con canela, agregar zumo de limón y llevar al horno en una bandeja de galletas cubierta con un papel encerado a fuego bajo a 230 °F o 110 °C durante dos horas aproximadamente.
7. Al salir del horno, dejar enfriar. Luego rellenar una lámina de manzana con dulce de leche frío y tapar con otra lámina. Cubrir los bordes con coco rallado. Servir y disfrutar.

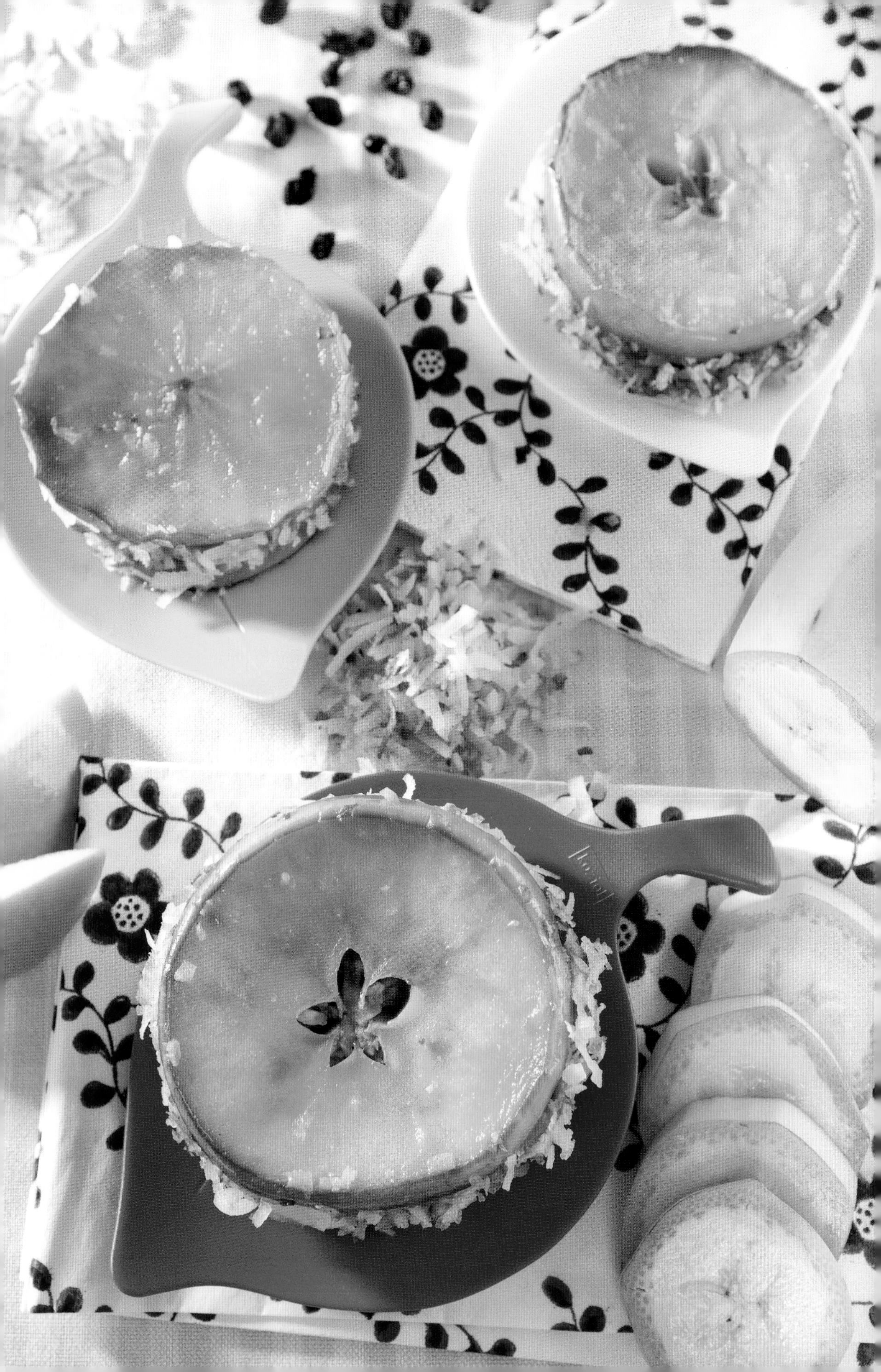

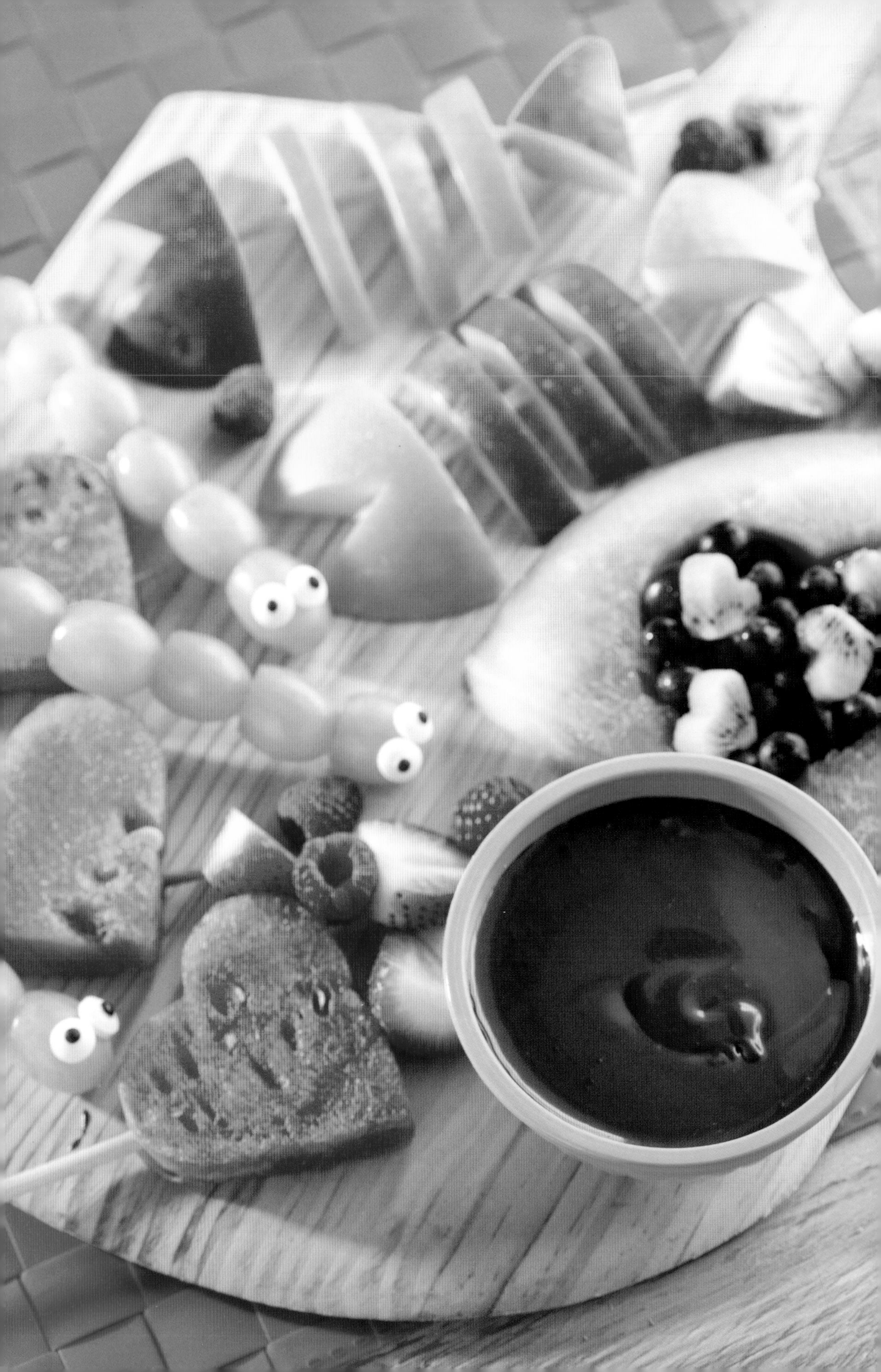

Frutas con crema de cacao (contiene frutos secos)

#glutenfree #sugarfree #lactosefree #vegan #vegetarian

Esta receta es rica en antioxidantes gracias al cacao y las frutas. El consumo de cacao natural en los niños aumenta el flujo sanguíneo a nivel cerebral lo que, a su vez, genera una mejora en la llegada de oxígeno y nutrientes al cerebro. Comer chocolate fomenta las emociones positivas y estimula la energía en los niños. Las frutas son altas en fibras, vitaminas y son probióticas, pues favorecen el crecimiento de bacterias buenas en el intestino. Las avellanas son una buena fuente de minerales como calcio, fósforo y magnesio, indispensables para el crecimiento y equilibrio del sistema nervioso.

Dato extra: El cacao puede tener un efecto estimulante parecido al café. Es por esto que debes ofrecer cacao a los niños lejos de las horas de descanso. Como puede interferir en la absorción del hierro, recomendamos ofrecerlo lejos de las comidas principales.

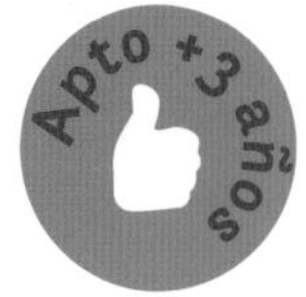

Ingredientes:

- 12 oz / 340 g de avellanas tostadas sin piel
- 12 oz / 340 g de chocolate negro al 70 % con menos de 1 g de azúcar
- 2 cucharadas de estevia pulverizada (licuada)
- 1 cucharada de extracto de vainilla
- 1 pizca de sal
- patilla, uvas, fresas, arándanos y manzanas troceadas al gusto

Preparación:

1. Calentar las avellanas sin cáscara en el horno a 350 o F o 176 o C o durante 15 minutos.
2. Dejar refrescar 5 minutos. Si no consigues avellanas peladas, puedes comprarlas con cáscara y luego de hornearlas, quitarla manualmente.
3. En un procesador incorporar las avellanas peladas y mezclar durante 2 o 3 minutos hasta lograr una consistencia muy cremosa, sin grumos.
4. Añadir luego el chocolate, previamente derretido en baño de María, y luego la estevia pulverizada. Cuando la crema esté lisa y suave, agregar la vainilla y el punto de sal.
5. Colocar en tarros de vidrio y dejar enfriar en la nevera hasta que tome una consistencia más espesa.

Gelatina en capitas con fruta

#glutenfree #sugarfree #lactosefree #immuneboost

Esta receta es fuente de proteínas porque su base es el colágeno, que ayuda a la construcción, el mantenimiento y la elasticidad de la piel y de las articulaciones. Es poco calórica y no contiene grasas. Tiene un gran porcentaje de agua y se digiere fácilmente. La fruta le da el color y sabor, mientras que evita el uso de colorantes y saborizantes artificiales haciendo la receta más saludable. Incluso colocando menos agua y un poquito de jugo de limón se pueden hacer gomitas caseras naturales. La fruta fresca y natural es perfecta para alimentar a tus niños con fitonutrientes, vitaminas, minerales, fibra y agua que potencian el sistema inmunitario.

Apto +3 años

Esta receta es buena opción para niños en edad escolar para reemplazar a golosinas no tan saludables.

Ingredientes:

- 1 taza de pulpa de fresa
- 1 taza de pulpa de kiwi
- 1 taza de pulpa de melocotón
- 4 ½ tazas de agua potable (1 taza por gelatina)
- 3 cucharadas de estevia o monkfruit
- 3 sobres de gelatina en polvo sin sabor (10 g cada uno)
- 2 fresas fileteadas para decorar
- 2 kiwis fileteados para decorar
- 1 melocotón en cubos pequeños para decorar
- 1 medida de Zimax Junior para la gelatina de melocotón

Preparación:

1. Por separado, diluir cada sobre de gelatina en una taza de agua y colocar en una olla pequeña a fuego medio-alto hasta que rompa el hervor, a fin de activar la gelatina. Dejar refrescar y reservar fuera de la nevera hasta que se entibie.
2. Preparar el concentrado o pulpa de las distintas frutas, cada una por separado, licuando una taza de fruta con ½ taza de agua potable y estevia. A la pulpa de melocotón se le agrega Zimax Junior como endulzante, en lugar de estevia. Reservar cada una por separado.
3. Integrar manualmente (sin licuadora) cada pulpa de fruta a su respectiva taza de agua con gelatina activada.
4. Distribuir la gelatina en 8 moldecitos individuales. Dejar cuajar el primer sabor durante 2 horas en la nevera para agregar la siguiente capa de sabor. Puedes hacer el plato de 2 o 3 capas.
5. Refrigerar por lo menos 4 horas más. Servir la gelatina coronada con fruta fresca troceada.

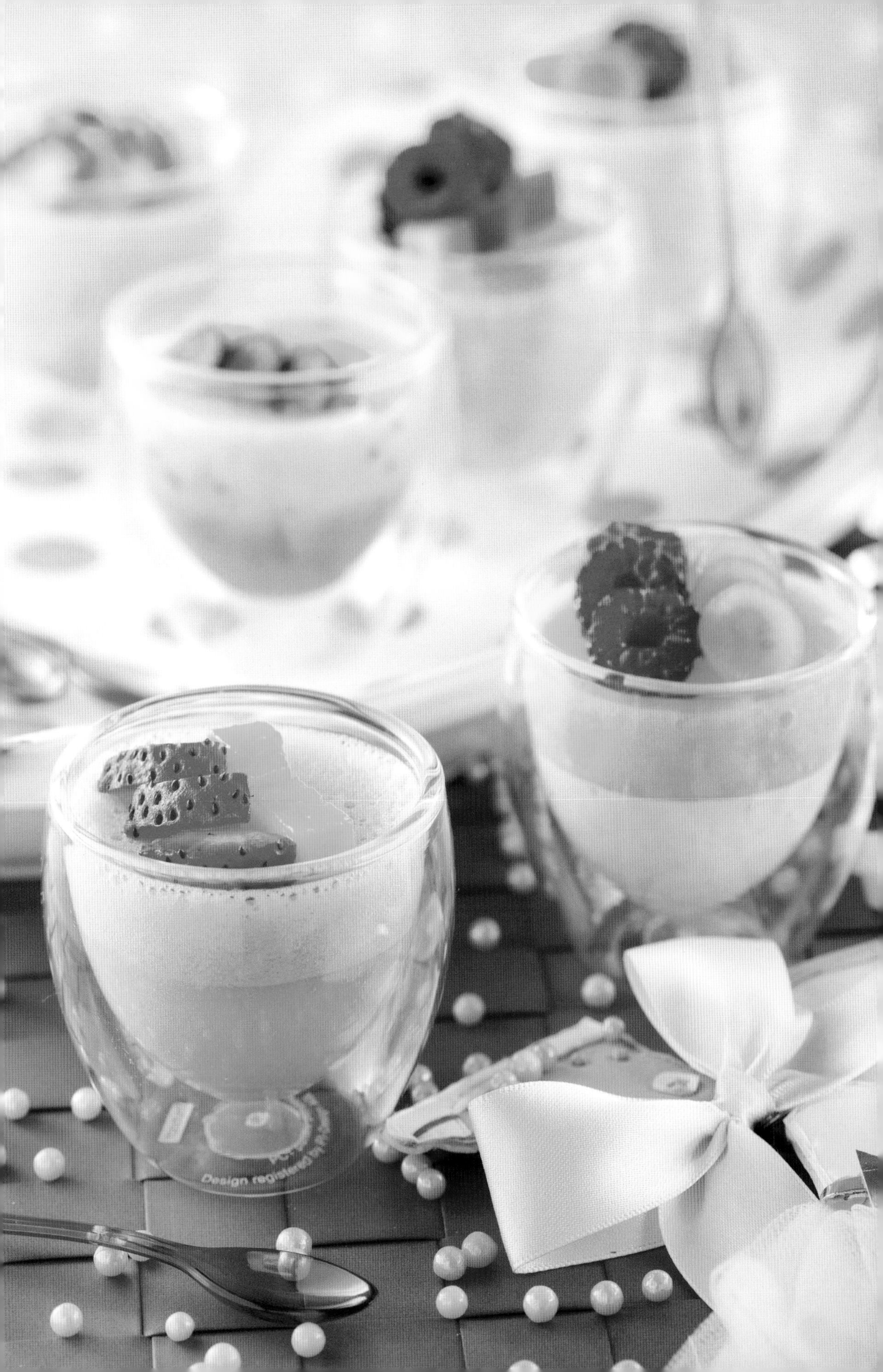
Design registered by

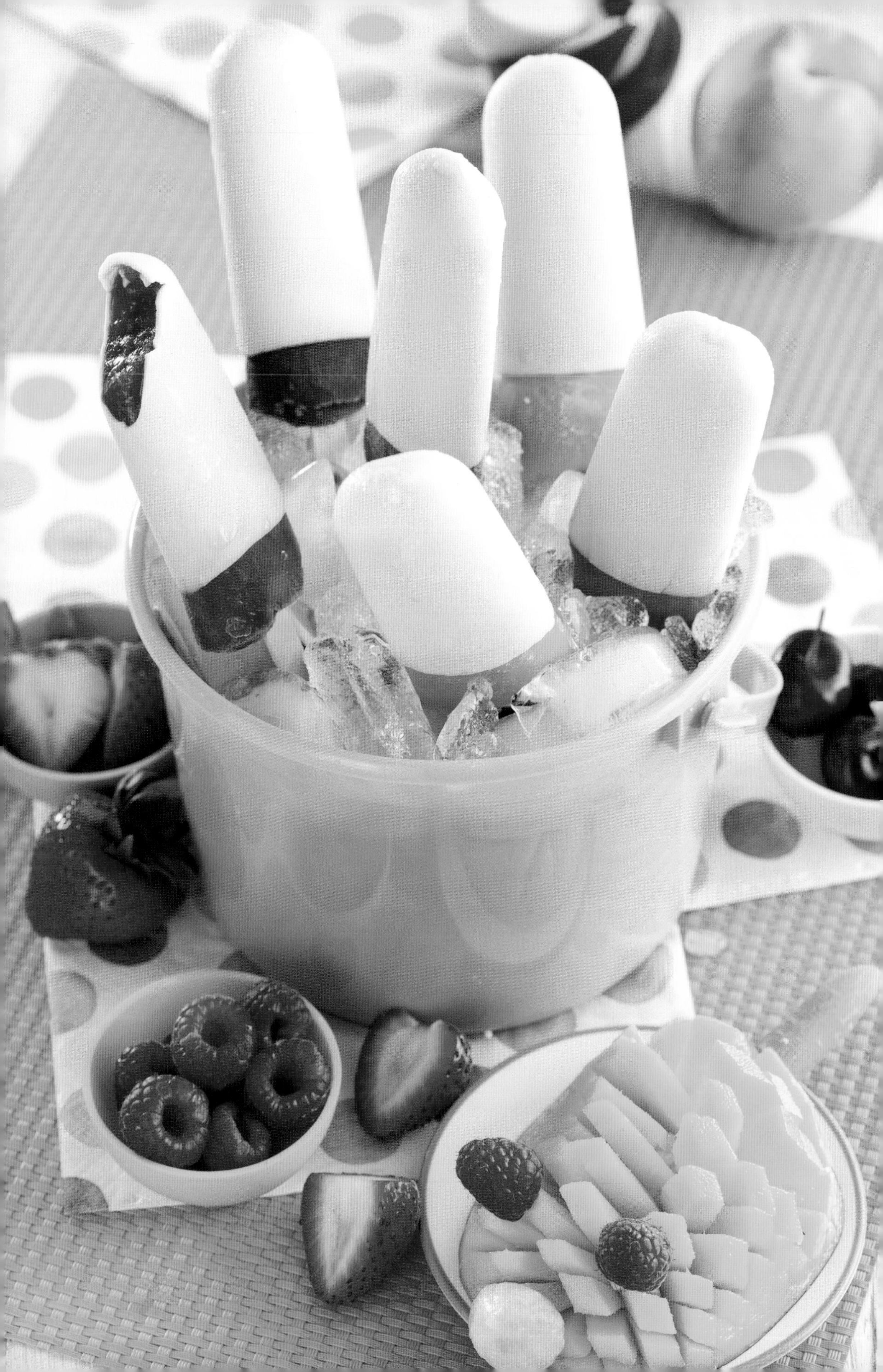

Paletas de frutas y yogur

(contiene lácteos, frutos secos)

#glutenfree #sugarfree #immuneboost #vegetarian

Esta receta es alta en proteínas, antioxidantes y probióticos. Los frutos rojos incluyen a una variedad de frutas como las fresas, frambuesas, moras, arándanos y otras bayas silvestres. Son fáciles de masticar y tienen poco contenido de azúcar. Aportan agua, fibra y cantidades importantes de vitamina C, magnesio, hierro, fósforo, yodo, potasio y calcio, que benefician el sistema inmunitario. El yogur, por otro lado, es un alimento de alta calidad nutricional, una excelente fuente de calcio y de proteínas de alto valor biológico y aporta, además, vitaminas importantes como las del grupo B y las liposolubles A y D.

Apto +3 años

Ingredientes:

- ½ taza de fresas frescas fileteadas
- ½ taza de mango troceado
- ½ taza de arándanos
- 1 ½ taza de agua potable
- 3 medidas de Zimax Junior
- 1 taza de yogur griego natural
- 8.8 oz / 250 g de chocolate blanco sin azúcar
- ¼ taza de leche vegetal de almendras o avena
- 1 cucharadita de estevia

Preparación:

1. Por separado, licúe a máxima velocidad cada fruta pelada y troceada en ½ taza de agua y 1 medida de Zimax Junior. El Zimax Junior tiene endulzantes naturales, por lo que no se requiere agregar estevia. Reservar cada pulpa de fruta por separado.
2. Con la ayuda de un batidor de globo, batir en un bol amplio el yogur, el chocolate derretido, la leche y la estevia. Reservar.
3. En un molde para paletas de helado desmoldables, agregar primero la mezcla de crema de chocolate y el yogur, procurando recubrir bien las paredes del envase y descartando el exceso. Llevar al congelador durante 2 horas o hasta que se congele la crema.
4. Rellenar con las distintas pulpas de fruta y llevar nuevamente al congelador para terminar las paletas.

Yogur con mermelada de frutas (contiene lácteos)

#glutenfree #sugarfree #immuneboost #vegetarian

Esta preparación es rica en proteínas, antioxidantes, probióticos y grasa saturada proveniente del yogur. El yogur es un alimento de alta calidad nutricional, una excelente fuente de calcio y de proteínas de alto valor biológico y aporta, además, vitaminas del grupo B, A y D. Elige opciones con bajo contenido en proteínas, menos de 2 g por porción. No elijas yogur para fitness ni para deportistas adultos. Los frutos rojos son alimentos ricos en antioxidantes, fibra, vitaminas A y C y aportan pocas calorías, ya que contienen muy escasas grasas y proteínas.

Apto +3 años

Ingredientes:

- 2 tazas de los frutos del bosque de tu preferencia (fresas, moras, arándanos, cerezas, semerucos, pomarrosas; también puedes elegir otras como el durazno, el melocotón, la piña, etc.)
- ½ taza de estevia
- 1 cucharada de vinagre de sidra o zumo de limón
- 1 cucharadita de esencia de vainilla
- 1 rama de canela
- 2 tazas de yogur griego
- 1 cucharada de estevia adicional
- 1 medida de Zimax Junior
- ralladura de limón al gusto

Preparación:

1. En un caldero de fondo grueso a fuego medio, agregar los frutos del bosque cortados en trozos pequeños con el endulzante. Revolver constantemente con una paleta de madera para evitar que se peguen al fondo del caldero hasta que se cocinen y se forme un almíbar.
2. Agregar el vinagre de sidra o el zumo de limón, la vainilla, la canela y la ralladura de limón.
3. Cocinar a fuego medio bajo durante 30 minutos hasta lograr la consistencia deseada. Retirar y reservar en un recipiente de vidrio.
4. En un bol y con la ayuda de un batidor de globo integrar el yogur con la medida de Zimax Junior y la ralladura de limón. Si no tienes Zimax, puedes agregar estevia.
5. En una copa, servir en capas la mermelada de la fruta con el yogur griego, coronando con hilos de miel y ralladura de limón.

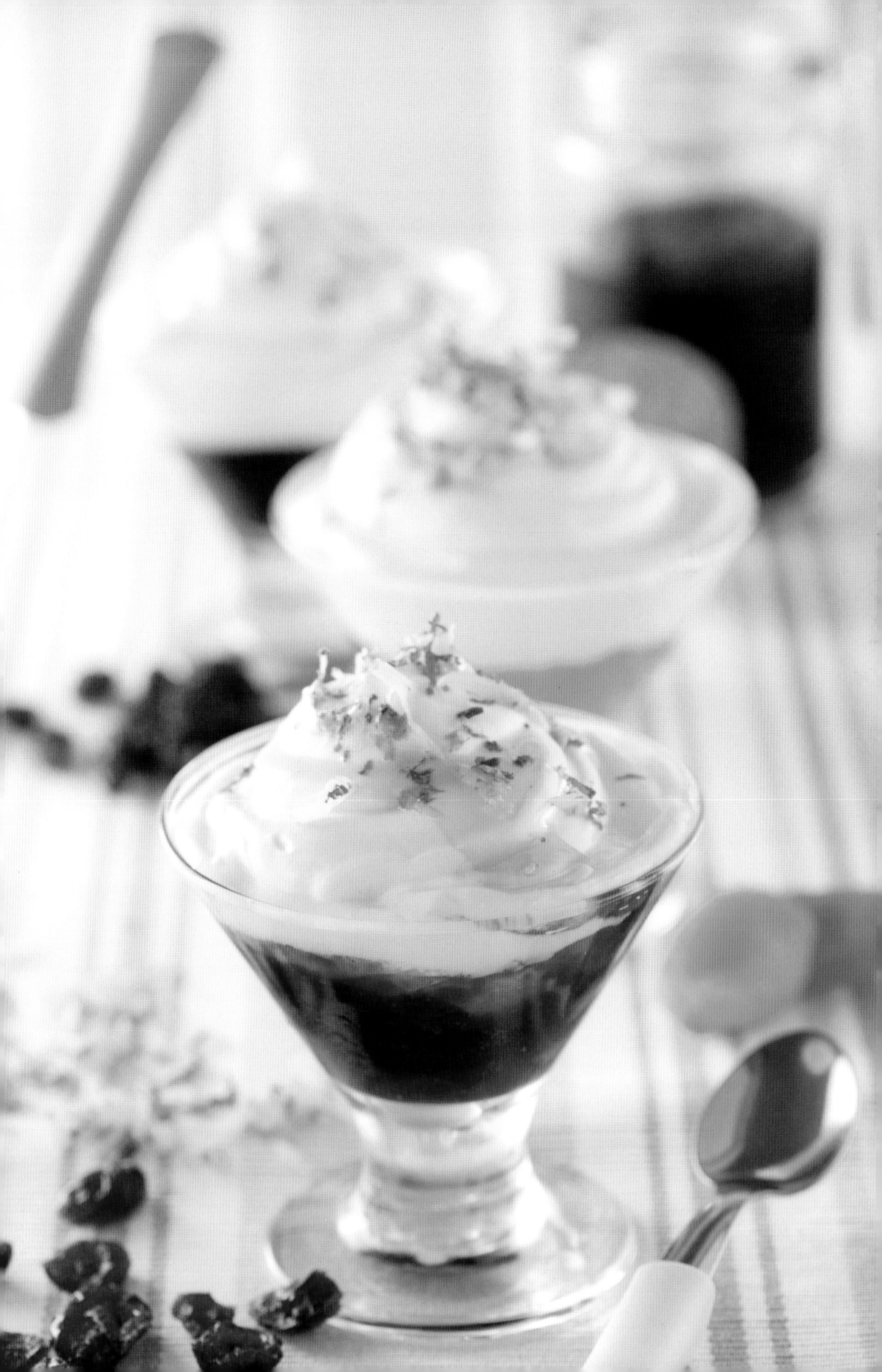

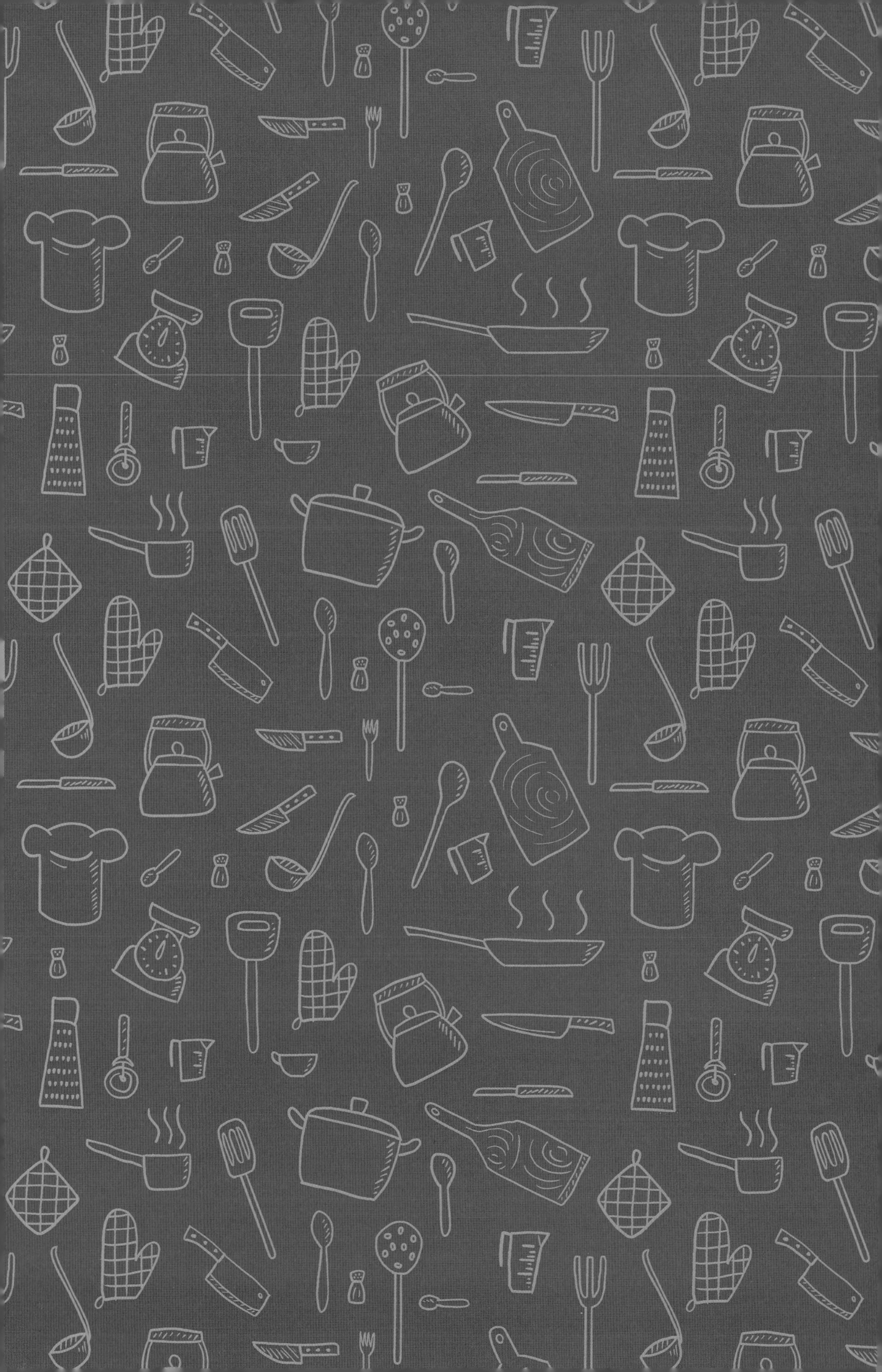

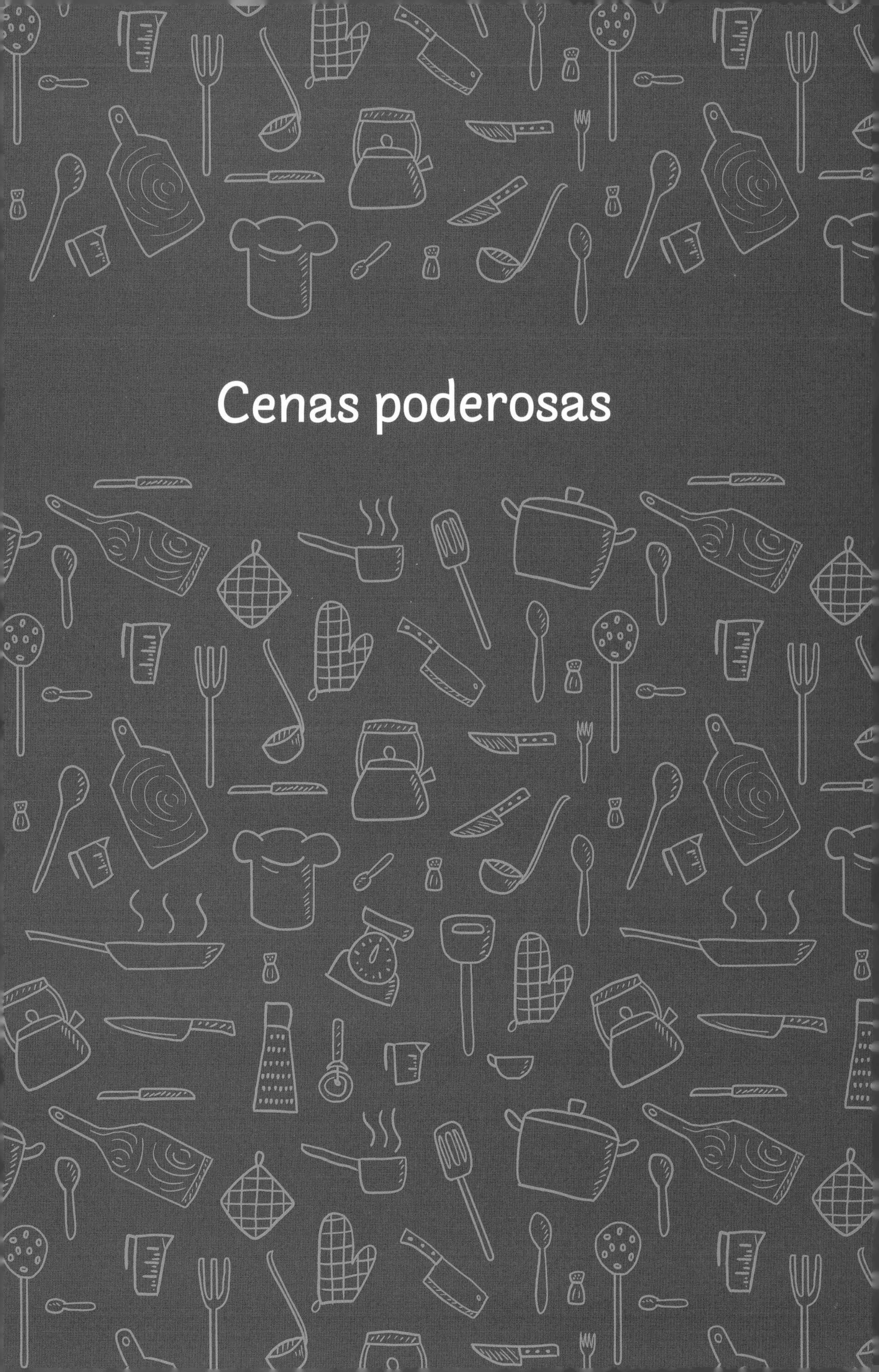

Cenas poderosas

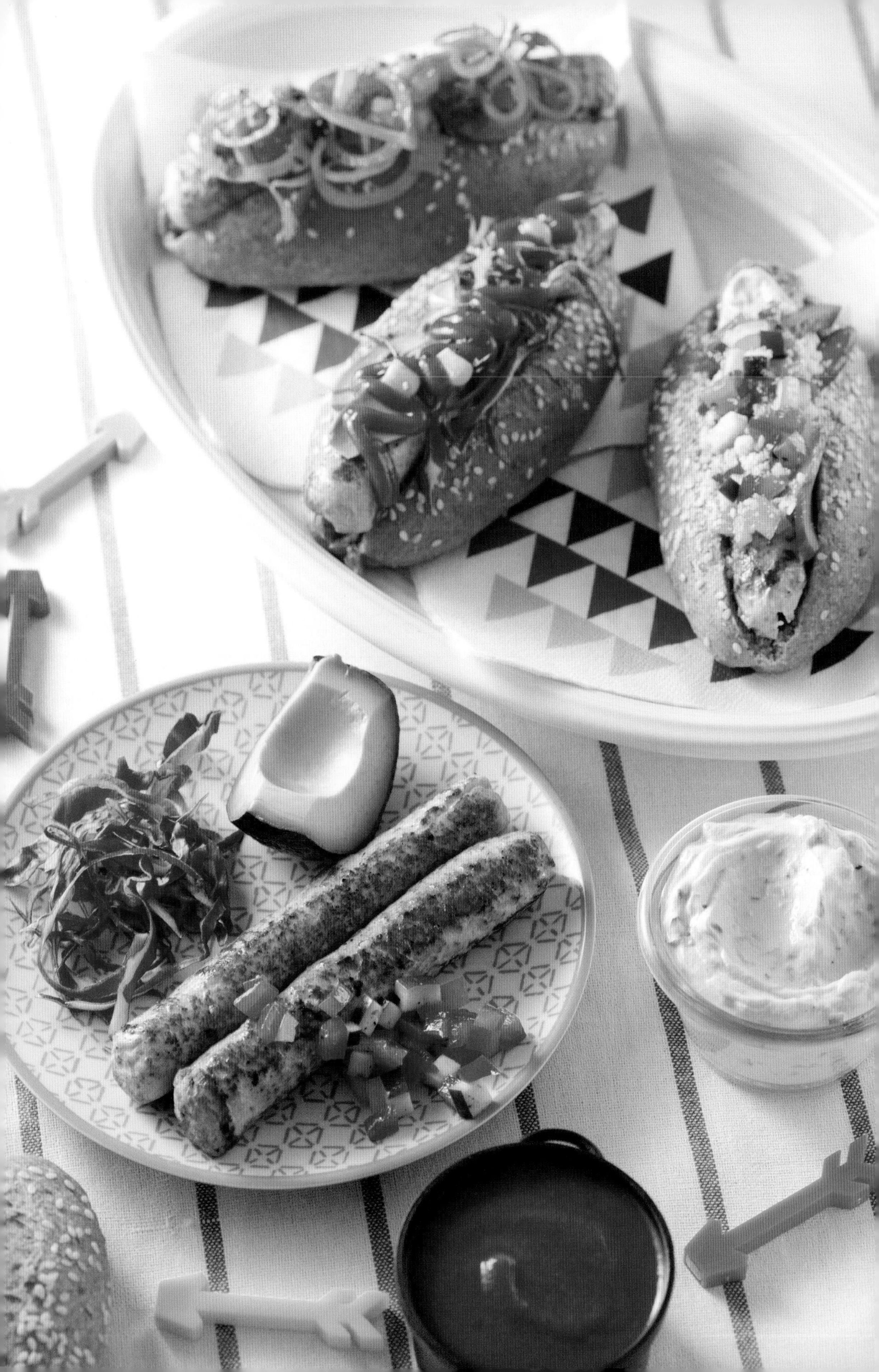

Perro caliente de pavo (puede contener gluten)

#sugarfree #lactosefree

Receta rica en proteínas, fibra, carbohidratos, minerales y vitaminas. El pavo es un alimento ideal para los niños porque es fácil de digerir y aporta proteínas, vitaminas del complejo B y minerales como el fósforo, el potasio, el magnesio, el hierro y el zinc. Es considerada una carne magra, blanca y muy versátil en sus usos en la cocina. Siempre recuerda que no es lo mismo jamón de pavo que la carne de pavo cocinada en casa de forma natural.
El pan puede ser sin gluten o sin carbohidratos. Síguenos en @soysaludable para aprender nuevas recetas con pan sin gluten.

Apto +12 meses
Sin kétchup ni mostaza

Ingredientes:

- 14.1 oz / 400 g de pavo molido
- ½ taza de hojas de espinacas troceadas
- ½ taza de zanahoria finamente rallada
- 1 cucharada de mostaza
- ⅓ taza de harina de avena
- 1 cucharada de aceite de oliva
- 8 panes de perro caliente integrales (o panes sin gluten)
- cobertura (pico de gallo, kétchup saludable, mayonesa vegana, aguacate, hilos de zanahoria, hilos de batata horneados, pepinillos, repollo morado)
- sal al gusto

Preparación:

1. En un procesador de alta potencia agregar el pavo molido, la espinaca, la zanahoria, la harina de avena y la mostaza. Sazonar con sal y pimienta.
2. Procesar durante un minuto hasta obtener una pasta grumosa.
3. Verter la mezcla procesada en una manga plástica desechable y refrigerar mínimo durante 1 hora.
4. Calentar una plancha a fuego alto, rociar con aceite de oliva.
5. Cortar la punta de la manga de modo que tenga el grosor deseado. Colocar la mezcla directamente sobre la plancha, formando líneas de aproximadamente 10 cm. Esperar a que se doren, volteando cuidadosamente para que se cocinen por todas sus caras.
6. Armar los perros calientes en los panes integrales coronando con las coberturas de tu preferencia.

Lasaña de calabacín con pavo

#glutenfree #sugarfree #immuneboost
Si usas queso vegano #lactosefree

Esta receta es rica en vegetales, fibra, minerales y vitaminas. Es una receta #immuneboost por naturaleza. Aprovéchala para introducir nuevos vegetales a la dieta de tus hijos. El calabacín es un alimento ideal debido a su bajo contenido calórico. Casi no contiene grasa, pero está repleto de agua, fibra y minerales como calcio, potasio, sodio, fósforo y de vitaminas como B6, A, C. Sin embargo, recuerda que tus hijos necesitan energía y en esta preparación la obtienen del guiso de pavo.

Apto +7 meses

Ingredientes de la bechamel de coliflor:

- ½ coliflor
- ½ taza de leche de almendra o caldo de vegetales
- 2 cucharadas de queso crema (normal o vegano de almendra o coco)
- nuez moscada al gusto
- sal al gusto

Preparación:

1. En una cacerola agregar aceite de oliva, coliflor cruda, leche o caldo de vegetales, nuez moscada y sal al gusto.
2. Cocinar con tapa hasta que ablande.
3. Apagar el fuego, agregar 3.5 oz o 100 g de queso crema y licuar hasta lograr una consistencia homogénea.

Ingredientes de la lasaña:

- 35.2 oz / 1 kg calabacín cortado en láminas longitudinales
- aceite de oliva en espray
- sal al gusto

Preparación:

1. En una plancha o sartén antiadherente rociar aceite en espray y sellar rápidamente las láminas de calabacín por ambas caras. Reservar.

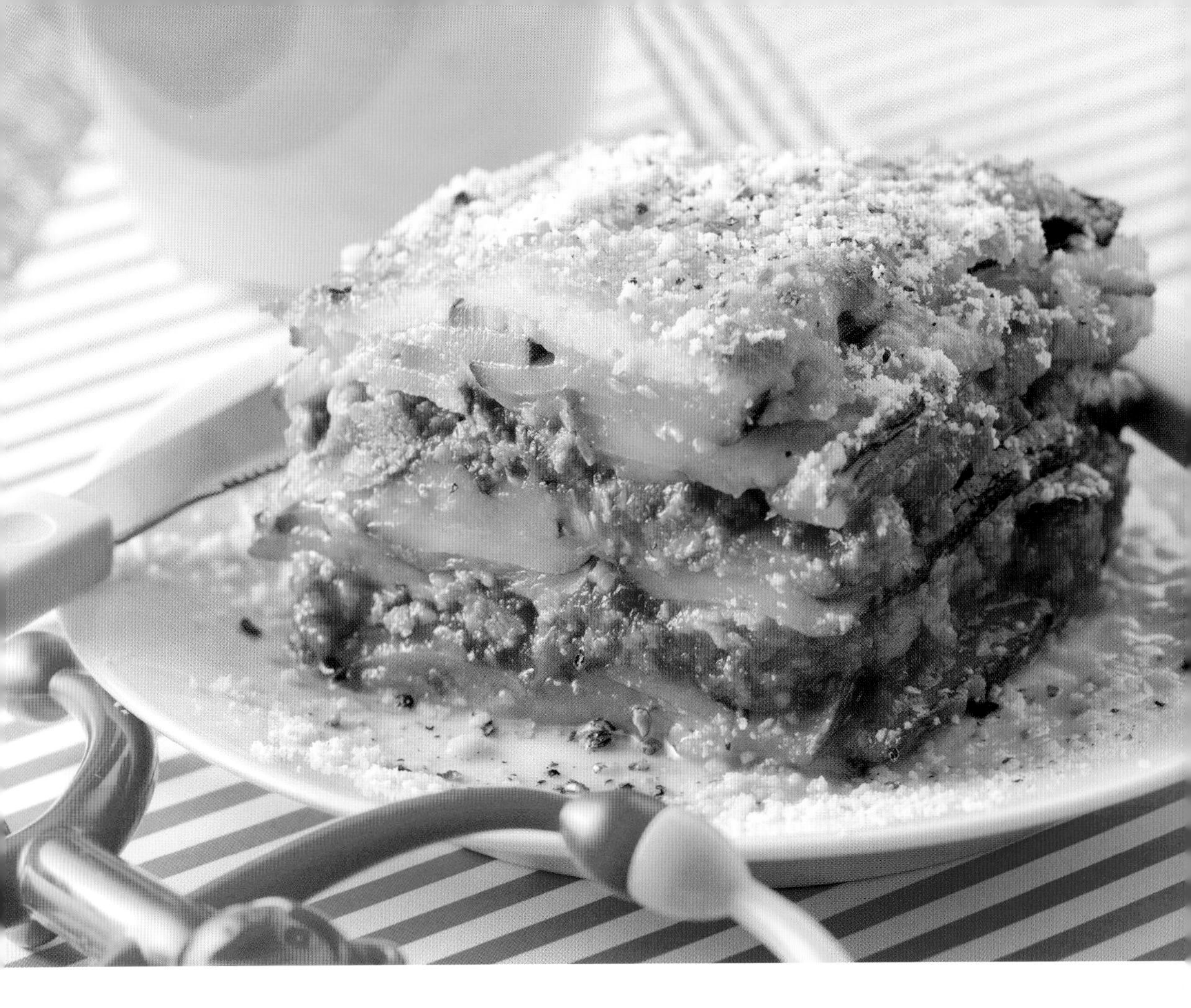

PARA UNIRLO TODO:

Ingredientes:

- 12 láminas de calabacín sellado
- 2 tazas de salsa de tomate (ver receta pág. 106)
- ½ libra de pavo molido
- 1 ½ tazas de bechamel de coliflor
- 1 taza de queso mozarela rallado
- 1 taza de queso ricota o feta
- ¼ taza de guisantes o *petit pois*
- 1.8 oz / 50 g queso parmesano o pecorino rallado como cobertura
- Sal y orégano al gusto

Preparación:

1. Saltear el pavo en aceite de oliva, con sal y orégano al gusto, mezclando constantemente hasta que dore. Incorporar la salsa de tomate y reservar.
2. Rociar aceite en espray en el fondo y las paredes de un molde refractario para horno. Comenzar colocando una capa de láminas de calabacín, luego el pavo, los guisantes, la bechamel y los quesos, hasta completar por lo menos 3 capas.
3. Cubrirlo todo con el queso parmesano o pecorino rallado.
4. Llevar la lasaña al horno y cocinar a 400 °F o 200 °C hasta que dore.

Pizza de quinua y vegetales

(contiene huevos y lácteos)

#glutenfree #sugarfree #immuneboost #vegetarian

Esta receta es rica en carbohidratos, proteína, fibra y hierro. La quinua es un pseudocereal con alto contenido de proteína y minerales como hierro, manganeso, fósforo, magnesio, zinc, calcio, potasio y selenio. En general, la quinua tiene de tres a cuatro veces más nutrientes que el arroz integral.

Dato extra: Lavar siempre la quinua antes de ser consumida para eliminar las saponinas, compuestos que reducen la absorción del hierro y le dan un sabor ligeramente amargo. Puedes sustituir el queso mozarela de leche de vaca por queso mozarela vegano.

Apto +7 meses

Ingredientes de la masa:

- 1 taza de quinua cruda remojada en agua durante 8 horas
- 1 taza de agua
- 1 huevo
- 1 cucharada de polvo para hornear
- ¼ cucharadita de sal
- 2 cucharadas de aceite de oliva
- orégano al gusto
- aceite de oliva en espray

Ingredientes de la salsa de tomate express:

- 4 tomates (17.7 oz / 500 g)
- 1 cebolla morada pequeña
- 2 dientes de ajo
- 0.5 oz / 15 g de hierbas italianas (albahaca, orégano, romero)
- sal al gusto

Relleno:

- 5.6 oz / 160 g de bocconcini o bolitas de queso mozarela desgranado
- 1.4 oz / 40 g de tomates cherry cortados en mitades
- ¼ taza de maíz dulce desgranado
- ¼ taza de champiñones fileteados
- ¼ taza de aceitunas negras rebanadas

Preparación:

1. Remojar la quinua en agua durante 8 horas y escurrir bien.
2. En un procesador, mezclar la quinua con el huevo, el polvo para hornear, la sal y el aceite de oliva.
3. Colocar en una bandeja refractaria para hornear con papel encerado y aceite en espray. Con la ayuda de un cucharón, agregar la mezcla de quinua haciendo pequeños discos de no más de 1 cm de grosor.

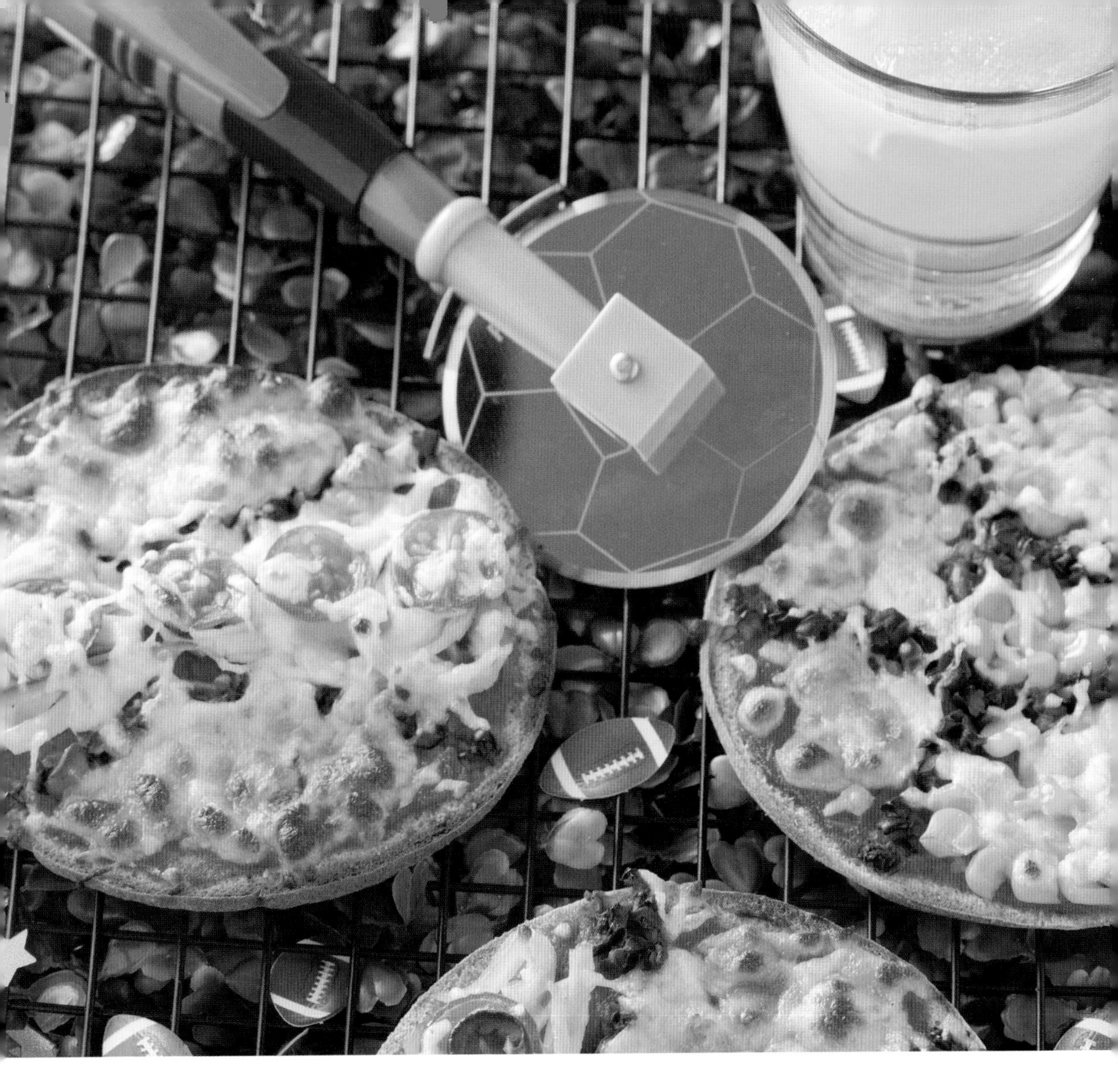

4. Hornear a 350 °F o 180 °C durante 20 minutos o hasta que la mezcla esté ligeramente dorada.
5. Preparar la salsa de tomate express, cocinando en una olla a fuego medio la cebolla, el ajo y el tomate finamente cortados. Agregar la sal y especias italianas. Puedes dejar el tomate troceado o licuarlo. Esperar a que evapore hasta lograr una salsa espesa para pizza.
6. Con la ayuda de una cuchara, colocar la salsa de tomate sobre la base de la pizza previamente horneada.
7. Por último, coronar con el queso mozarela y los vegetales.
8. Llevar las pizzas al horno a 350 °F o 180 °C hasta que el queso se funda y la pizza esté lista. Retirar del horno y servir inmediatamente.

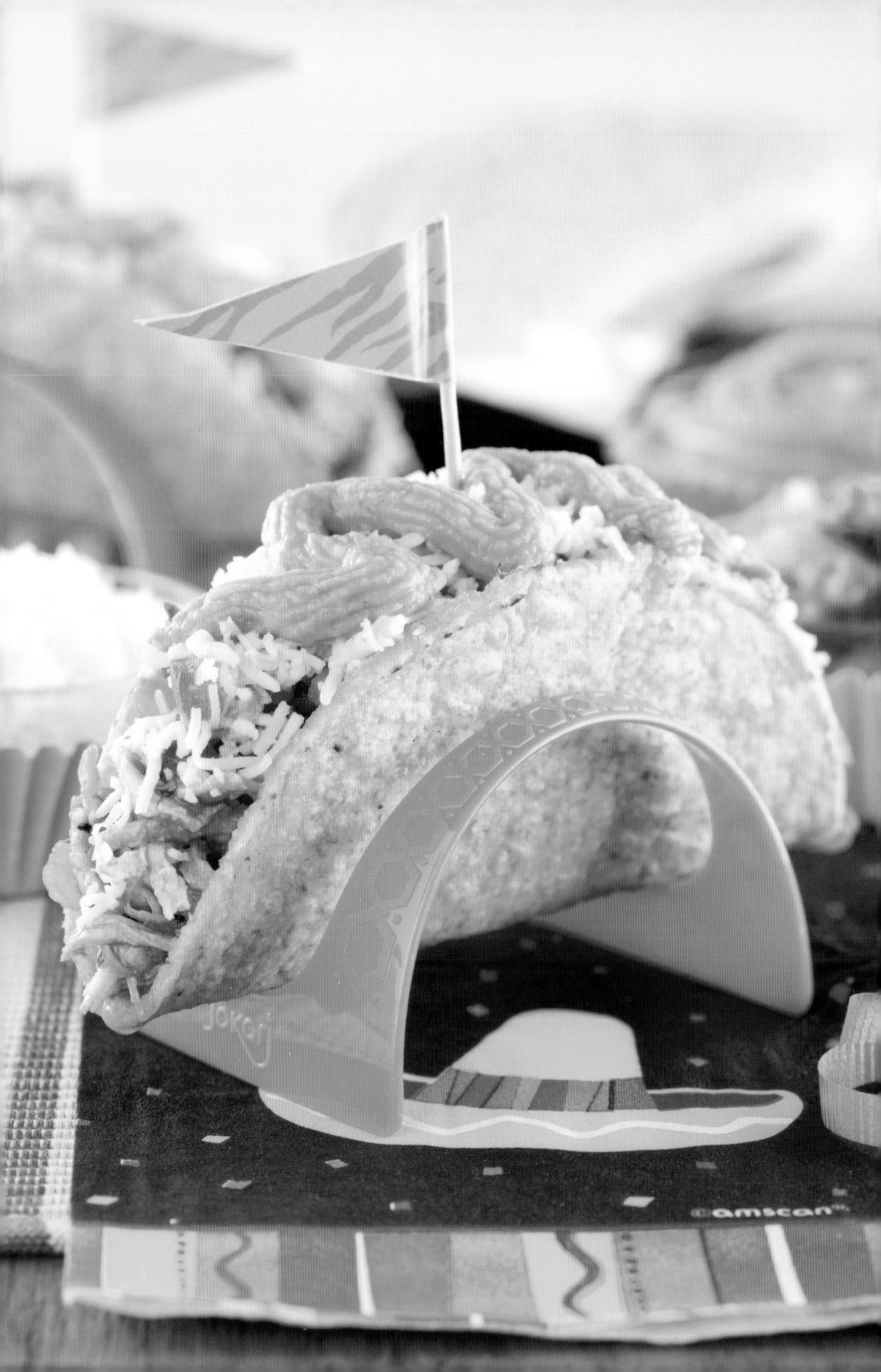
©amscan™

Tacos de pollo y aguacate (contiene lácteos)

#glutenfree #sugarfree #immuneboost

Esta receta es alta en grasas monoinsaturadas y proteína. Contiene triptófano y es rica en minerales como el fósforo, selenio, potasio, zinc y además tiene vitamina B6. La tortilla de maíz aporta fibra, granos integrales y otros nutrientes, a la vez que posee menos grasa y menos calorías que la tortilla de harina de trigo. El aguacate es muy rico en grasas monoinsaturadas y está colmado de aceites vegetales como el ácido oleico y omega 3.

Dato extra: Puedes sustituir por tortillas de plátano verde o yuca. En @soysaludable te enseñamos como hacerlas.

Apto +12 meses
Con tortillas suaves

Ingredientes:

- 1 cucharada de aceite de oliva
- ¼ taza de aguacate maduro
- ¼ taza de tomate cortado en cuadritos pequeños
- 1 ramillete de cilantro
- ½ limón en zumo
- 2 tazas de pollo cocido desmechado
- ¼ taza de cebolla morada cortada en cuadritos pequeños
- 1 cucharada de ajíes dulces cortados en cuadritos pequeños
- 1 cucharada de cebollín finamente cortado
- 1 cucharada de ajo porro finamente picado
- 1 cucharadita de mostaza
- 16 g c/u tortillas de harina de maíz
- 1 cucharada de queso blanco fresco rallado
- sal al gusto

Preparación:

1. En un bol triturar el aguacate maduro con la ayuda de un tenedor hasta lograr la consistencia de un puré. Mezclar con el tomate, el cilantro, el zumo de limón y la sal. Reservar en frío.
2. Calentar una sartén antiadherente a fuego medio-alto, rociar con aceite de oliva y sofreír la cebolla, ajíes dulces, cebollín y ajo porro.
3. Incorporar el sofrito de vegetales y la mostaza al pollo.
4. Bajar el fuego, tapar y cocinar durante 5 minutos más. Rectificar la sazón, retirar del fuego y reservar.
5. Armar el taco, rellenando la tortilla con el guiso de pollo, la crema de aguacate y el queso rallado.

Tortilla de huevo y vegetales

(contiene huevos, frutos secos y lácteos)

#glutenfree #sugarfree #immuneboost #vegetarian

Esta receta es rica en proteína, ácidos grasos monoinsaturados, yodo, fósforo, selenio, vitamina B12, riboflavina, vitamina A, vitamina D y folatos. El huevo es un alimento con alta densidad de nutrientes, que aporta entre el 10 y el 20 % de la ingesta diaria recomendada de un gran número de vitaminas y minerales, incluyendo el hierro, siendo estos, además, muy fáciles de absorber.

Apto +7 meses

Para reemplazar el queso mozarela puedes usar queso mozarela vegano.

Ingredientes:

- 2 huevos enteros
- 1 cucharada de harina de almendras
- 1 cucharada de queso mozarela rallado
- 1 ½ taza de champiñones sofritos
- ¼ taza de calabacín cortado en cubos
- ½ taza de espinacas bebé
- 1.4 oz / 40 g de tomates cherry cortados en mitades
- 1 cucharada de aceite de oliva
- sal al gusto

Preparación:

1. En un bol con la ayuda de un batidor de globo integrar los huevos y la leche.
2. Agregar los champiñones, el calabacín, las espinacas y los tomates cherry y batir cuidadosamente con la ayuda de una espátula. Agregar una pizca de sal.
3. En unos moldes de silicona para galletas rociados con aceite en espray agregar la mezcla de la tortilla, y llevar al horno a 350 °F o 180 °C durante 10 minutos o hasta que las tortillas estén cuajadas y cocidas al gusto.
4. También se puede cocinar en una sartén antiadherente y luego utilizar moldes cortantes para galletas para crear la forma que gustes.

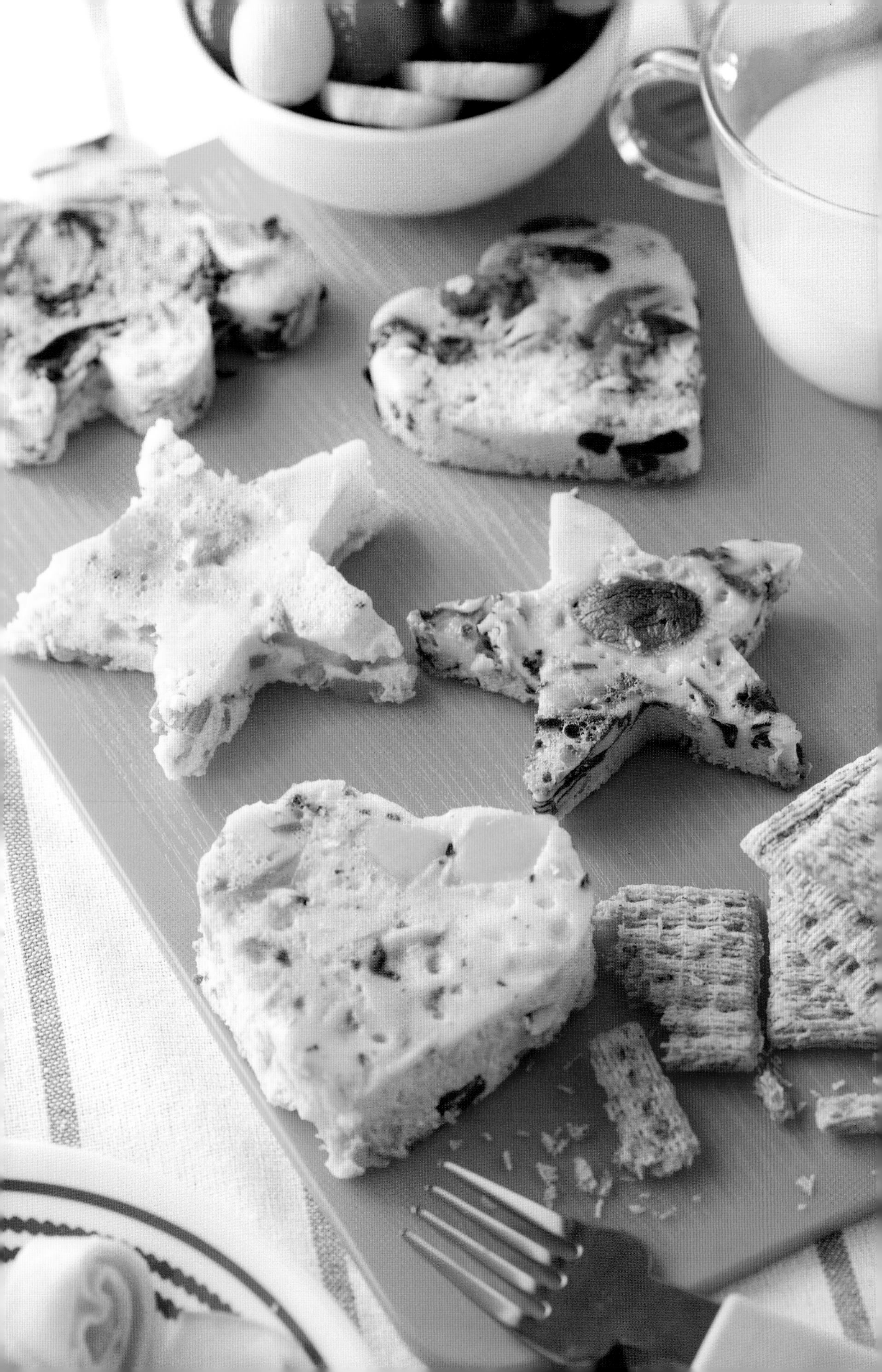

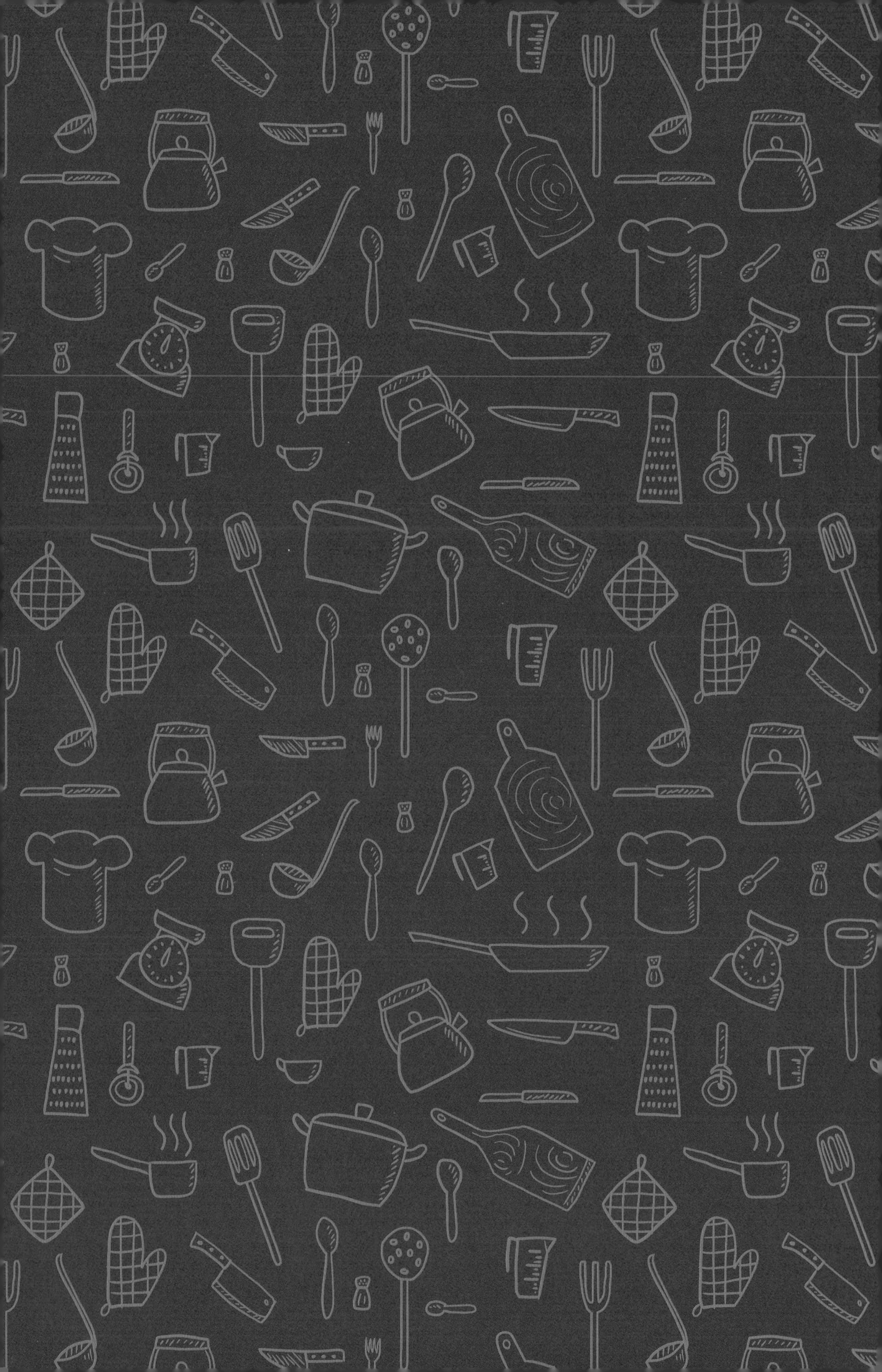

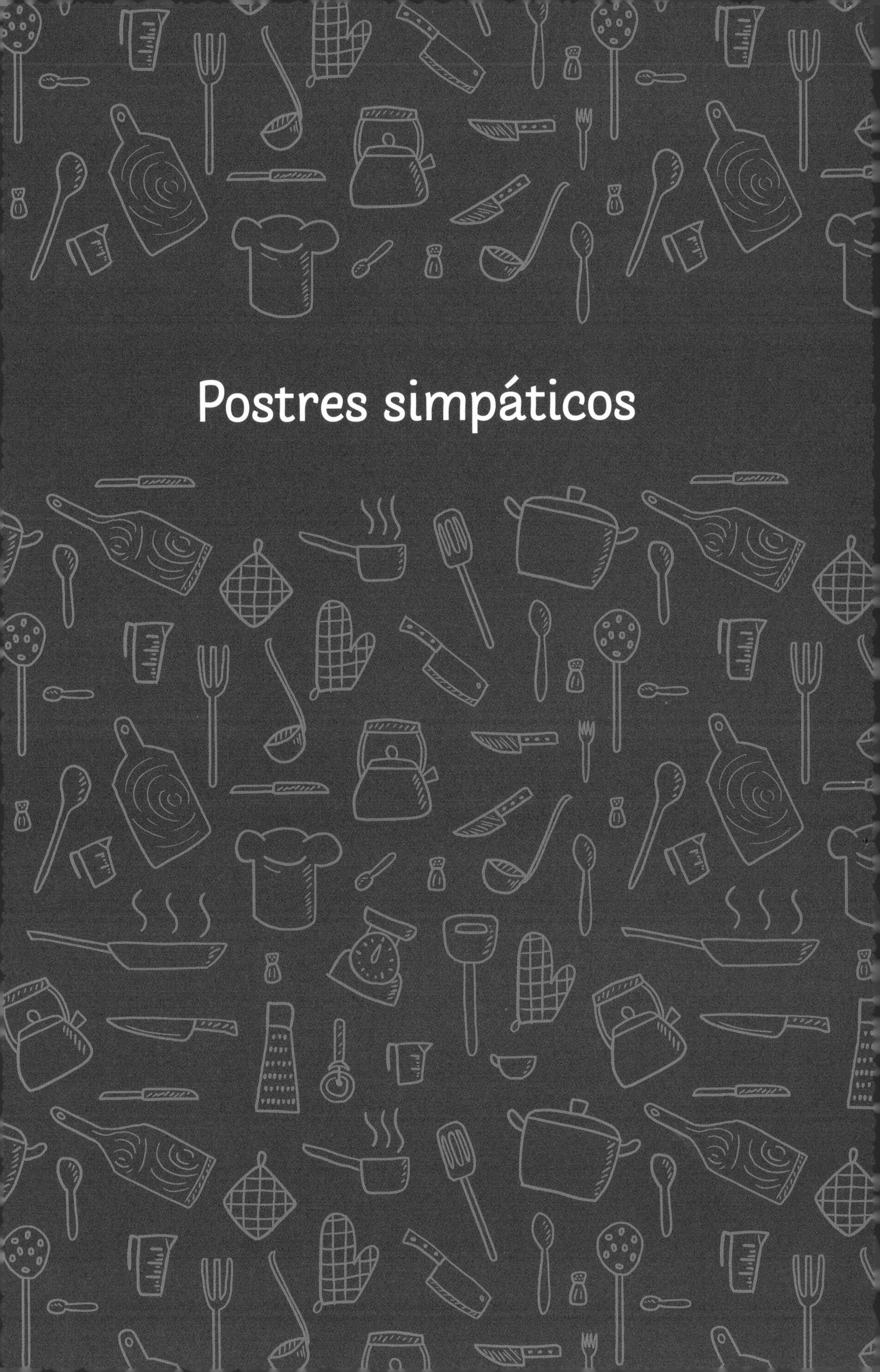

Postres simpáticos

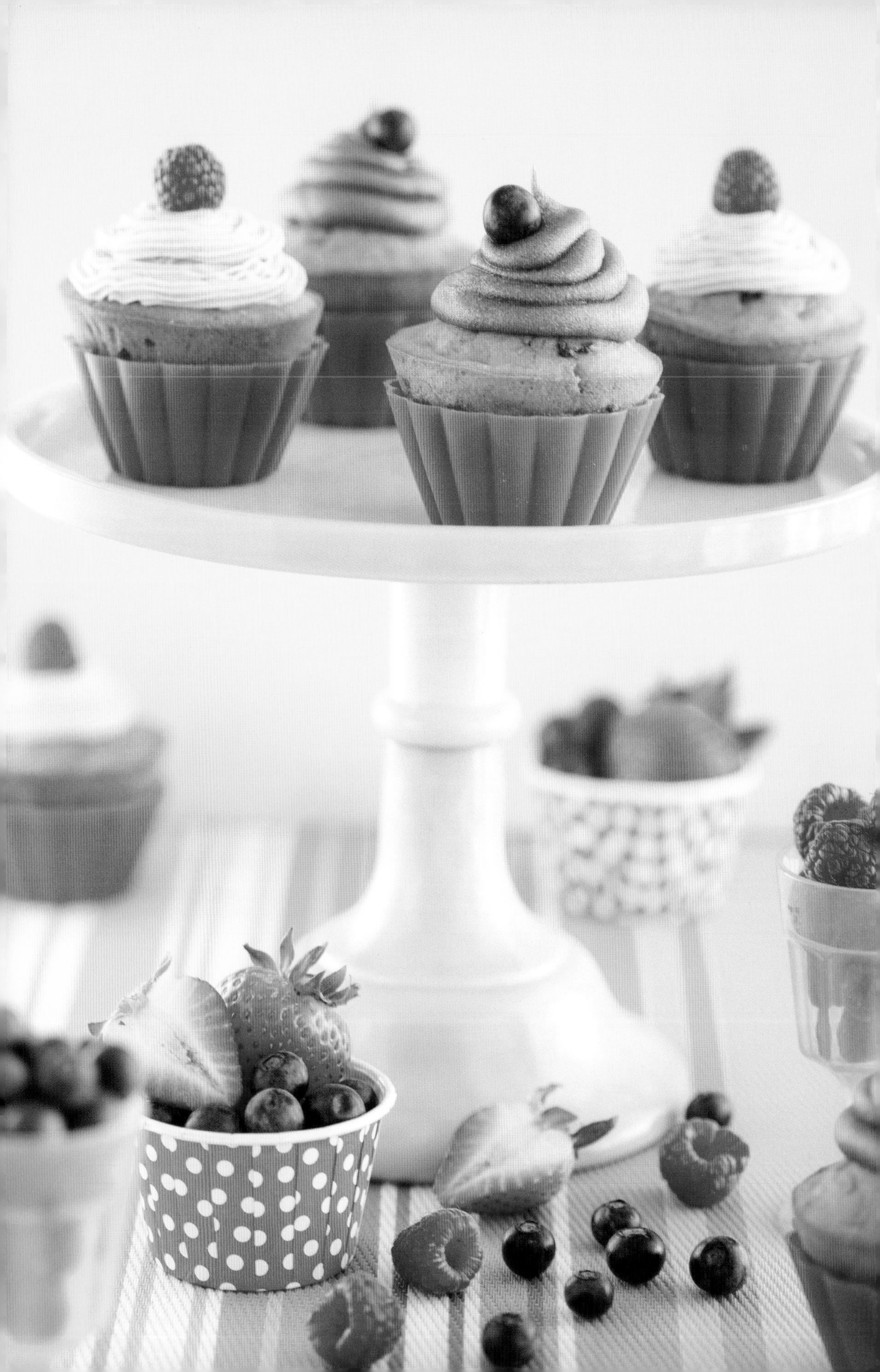

Cupcakes de banana y chocolate

(contiene lácteos y huevos)

#glutenfree #sugarfree #vegetarian #lactosefree

Esta receta contiene fibra, potasio, vitamina B6 e inulina, y constituye una opción sin azúcar muy útil para cumpleaños, loncheras y salidas. La banana aporta vitaminas A, C, E y algunas del grupo B. También tiene minerales como el potasio, magnesio o calcio, contiene fibra, hidratos de carbono y es baja en grasas.

Apto +12 meses
Sin endulzante

Ingredientes:

- 2 cucharadas de mantequilla clarificada (ghee)
- ⅓ taza de estevia
- 3 huevos
- 1 cucharada de vainilla
- ¾ taza de puré de bananas maduras
- 2 tazas de harina de avena
- 2 cucharaditas de polvo de hornear
- ⅓ taza de leche vegetal de almendras o avena
- ½ taza de chispas de chocolate sin azúcar
- 1 pizca de sal

Preparación:

1. En una batidora a velocidad media, mezclar la mantequilla con el endulzante durante 3 minutos.
2. Separar los huevos en claras y yemas. Agregar las yemas de huevos, la esencia de vainilla y batir un minuto más.
3. Triturar 1 banana madura hasta hacerla puré e incorporarla a la mezcla.
4. Agregar la harina de avena, el polvo para hornear y la leche de almendras.
5. Luego agregar las chispas de chocolate, una pizca de sal y reservar. Lavar y secar la batidora bien para batir las claras a punto de nieve.
6. Por último, batir las claras de huevo a punto de nieve e incorporar a la mezcla con movimientos delicados y envolventes.
7. Colocar la mezcla en capacillos o moldes especiales para magdalenas o cupcakes y llevar al horno a 350 °F o 180 °C de 15 a 20 minutos hasta que doren y cuando introduzcas un palillo, no salga húmedo. Servir y disfrutar.

Donas de chocolate (contiene huevo, frutos secos y coco)

#glutenfree #sugarfree #vegetarian #lactosefree

Receta alta en antioxidantes gracias al cacao. El consumo en niños de cacao natural aumenta el flujo sanguíneo a nivel cerebral, lo que genera una mejora en la llegada de oxígeno y nutrientes al cerebro. Comer chocolate fomenta las emociones positivas y estimula la energía, a la vez que provoca una sensación de bienestar y relajación. Esta receta constituye una opción sin azúcar muy útil para cumpleaños, loncheras y salidas.

Apto +3 años

Ingredientes:

- 2 cucharadas de mantequilla clarificada (ghee)
- ½ taza de estevia en polvo
- 2 huevos enteros
- 1 cucharadita de vainilla
- 1 ½ taza de harina de avena
- 1 cucharadita de polvo para hornear
- ½ taza de leche vegetal de almendras o avena
- ½ taza de cacao en polvo sin azúcar
- ½ taza de chispas de chocolate al 70 %
- crema de cacao con avellanas y coco para decorar.

Preparación:

1. En una batidora a velocidad media, mezclar la mantequilla con el endulzante durante 3 minutos.
2. Agregar los huevos, la esencia de vainilla y batir un minuto más.
3. Incorporar la harina de avena, el polvo para hornear y la leche de almendras o avena.
4. Por último, agregar el cacao en polvo, las chispas de chocolate y colocar en moldes de silicona especiales para donas.
5. Llevar al horno a 350 °F o 180 °C de 15 a 20 minutos hasta que, cuando introduzcas un palillo, no salga húmedo. Servir y disfrutar.

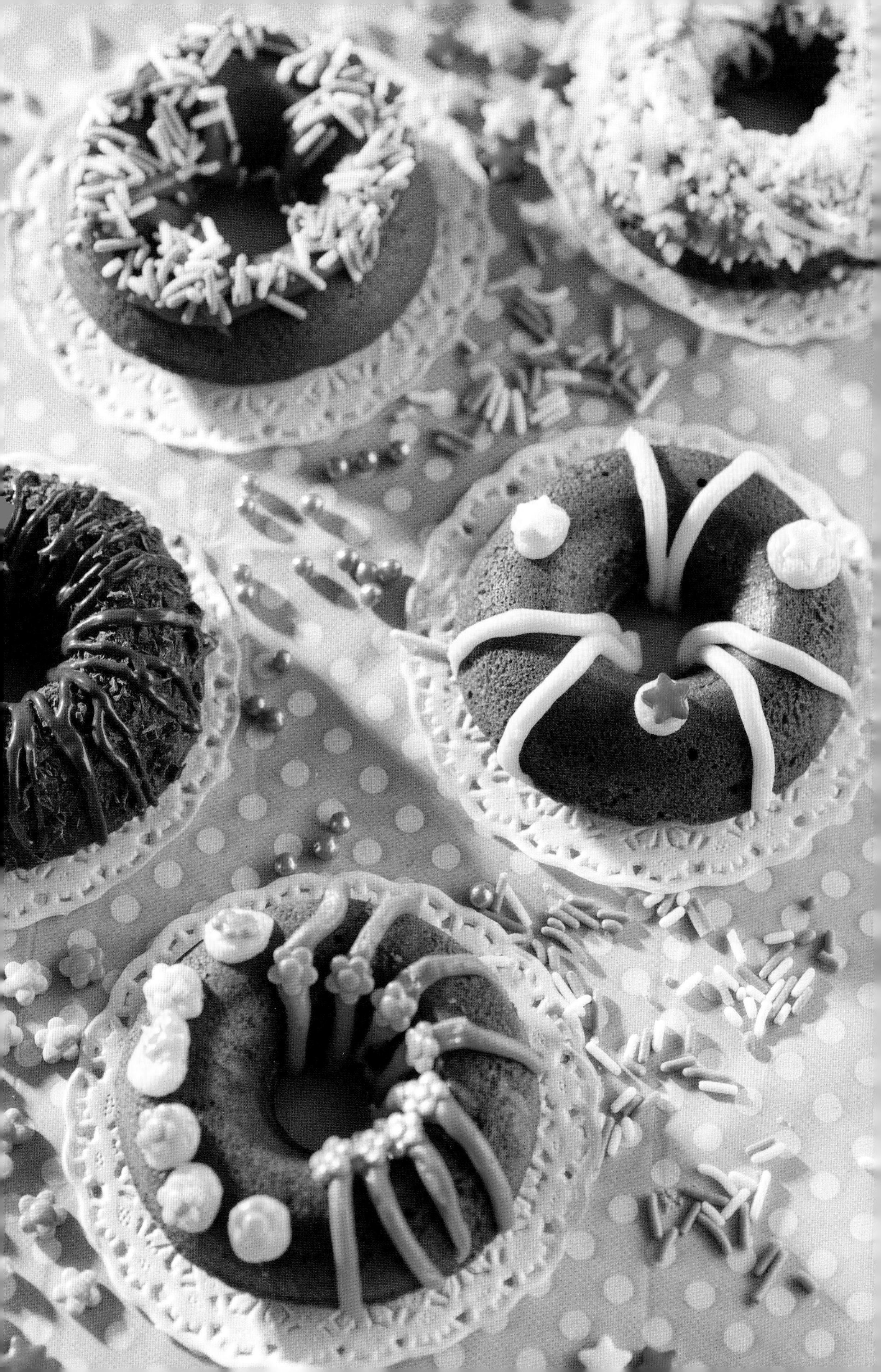

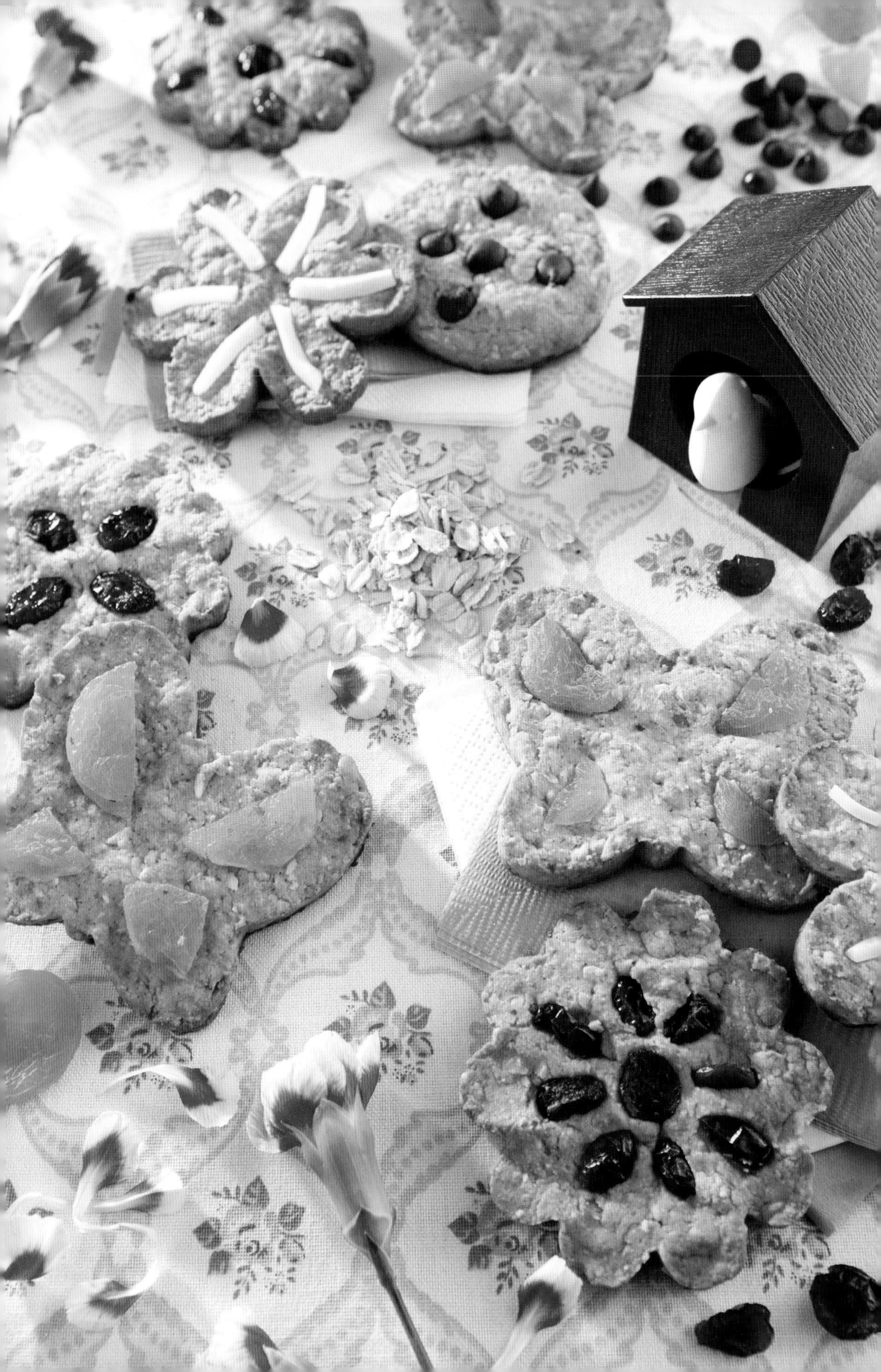

Galletas caseras divertidas

(contiene huevo y frutos secos)

#glutenfree #sugarfree #lactosefree #vegetarian

Receta rica en buenos carbohidratos y fibra hidrosoluble, gracias a la avena. La avena sin gluten es uno de los cereales más saludables que podemos ofrecer a nuestros hijos, además de ser multifacética a la hora de usarla en preparaciones. Esta receta constituye una opción sin azúcar muy útil para cumpleaños, loncheras y salidas.

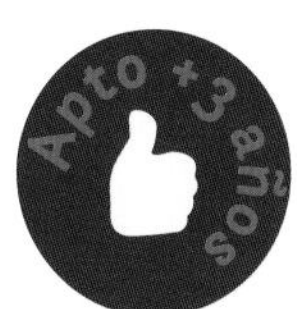

Ingredientes:

- ½ taza de mantequilla clarificada (ghee)
- 3 cucharadas de estevia
- 2 huevos
- 1 taza de harina de avena
- 1 taza de avena en hojuelas
- ½ taza de nueces troceadas
- ½ cucharadita de canela en polvo
- ¼ de cucharadita de bicarbonato de sodio
- decoraciones de pasitas, arándanos rojos, duraznos deshidratados, hojuelas de coco o lo que prefieras

Preparación:

1. En una batidora a velocidad media, mezclar la mantequilla con el endulzante durante 3 minutos.
2. Agregar los huevos, la esencia de vainilla y batir un minuto más.
3. Incorporar la harina de avena, la avena en hojuelas, las nueces, la canela y el bicarbonato de sodio. Batir un minuto.
4. Colocar las galletas en una bandeja antiadherente cubierta con papel encerado o lámina siliconada y llevar al horno a 320 °F o 160 °C de 25 a 30 minutos. Hornear hasta que doren. Puedes hacer figuritas con moldes para galletas.

Minicheesecake con frutas

(contiene lácteos, huevos, frutos secos)

#glutenfree #sugarfree #vegetarian

Receta rica en proteínas de calidad, vitaminas, antioxidantes y calcio. El queso es un alimento rico en minerales como calcio, potasio, magnesio y fósforo. El aporte de calcio es fundamental para el correcto desarrollo de huesos y dientes.

Consejo: Los lácteos deben ofrecerse en poca cantidad. Luego del año no deben superar las 3 porciones diarias y se ofrecerán enteros hasta los 3 años de edad. Evitar los lácteos deslactosados.

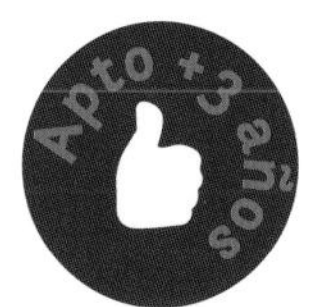

Ingredientes:

- ½ taza de mantequilla de girasol o almendras
- 2 cucharadas de estevia o monkfruit
- 1 taza de harina de avena
- 1 pizca de canela
- 17.7 oz / 500 g de queso crema o ricotta
- 2 cucharadas de estevia pulverizada
- 1 cucharadita de vainilla
- 1 limón en ralladura
- 1 limón en zumo
- 2 huevos
- 1 cucharada de fécula de maíz (maicena)
- fresas, kiwis, mango, duraznos cortados en láminas para decorar
- hojas de menta fresca para decorar

Preparación:

1. Mezclar en el procesador la mantequilla de girasol, la estevia, la harina de avena y la canela hasta integrar los ingredientes. La mezcla tendrá la textura de una masa. Colocarla en un molde para cupcakes o en el molde que usarás para hacer los minicheesecakes y llevar al horno a 350 °F o 180 °C durante 5 minutos. Sacar del horno y reservar. Esta será la base del cheesecake.
2. En un bol, con la ayuda de una batidora manual, mezclar el queso crema, la estevia pulverizada, la vainilla, la ralladura, el zumo de limón, los huevos y la fécula de maíz y batir hasta obtener una crema sedosa y homogénea.
3. En un molde de silicona o en capacillos para cupcakes o magdalenas, colocar una porción de la mezcla base y hacer presión con la yema de los dedos hasta obtener una superficie plana y compacta
4. Agregar la crema de queso hasta llenar ¾ del molde y llevar al horno a 320 °F o 160 °C de 25 a 30 minutos. Apagar el horno y dejar la puerta entreabierta durante 10 minutos para evitar el cambio brusco de temperatura que puede cuartear la mezcla de queso.
5. Dejar enfriar una hora más para desmoldar y decorar con láminas de fruta. Servir y disfrutar.

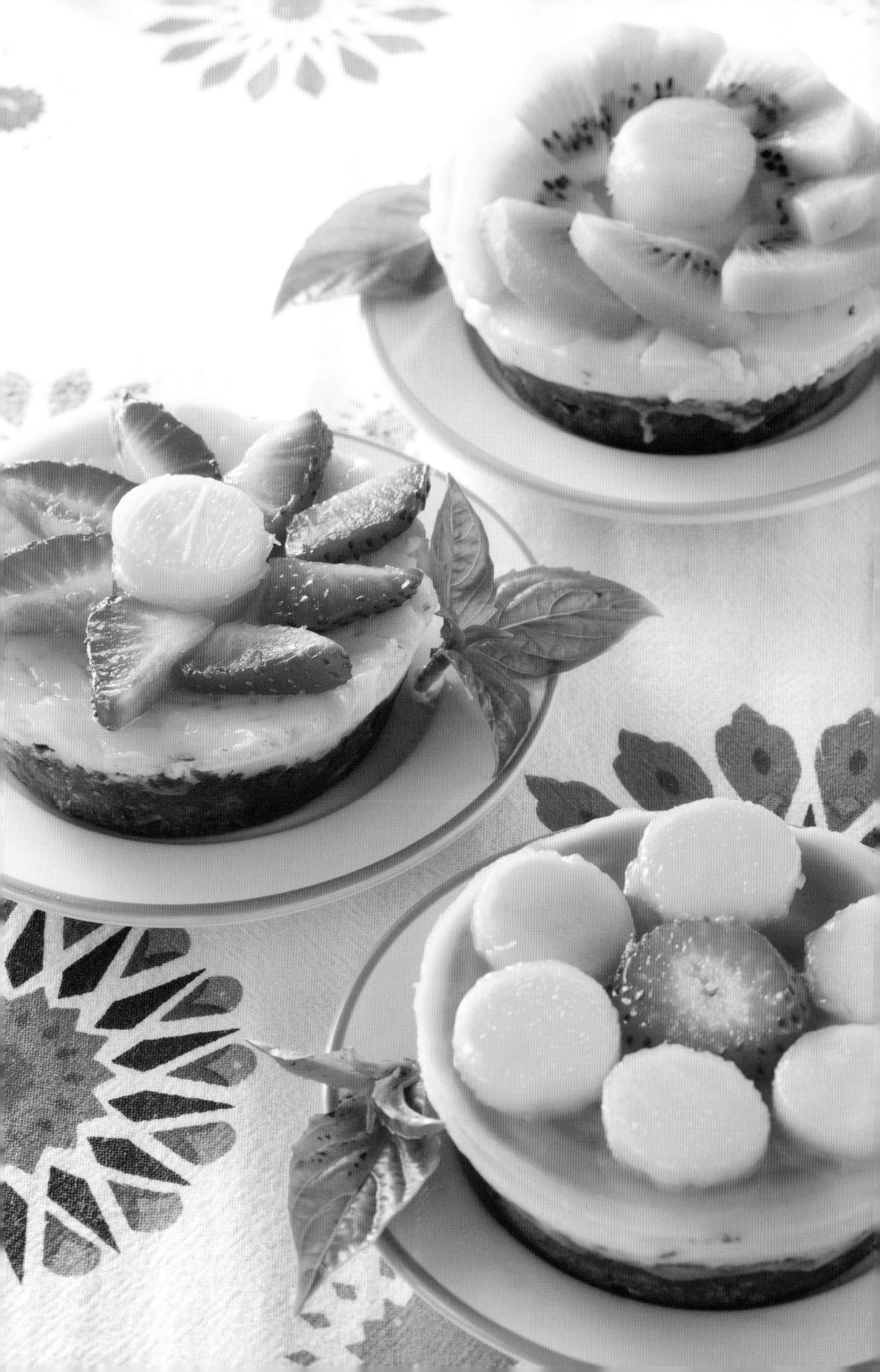

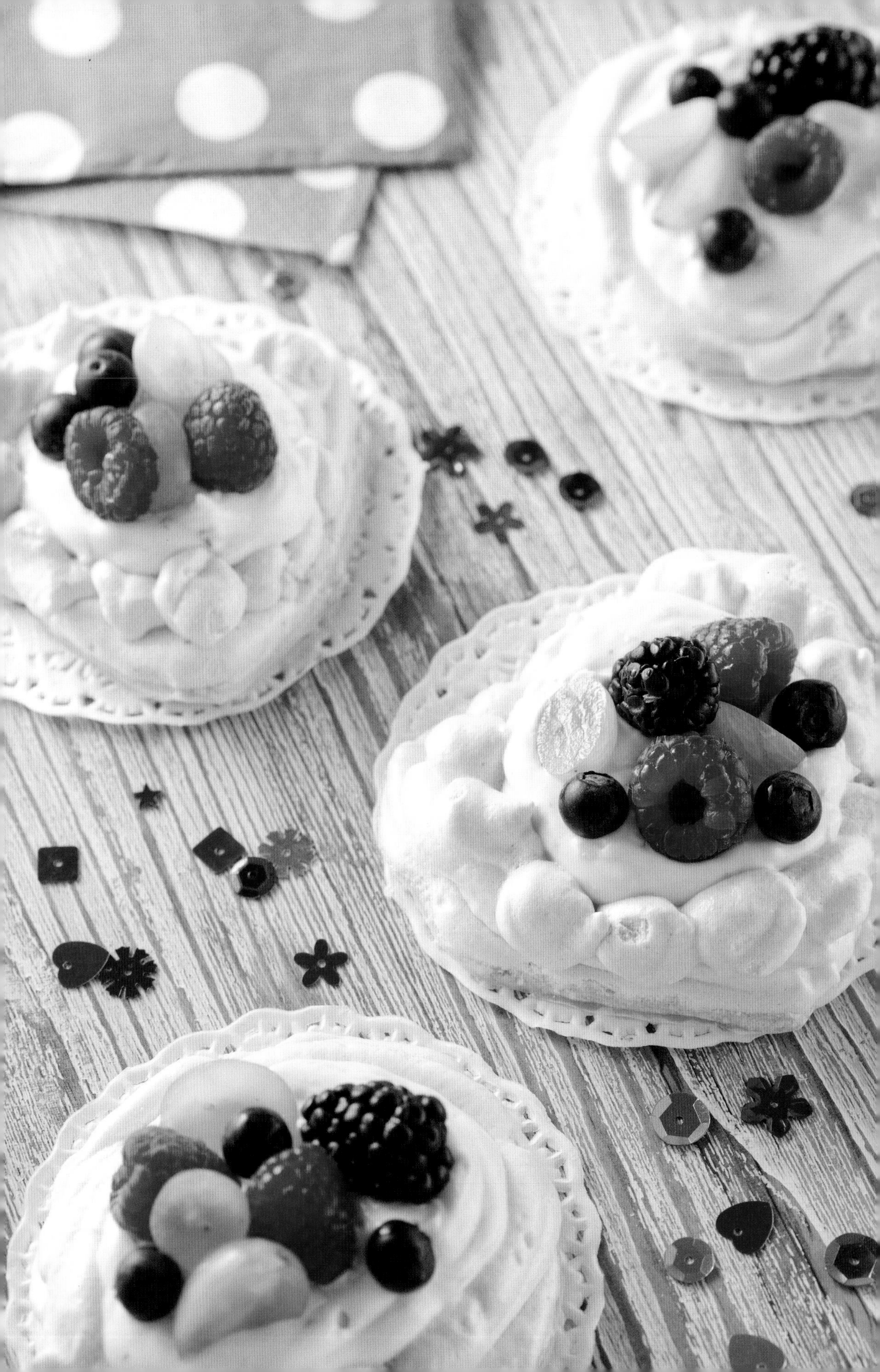

Minipavlovas rellenas de frutas

(contiene lácteos, miel, azúcar)

#glutenfree #vegetarian

Esta receta es rica en proteína, vitaminas, antioxidantes y minerales. El merengue o pavlova es preparado con claras de huevo y contiene importantes cantidades de vitamina B, además de tener selenio, potasio, magnesio, calcio, fósforo, cobre, zinc, hierro y ácido fólico. Las frutas le dan el toque fresco de fibra, vitaminas y minerales.

Apto +3 años

Ingredientes:

- 4 claras de huevo bien separadas
- ¼ cucharadita de crémor tártaro
- ½ taza de estevia pulverizada
- ⅓ taza de fécula de maíz (maicena)
- 1 cucharadita de vinagre de manzana
- 1 taza de yogur griego o de dulce de leche sin azúcar
- 2 cucharadas de miel orgánica o agave
- ½ cucharadita de vainilla
- ralladura de limón al gusto
- fresas, cerezas, mango, kiwis cortados en láminas para decorar

Preparación:

1. En un bol amplio, limpio y seco agregar las claras de huevo y el crémor tártaro. Batir hasta levantar el merengue.
2. Incorporar poco a poco la estevia pulverizada por los laterales del bol para evitar bajar el merengue. Batir el merengue hasta obtener el punto de nieve.
3. Bajar la velocidad de la batidora al mínimo e integrar delicadamente y despacio la fécula de maíz y el vinagre de manzana.
4. Sobre una placa antiadherente extender un pliego de papel encerado o lámina siliconada y luego colocar el merengue en forma de nido con la ayuda de una espátula o manga.
5. Hornear a fuego bajo a 230 °F o 110 °C durante 2 horas. Apagar el horno y dejar que el merengue se enfríe dentro para evitar que se baje.
6. Una vez frío el merengue, colocar dentro de las cestas una cucharada de yogur griego endulzado con la miel y vainilla. Si prefieres, puedes agregar una cucharada de dulce de leche sin azúcar.
7. Coronar con las frutas en láminas o troceadas, la ralladura de limón y unos hilos de miel.

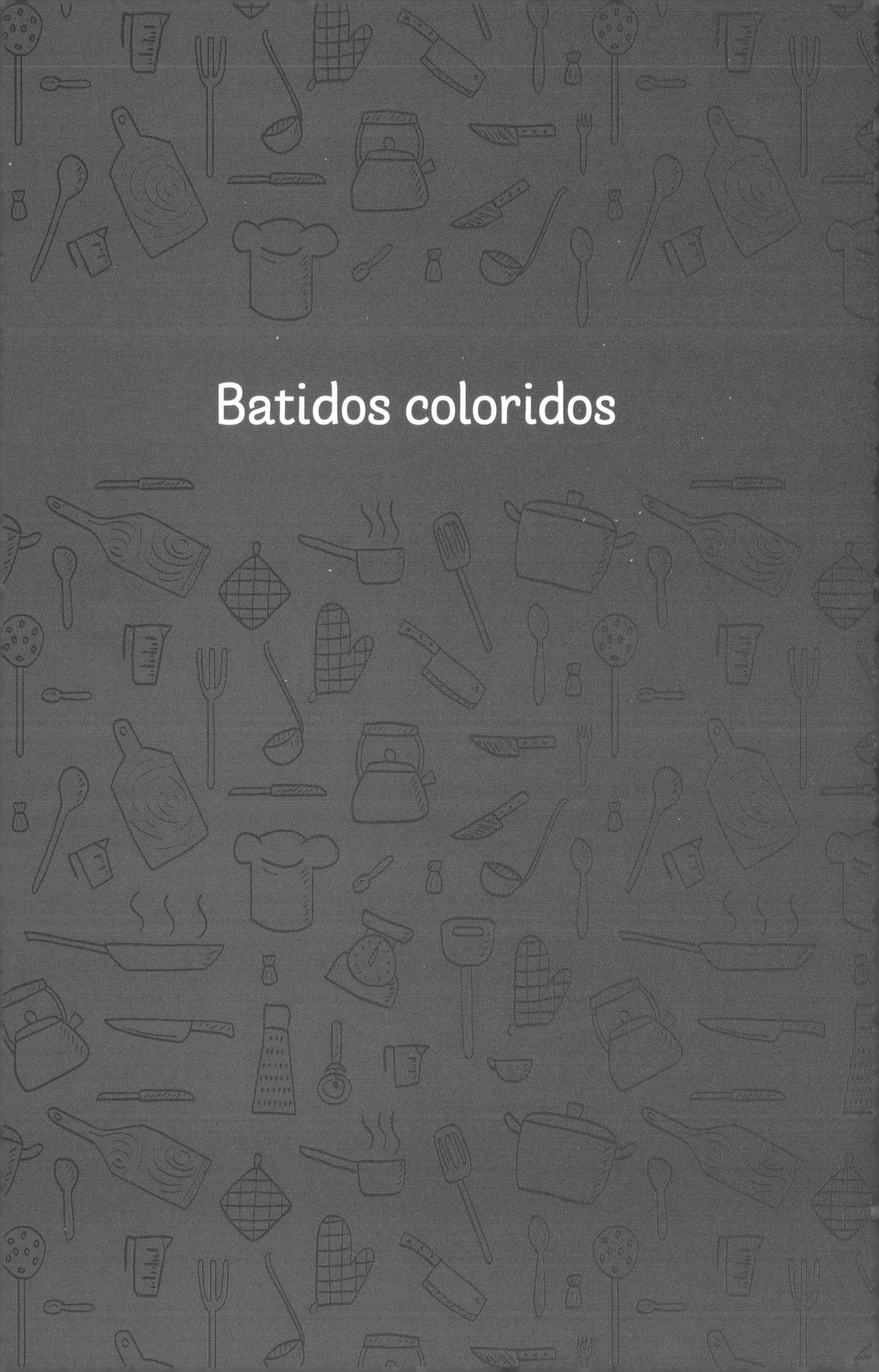

Batidos coloridos

#glutenfree #sugarfree #immuneboost #lactosefree #vegan #vegetarian

Recetas ricas en vitaminas, antioxidantes y minerales que optimizan las defensas. Esta es una de las formas de ofrecer frutas a niños que quizás no quieran consumirlas enteras. Se desaconseja ofrecer jugo de frutas, pero a través de los batidos podemos conservar la fibra de la fruta utilizando el frío como vehículo para la aceptación de nuevos sabores.

Cacao relajado (chocolate)

#glutenfree #sugarfree #lactosefree #vegan #vegetarian #immuneboost

Bebida rica en grasas saturadas y, en menor medida, monoinsaturadas y polinsaturadas, además de buenos carbohidratos y proteínas que mejoran el estado de ánimo y la salud cerebral de tus hijos.

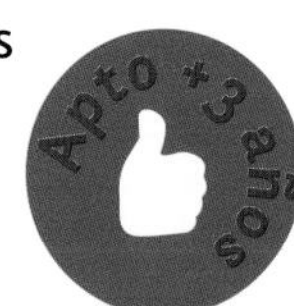

Ingredientes:

- ½ banana madura congelada
- ⅓ taza de avena en hojuelas remojada del día anterior en la leche
- 1 taza de leche de almendras, avena o coco sin azúcar
- 1 cucharadita de cacao en polvo sin azúcar
- 1 cucharadita de estevia o monkfruit
- hielo al gusto

Preparación:

1. Calentar en una olla a fuego medio la leche, la avena y el cacao. Esperar a que hierva, apagar y dejar refrescar.
2. Pasar la leche, avena y cacao a una licuadora de alta potencia y batir durante 30 segundos. Agregar la banana, el endulzante y hielo al gusto. Batir un minuto más.
3. Servir inmediatamente y disfrutar. Puede ser consumido como parte del desayuno o como una merienda.

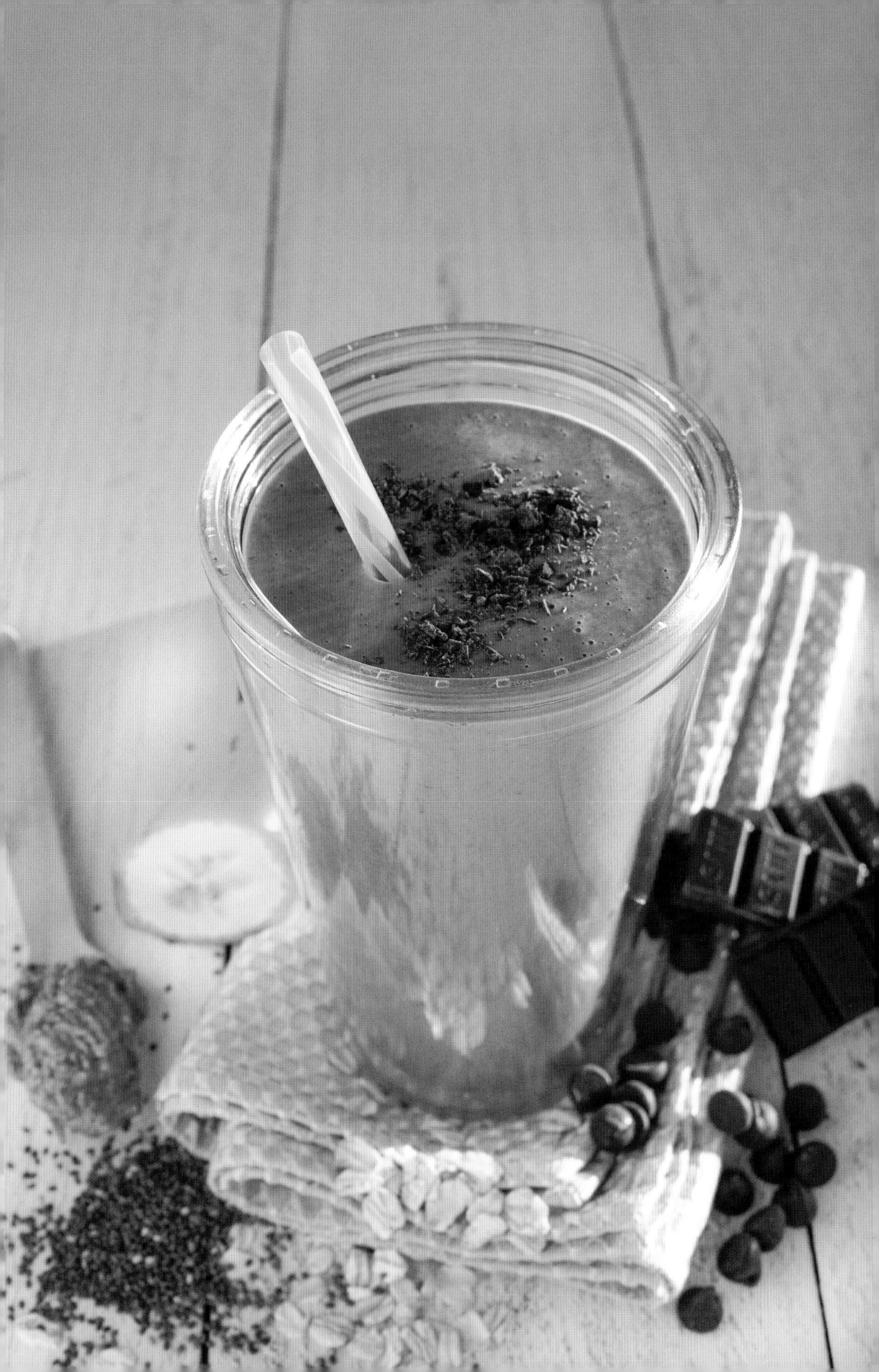

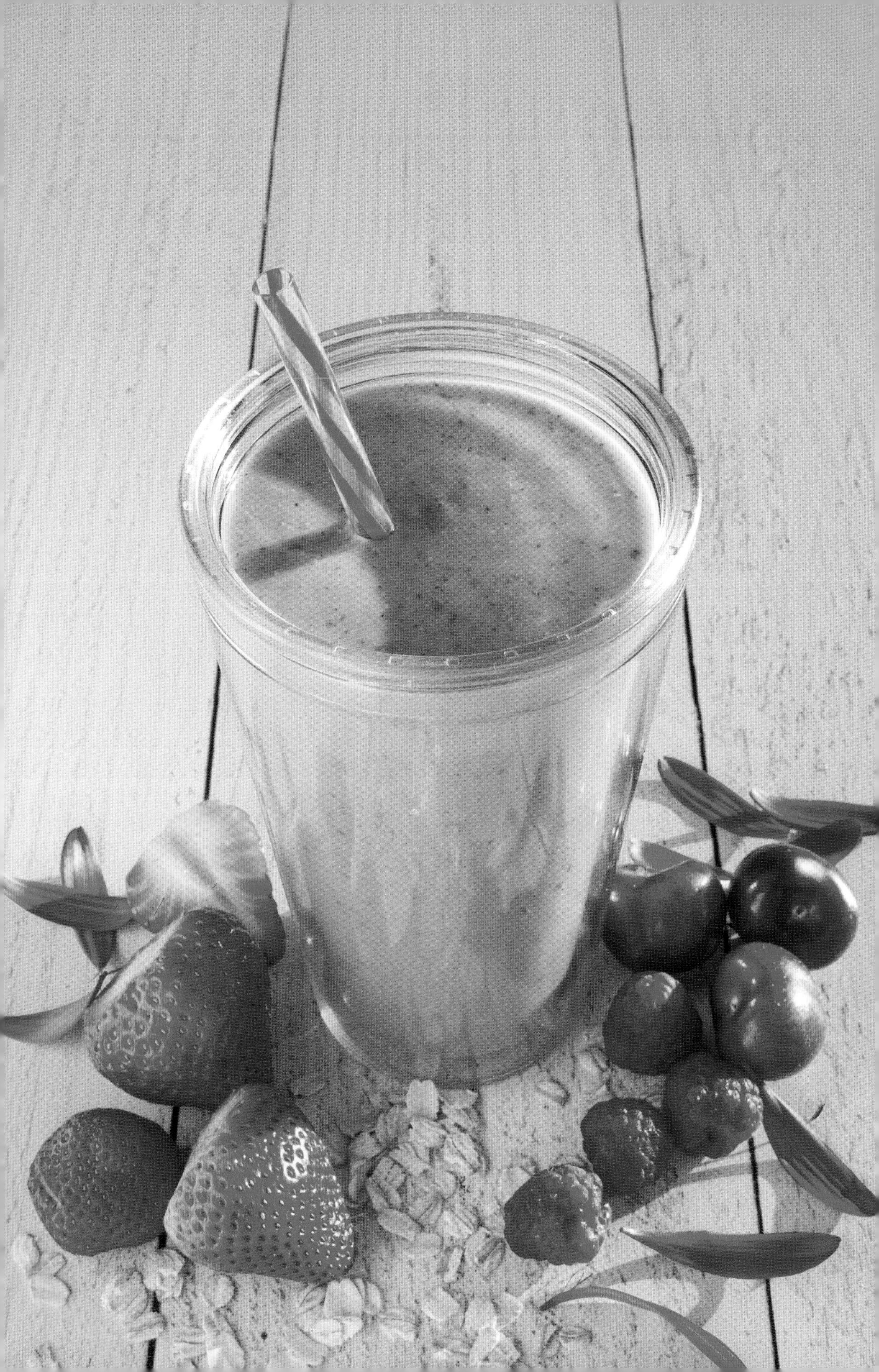

Fresa sorpresa (rojo)

#glutenfree #sugarfree #vegetarian

Bebida rica en proteína, probióticos y antioxidantes que potencian el sistema inmunitario de tus pequeños. Puedes agregar una medida de Zimax Junior para mejorar su poder antioxidante. En caso de no agregar Zimax, puedes endulzar con 1 cucharadita de estevia o monkfruit.

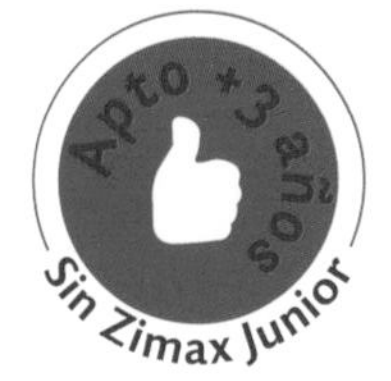

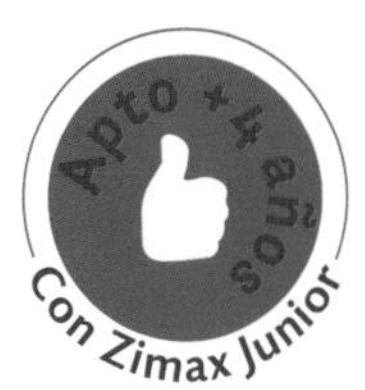

Ingredientes:

- 4 fresas enteras
- ½ taza de yogur griego sin azúcar
- ½ taza de leche de almendra, avena o coco sin azúcar
- 1 medida de Zimax Junior (contiene estevia)
- hielo al gusto

Preparación:

1. Mezclar todos los ingredientes en una licuadora de alta potencia y batir durante un minuto.
2. Servir inmediatamente y disfrutar. Puede ser consumido como parte del desayuno o como una merienda.

*Más información sobre Zimax Junior en la página 185.

Kiwi travieso (verde)

#glutenfree #sugarfree #lactosefree #vegan #vegetarian #immuneboost

Bebida rica en nutrientes y fitoquímicos que potencian el sistema inmunitario como son las vitaminas C, E y K, los folatos, carotenoides y polifenoles y el potasio. Puedes agregar 1 medida de Zimax Junior para mejorar su poder antioxidante. En caso de no agregar Zimax, puedes endulzar con 1 cucharadita de estevia o monkfruit.

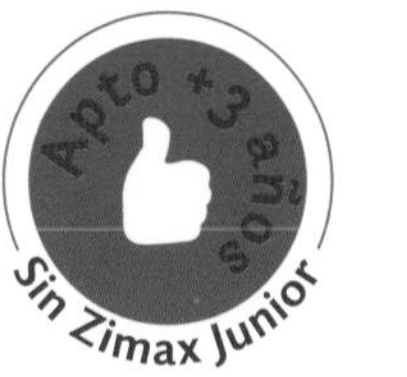

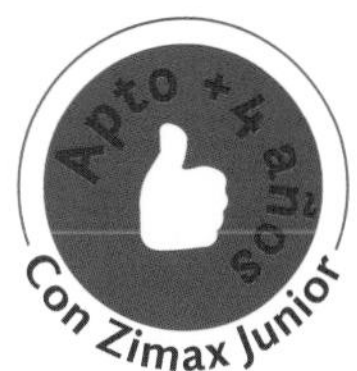

Ingredientes:

- 2 kiwis
- ¼ manzana verde
- ¼ taza de espinaca
- ½ taza de agua
- ½ limón en zumo
- 1 medida de Zimax Junior (contiene estevia)
- hielo al gusto

Preparación:

1. Mezclar todos los ingredientes en una licuadora de alta potencia y batir durante un minuto.
2. Servir inmediatamente y disfrutar. Puede ser consumido como parte del desayuno o como una merienda.

*Más información sobre Zimax Junior en la página 185.

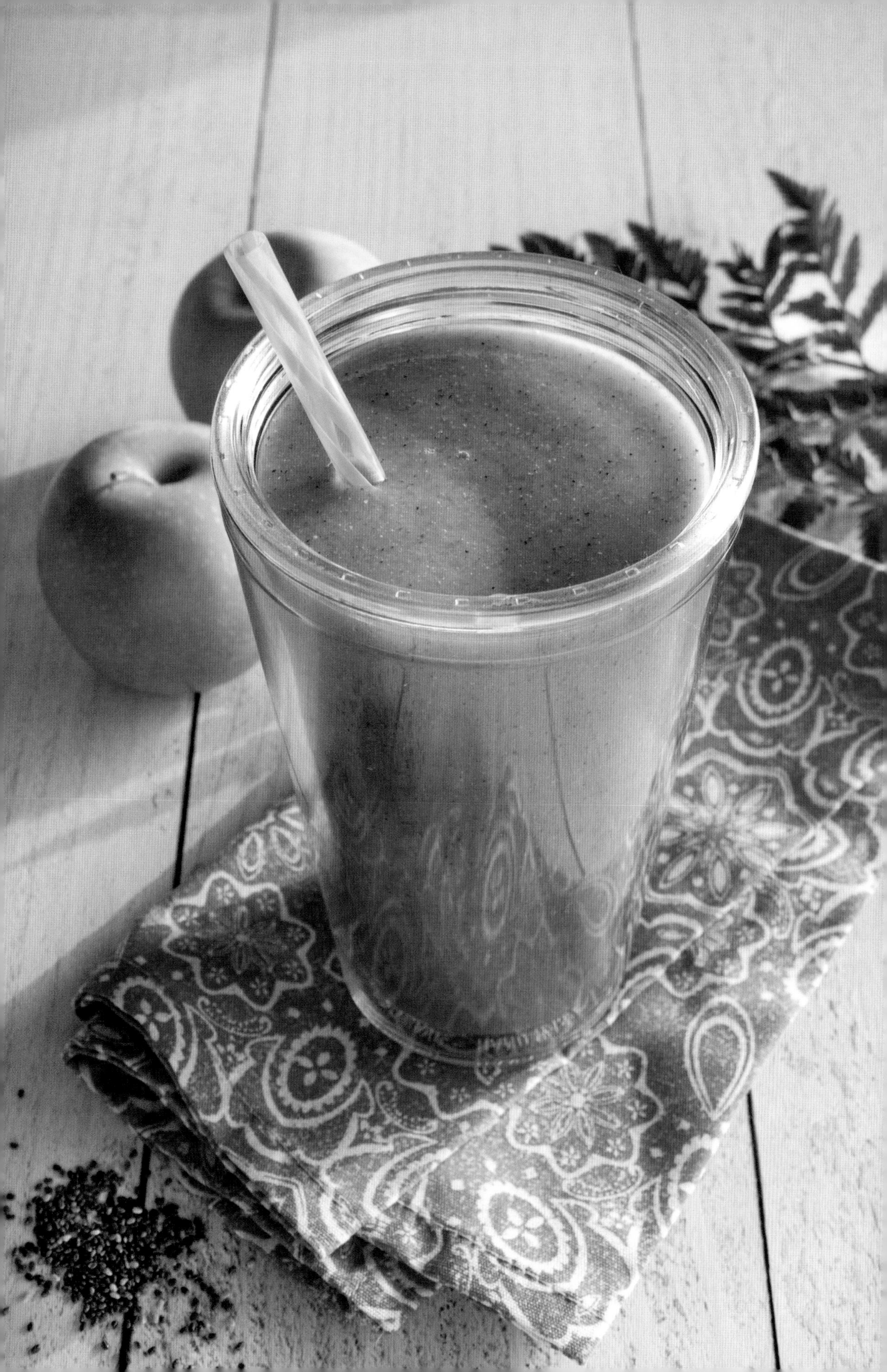

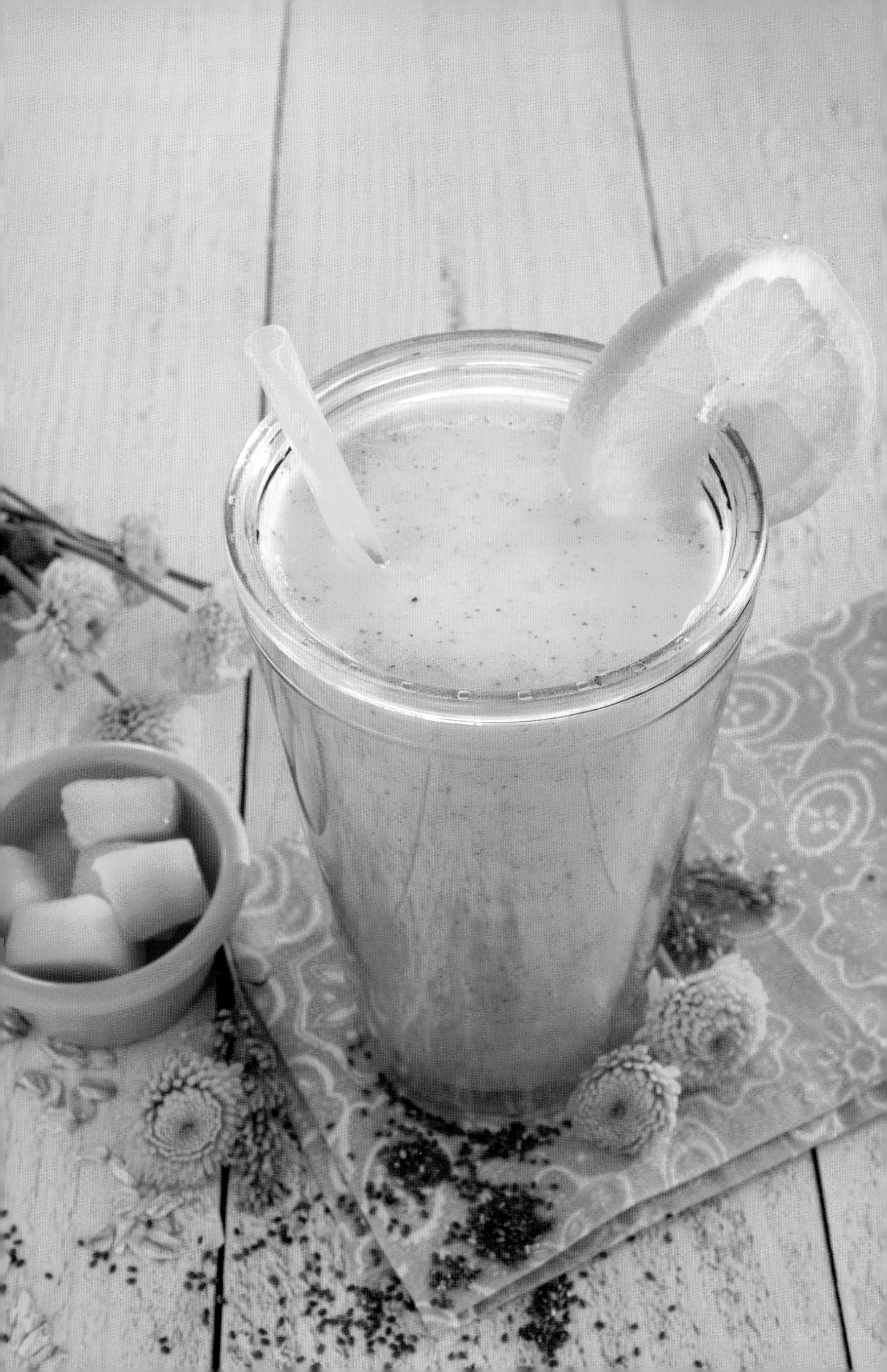

Mango soleado (amarillo)

#glutenfree #sugarfree #immuneboost #vegetarian

Bebida rica en proteína, probióticos, vitaminas C y E, flavonoides, betacaroteno, niacina, calcio, hierro, magnesio y potasio. Puedes agregar 1 medida de Zimax Junior para mejorar su poder antioxidante.
En caso de no agregar Zimax, puedes endulzar con 1 cucharadita de estevia o monkfruit.

Apto +3 años
Sin Zimax Junior

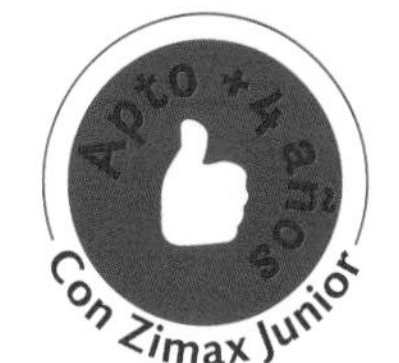

Ingredientes:

- ½ taza de mango maduro
- ½ banana
- ½ taza de yogur griego sin azúcar
- ½ taza de leche de almendra, avena o coco sin azúcar
- 1 medida de Zimax Junior (contiene estevia)
- hielo al gusto

Preparación:

1. Mezclar todos los ingredientes en una licuadora de alta potencia, y batir durante un minuto.
2. Servir inmediatamente y disfrutar. Se puede consumir como parte del desayuno o como una merienda.

*Más información sobre Zimax Junior en la página 185.

Mora enamorada (morado)

#glutenfree #sugarfree #immuneboost #vegetarian

Bebida rica en minerales como potasio, magnesio, manganeso y calcio, así como en vitaminas A, C, E y del grupo B. Las moras contribuyen a nutrir los huesos, los dientes, la piel, a la generación de colágeno y la absorción de hierro. Puedes agregar una medida de Zimax Junior para mejorar su poder antioxidante. En caso de no agregar Zimax, puedes endulzar con una cucharadita de estevia o monkfruit.

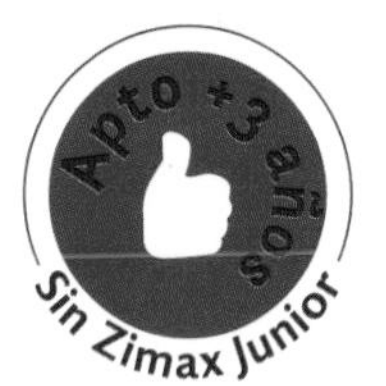

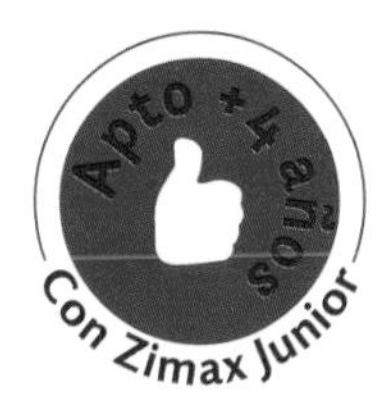

Ingredientes:

- ½ taza de moras
- ¼ taza de arándanos
- ½ taza de yogur griego natural sin azúcar
- ⅓ taza de leche de almendra, coco o avena
- ½ cucharadita de estevia o monkfruit
- 1 medida de Zimax Junior (contiene estevia)
- hielo al gusto

Preparación:

1. Mezclar todos los ingredientes en una licuadora de alta potencia y batir durante un minuto.
2. Servir inmediatamente y disfrutar. Puede ser consumido como parte del desayuno o como una merienda.

*Más información sobre Zimax Junior en la página 185.

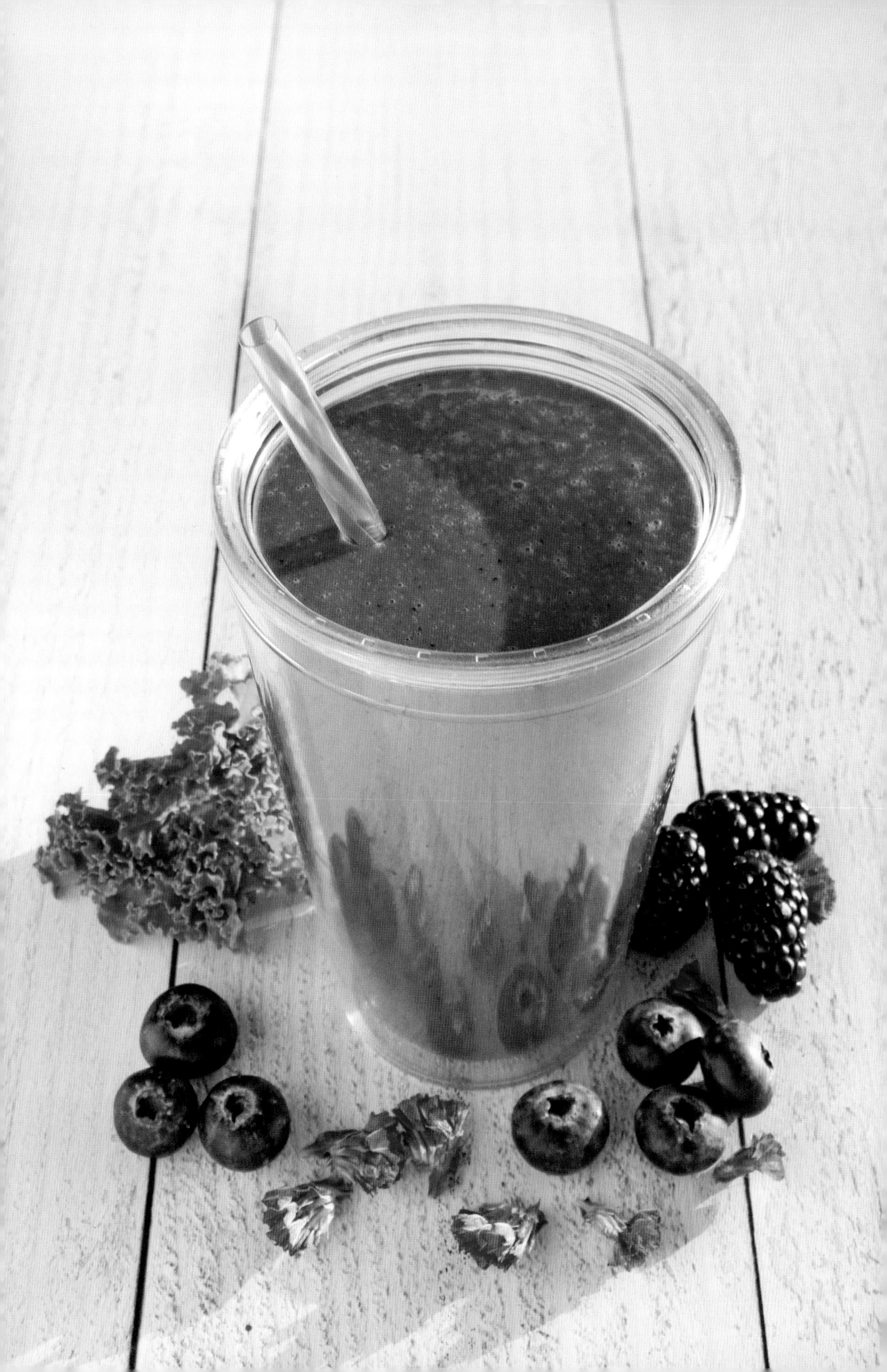

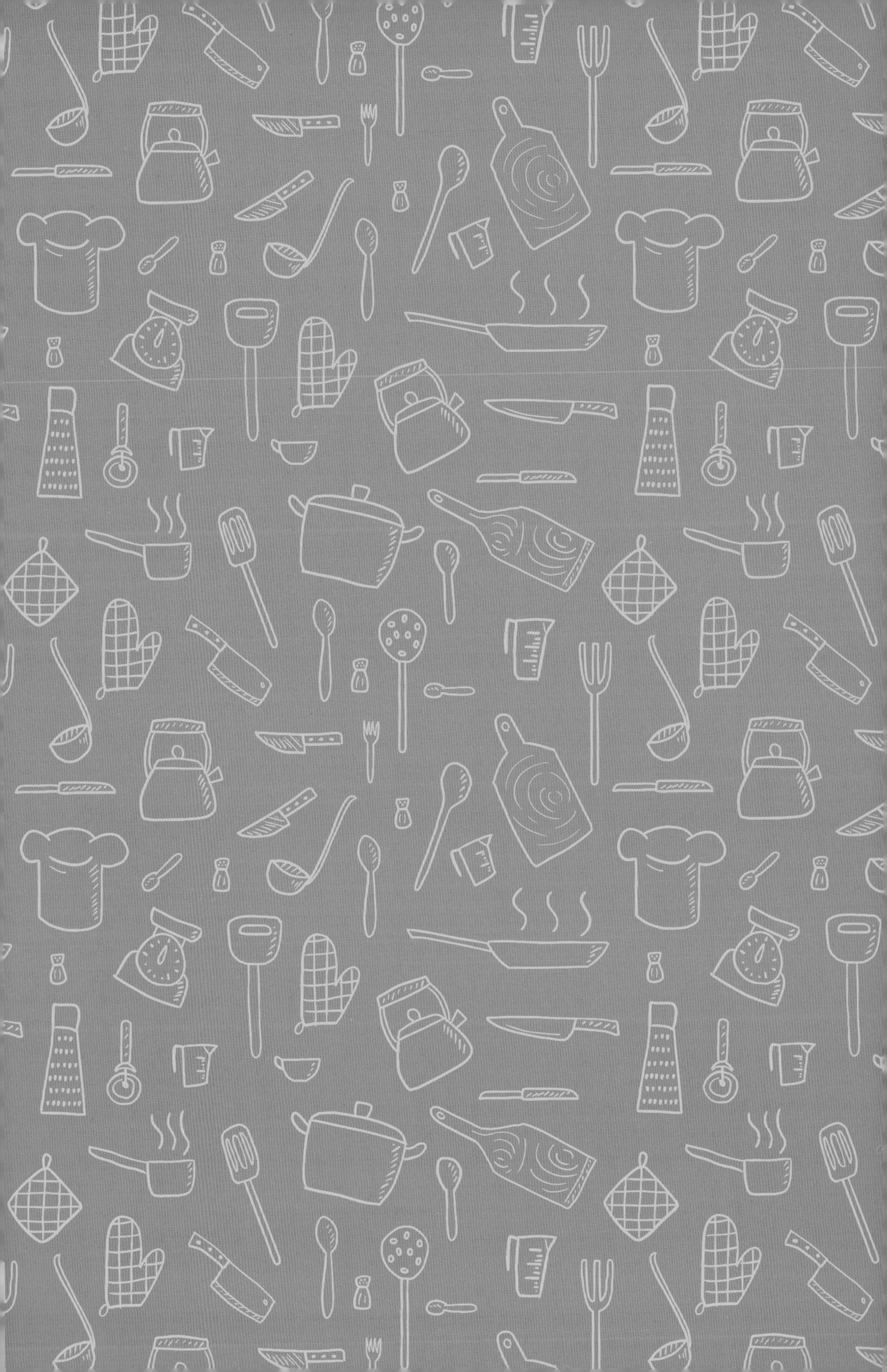

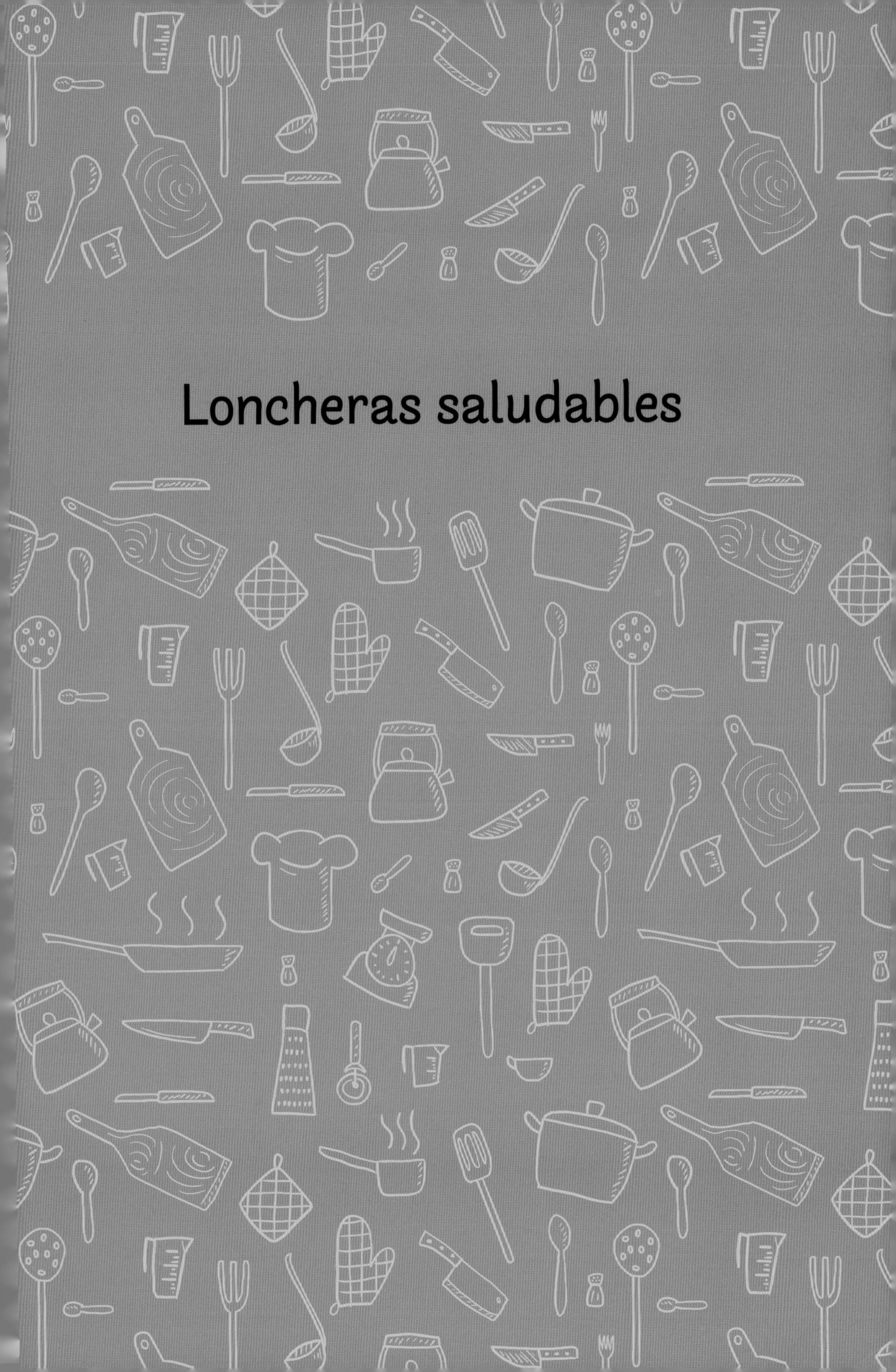

Loncheras saludables

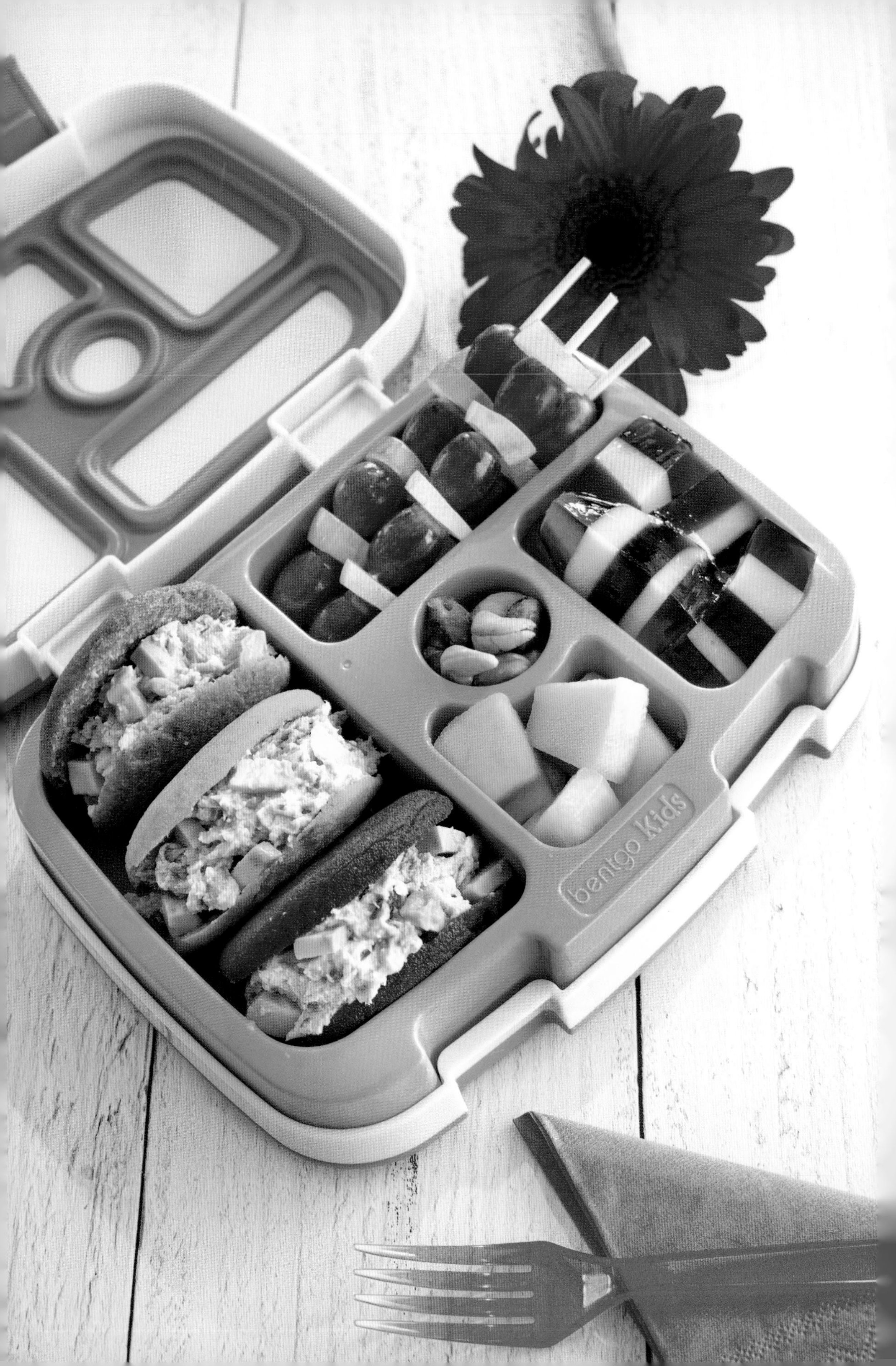
bentgo Kids

Arepitas arcoíris con pollo y aguacate + gelatina en capitas con fruta

#glutenfree #sugarfree #lactosefree

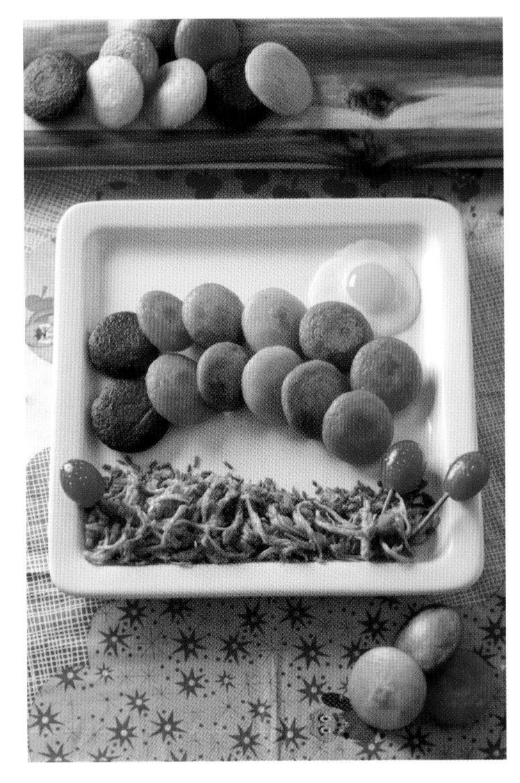

Arepitas arcoíris con pollo

Página 74

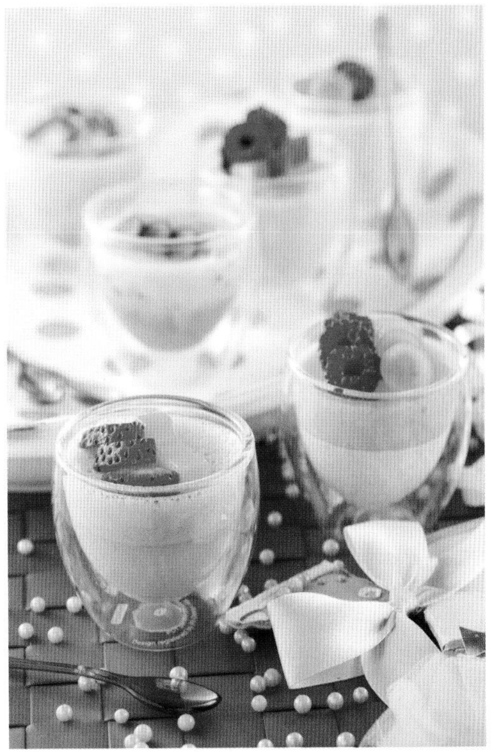

Gelatina en capitas con fruta

Página 114

Bolitas de yuca rellenas de queso, espinaca y tomates secos + una fruta

#glutenfree #sugarfree #immuneboost #vegetarian (contiene huevo y lácteos)

Receta rica en vitaminas del complejo B, C y K, calcio, fósforo, potasio y magnesio. Es una fuente de carbohidratos muy beneficiosa para la salud de los huesos, la piel y la coagulación de la sangre.

Apto +9 meses

Ingredientes:

- 4 tazas de yuca cocida
- 2 cucharadas de aceite de oliva o mantequilla clarificada (ghee) derretida
- 1 cucharada de semillas de chía
- 1 huevo entero
- 1 taza de queso mozarela fresco o vegano rallado
- hojas de espinaca al gusto finamente cortadas
- tomates secos al gusto finamente cortados
- sal al gusto

Preparación:

1. En un procesador, mezclar la yuca con el aceite de oliva, el huevo, la chía y agregar sal al gusto.
2. Hacer una bola grande con las manos previamente engrasadas, colocar la masa en un recipiente y dejarla refrescar a temperatura ambiente durante una hora.
3. Hacer bolitas pequeñas con las manos. Abrir un orificio a cada bolita con los dedos y rellenar con queso mozarela de vaca o vegano, tomates secos y hojas de espinaca finamente cortadas.
4. Con las manos engrasadas en aceite, cerrar las bolitas y pulirlas.
5. Hornear en una bandeja refractaria con papel encerado a 350 °F o 180 °C de 20 a 30 minutos o hasta que doren. También puedes colocarlas en la freidora de aire a la misma temperatura durante 15 minutos. Servir y disfrutar.

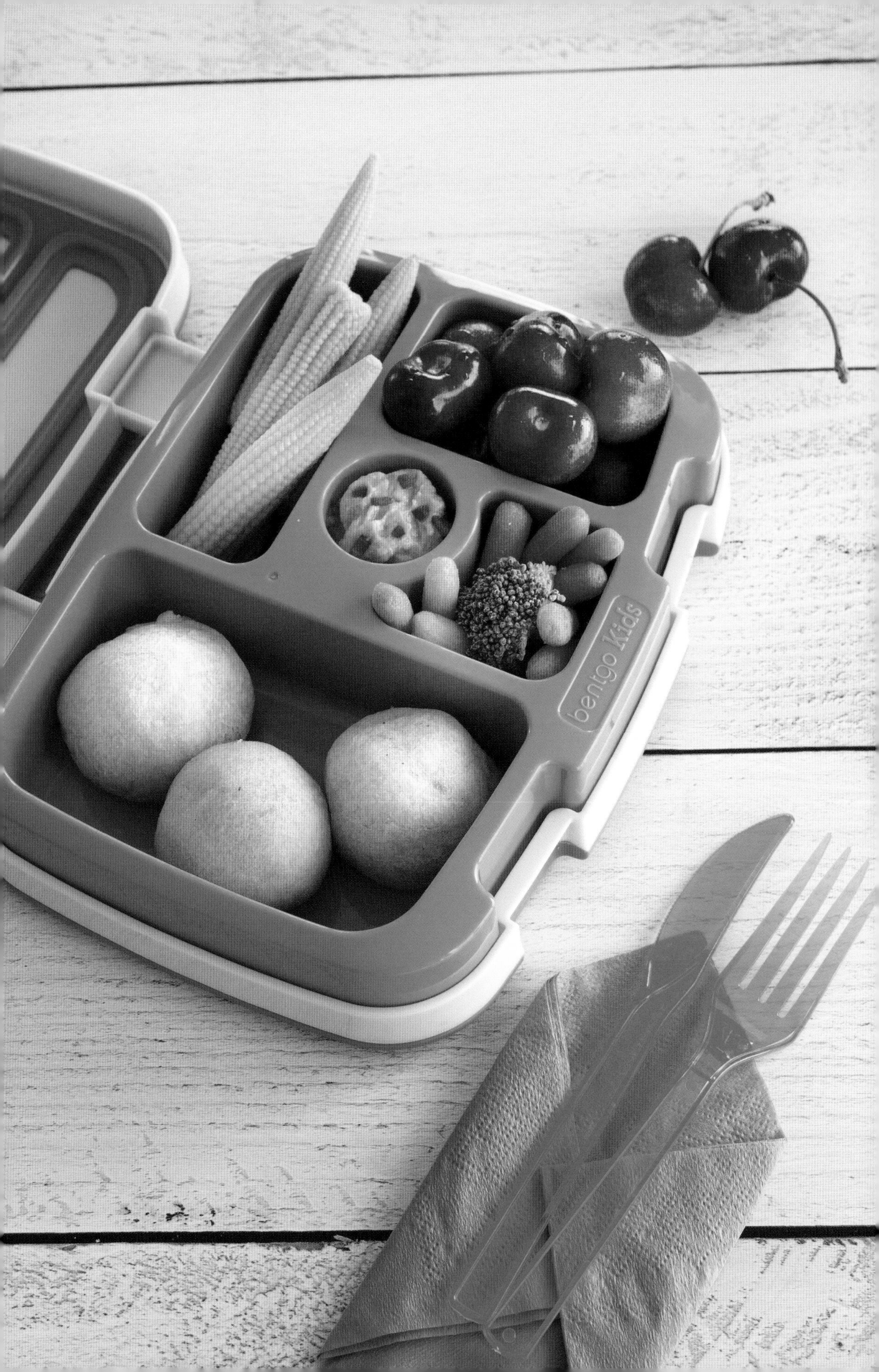
bentgo Kids

Muffins de maíz con queso + frutas troceadas

#glutenfree #sugarfree #immuneboost

Muffins de maíz con queso (contiene lácteos y huevos)

#glutenfree #sugarfree #vegetarian

Preparación rica en vitaminas A, B, C y E y minerales como cobre, hierro, zinc, magnesio y fósforo, que juntos contribuyen a una adecuada nutrición. El maíz es un cereal que posee importantes cantidades de dos antioxidantes: la zeaxantina, que juega un importante papel en la salud de nuestros ojos, y la luteína, que protege la piel de los rayos del sol y previene su envejecimiento. La preparación también contiene una importante fuente de fibra que ayuda a regular la digestión, así como los niveles de colesterol y glucosa en sangre.

Ingredientes:

- 2 cucharadas de mantequilla clarificada (ghee)
- 2 cucharaditas de estevia o monkfruit
- 2 huevos enteros
- ½ cucharadita vainilla
- 1 taza de maíz en granos
- 1 taza de harina de avena sin gluten
- 1 taza de queso blanco rallado (o mozarela vegano)
- ½ taza de leche de almendras o avena
- 1 cucharadita de polvo para hornear

Preparación:

1. En una licuadora, mezclar la mantequilla, los huevos, la leche y el maíz en granos durante un minuto.
2. Luego, agregar la harina de avena, el polvo para hornear y la estevia. Mezclar durante un minuto más. Colocar en un bol y agregar manualmente el queso rallado.
3. Precalentar el horno a 350 °F o 180 °C. Colocar la mezcla en un molde para cupcakes, previamente engrasado y enharinado y llevar al horno. Llenar los moldes al 80 % de su capacidad y agregar un poco de queso rallado por encima.
4. Hornear de 20 a 25 minutos hasta que doren. Servir y disfrutar.

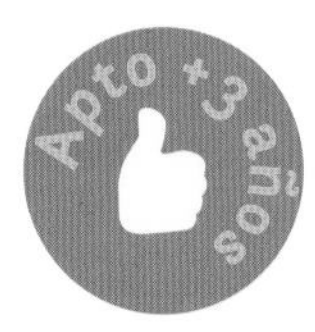

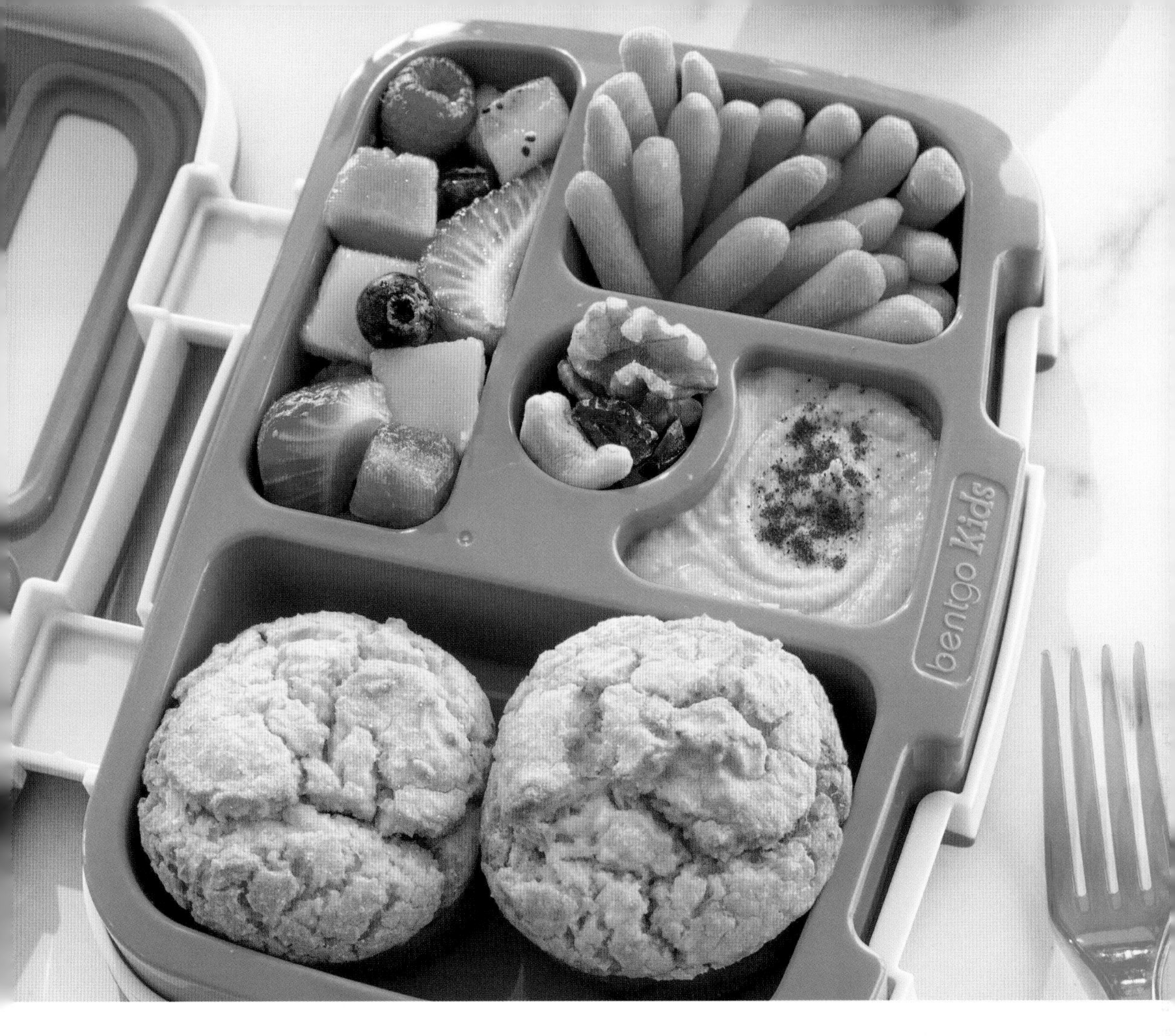

Frutas troceadas

#glutenfree #sugarfree #immuneboost #vegetarian #vegan

Ingredientes:

- 2 fresas cortadas en mitades
- 2 frambuesas
- 5 arándanos azules
- ¼ taza mango cortado en cuadritos
- ¼ taza kiwi cortado en cuadritos
- ¼ taza papaya cortada en cuadritos
- Zumo de ½ limón (opcional)

Preparación:

1. Mezclar las frutas manualmente, agregar zumo de limón y servir.

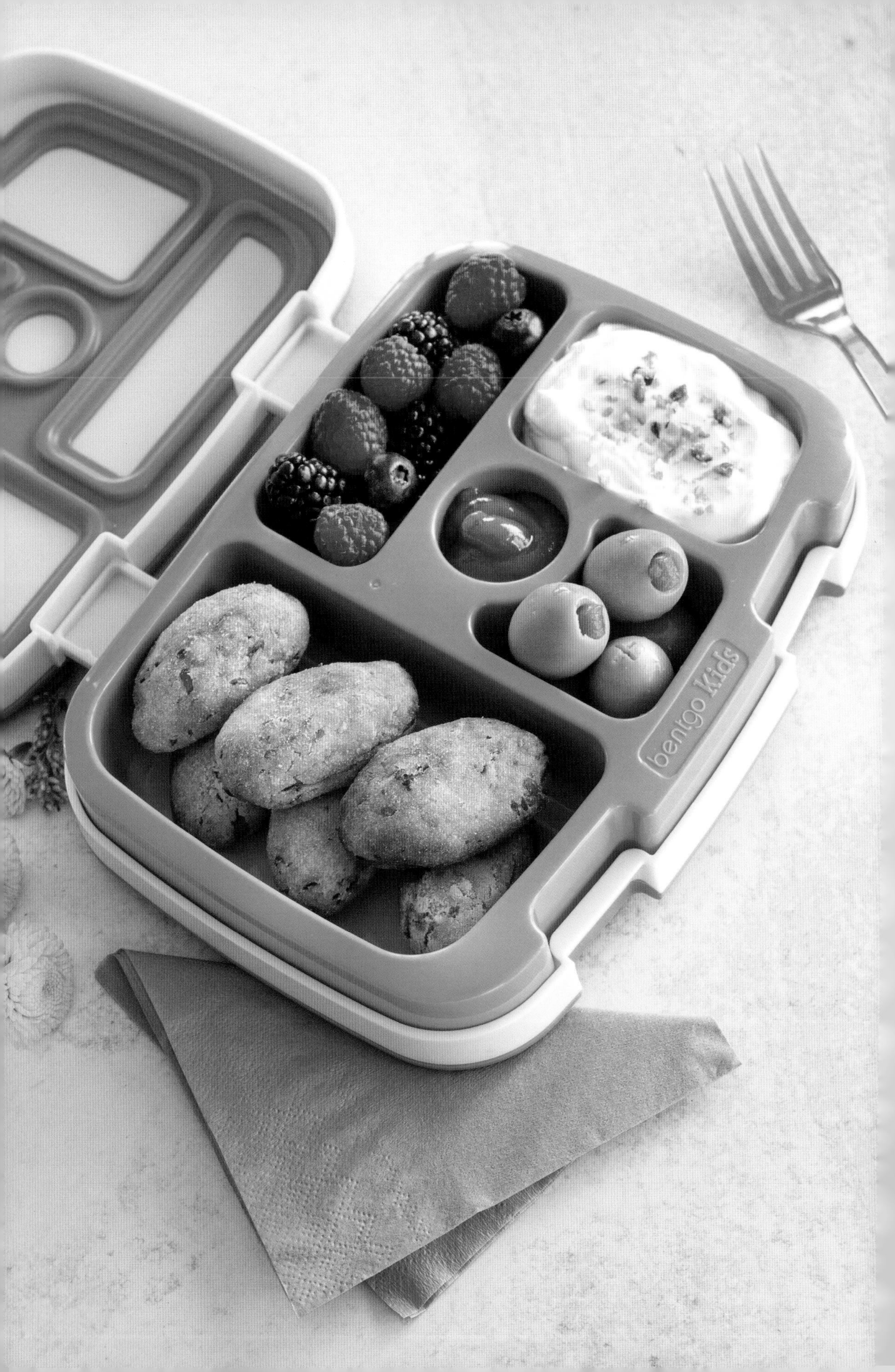
bentgo Kids

Croquetas de pollo con batata + yogur griego y frutos rojos

#glutenfree #sugarfree #immuneboost

Receta rica en fósforo, un mineral esencial para dientes y huesos, así como para los riñones y el hígado. Mantiene los vasos sanguíneos sanos, y protege los niveles de energía y el metabolismo lo que permite mantener buenos niveles de actividad y un peso saludable.

Dato extra: El pollo orgánico no tiene antibióticos ni ha sido expuesto a ningún tóxico. Comparado con el convencional, tiene menos grasa, más sabor y proteínas de mejor calidad.

Ingredientes:

- 1 taza de pollo cocido y desmechado
- 1 taza de batata previamente horneada
- ¼ taza de harina de quinua o avena
- 1 cucharadita de cúrcuma rallada o ½ cucharadita en polvo
- 1 huevo entero
- 1 clara de huevo
- ¼ taza de cebolla morada cortada en cubos
- 3 ajíes dulces sin semillas finamente cortados
- cilantro al gusto
- sal al gusto

Preparación:

1. Mezclar todos los ingredientes en el procesador hasta lograr una pasta homogénea. Puedes dejar enfriar un rato en la nevera.
2. Con las manos previamente engrasadas, moldear la masa haciendo primero bolitas y luego bastones.
3. Llevar al horno en una bandeja antiadherente untada con aceite en espray hasta que doren. Puedes usar la freidora de aire a 350 °F o 180 °C durante 15 minutos.
4. Servir y disfrutar.

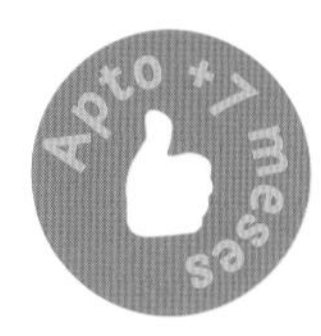

Yogur con mermelada de frutas .... pág. 118

Empanadas de plátano verde rellenas de pavo + frutas con crema de cacao

#glutenfree #sugarfree #lactosefree #immuneboost

Receta que contiene fibra, potasio, vitamina B6 e inulina. El plátano apenas contiene proteínas (1,2 %) y lípidos (0,3 %), aunque su contenido en estos componentes supera al de otras frutas. En su composición destaca su riqueza en carbohidratos (20 %).

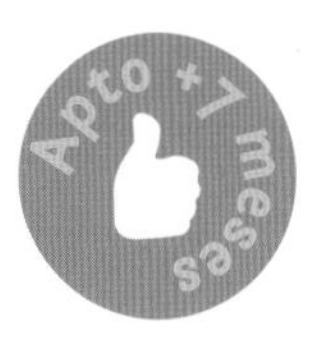

Ingredientes para la masa:

- 2 plátanos verdes o machos sin cáscara
- 1 cucharada de aceite de oliva
- agua para hervir
- sal al gusto

Ingredientes para el relleno de pavo molido:

- 17.7 oz / 500 g de pavo molido bajo en grasa
- 2 cucharadas de aceite de oliva
- 1 cucharada de ajo machacado
- ½ taza cebolla morada cortada en cubos pequeños
- ½ taza de ajo porro cortado en cubos pequeños
- 1/4 taza de ají dulce de colores cortado en cubos pequeños
- 1/4 taza de cebollín picado finamente cortado
- ½ taza de apio cortado en cubos pequeños
- ½ taza de pimiento rojo cortado en cubos pequeños
- ½ taza de zanahoria rallada
- 1 cucharada de mostaza Dijon
- 2 cucharadas de pasta de tomate
- perejil o cilantro al gusto finamente cortado
- paprika al gusto
- sal al gusto

Preparación del pavo molido:

1. Calentar una sartén antiadherente a fuego medio-alto, agregar aceite de oliva y saltear todos los vegetales cortados en cubos pequeños hasta que doren un poco.
2. Incorporar el pavo molido y mezclar muy bien hasta que quede muy fino, sin grumos. Mezclar de 3 a 5 minutos hasta que se cocine el pavo.
3. Agregar mostaza, pasta de tomate, sal y paprika. Dejar secar un poco. Reservar y dejar enfriar.

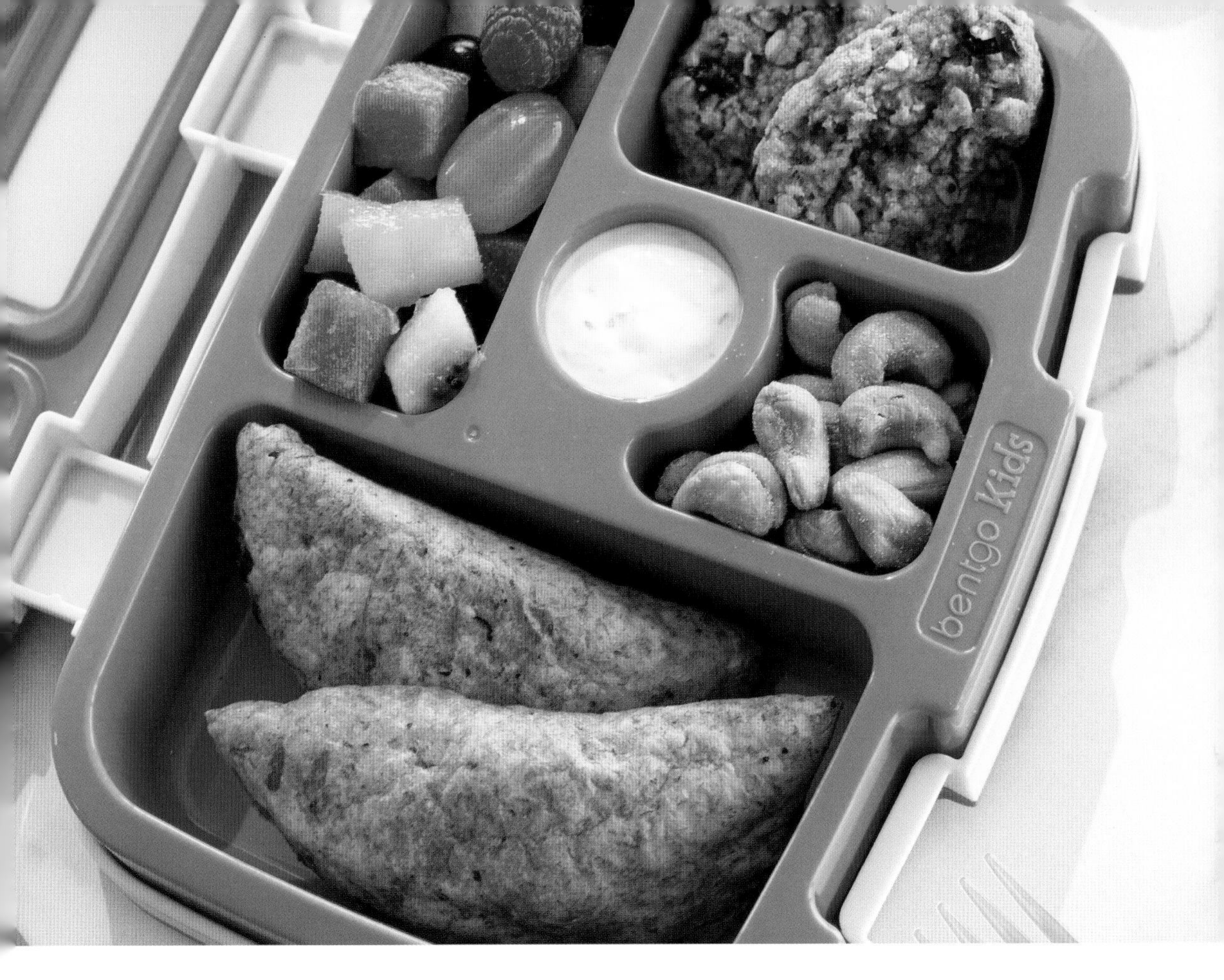

Preparación de las empanadas:

1. Cocinar los plátanos en agua y sal hasta que ablanden.
2. Colocarlos en un procesador con el aceite de oliva hasta lograr una mezcla homogénea. Retirar y colocar en un bol.
3. Amasar con las manos húmedas hasta lograr una bola grande. Luego, conformar con la masa bolitas medianas.
4. Colocar las bolitas entre dos bolsas plásticas untadas con aceite en espray y aplastar con una tabla hasta que queden finas.
5. Colocar sobre cada uno de los discos de masa una cucharada de guiso de pavo molido y cerrar con cuidado, sellando el borde con la ayuda de un tazón.
6. Llevar el horno a 350 °F o 180 °C de 20 a 30 minutos o mejor usar la freidora de aire con aceite de oliva en espray a 380 °F o 190 °C. Cocinar hasta que doren. Servir y disfrutar.

Frutas con crema de cacao .... pág. 113

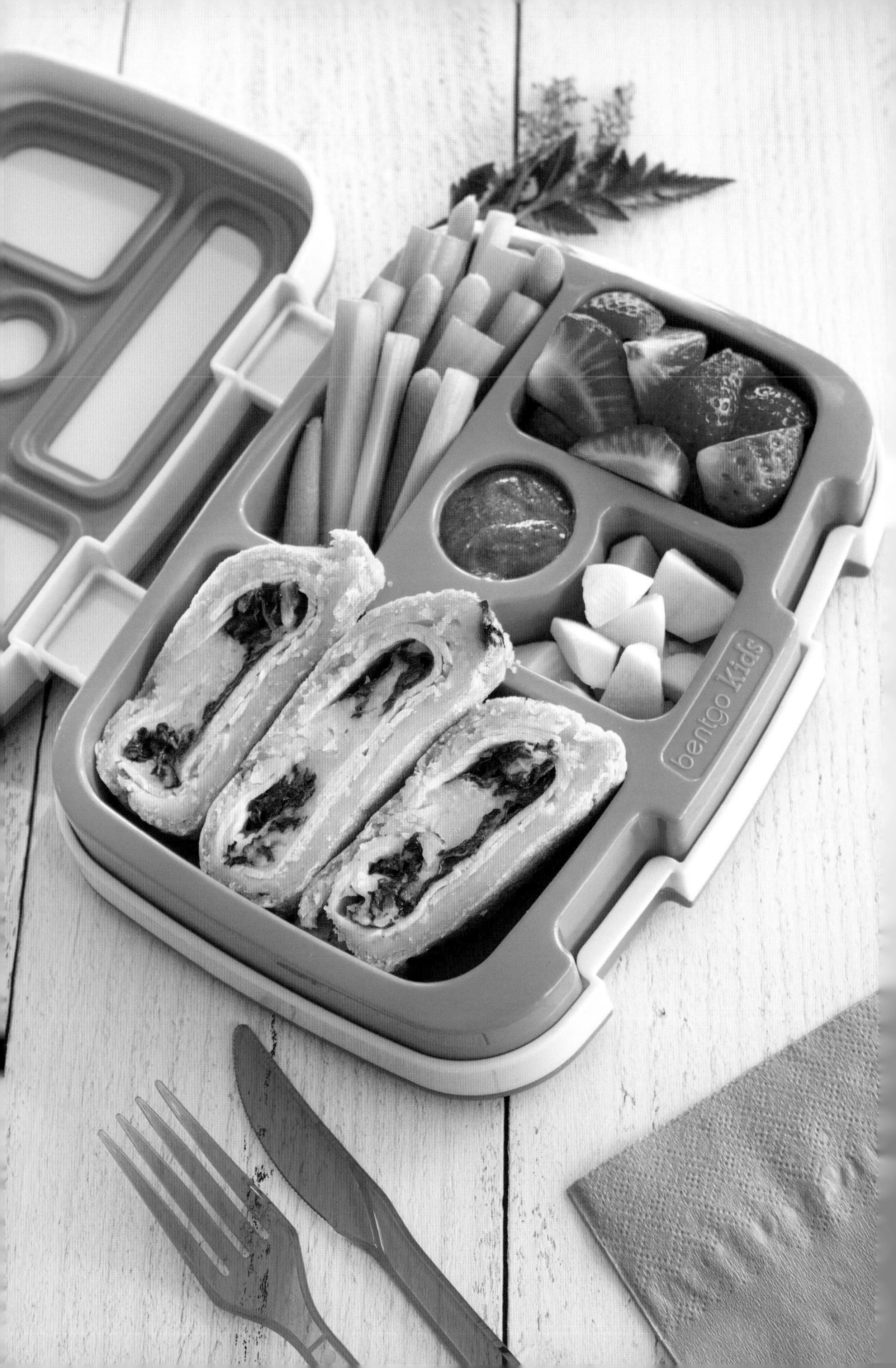
bentgo Kids

Enrollado de yuca con pechuga de pavo y queso + pinchos de uvas con crema de cacao

#glutenfree #sugarfree

Esta receta es fuente de proteínas y baja en grasas, siempre y cuando no se consuma la piel del pavo. Es rica en vitaminas del complejo B, niacina y en el nutriente esencial colina. El contenido en calcio de la yuca, unido al aporte de vitamina K, ayuda a mantener sanos los huesos y previene la osteoporosis.

Apto +9 meses

Enrollado de yuca pechuga de pavo y queso

Ingredientes:

- 4 tazas de yuca cocida fría
- 2 cucharadas de aceite de oliva o mantequilla clarificada derretida (ghee)
- 1 cucharada de semillas de chía
- 1 huevo entero
- 6 lonjas de pechuga de pavo natural sin conservantes
- 1 taza de queso mozarela fresco o vegano
- hojas de espinaca al gusto
- sal al gusto

Preparación:

1. Con un rallador, rallar la yuca y amasar con el aceite de oliva, huevo, chía y agregar sal al gusto. Puedes hacerlo en un procesador para ahorrar tiempo.
2. Hacer una bola grande con las manos, colocar la masa en un recipiente y dejar refrescar a temperatura ambiente durante una hora.
3. Colocar sobre una hoja de papel encerado o una bolsa plástica con cierre previamente abierta y extendida, untada con aceite. Colocar otra bolsa o papel encerado encima y estirar la masa con la ayuda de un rodillo o con las manos.
4. Proceder a rellenar con pavo, queso y hojas de espinacas, colocando una capa de cada ingrediente sin llegar al borde final.
5. Comenzar a enrollar cuidadosamente con la ayuda del papel o la bolsa plástica, procurando que todo quede bien compacto.
6. Pasar a una bandeja refractaria con papel encerado y con la ayuda de una brocha agregar un huevo batido por encima. Puedes decorar con la ayuda de un cuchillo. Llevar al horno.
7. Hornear a 350 °F o 180 °C de 25 a 30 minutos o hasta que dore. Dejar refrescar un poco antes de cortar. Servir y disfrutar.

Frutas con crema de cacao .... pág. 113

Panquecas de avena y chocolate + banana + miel o agave

#glutenfree #sugarfree #lactosefree #vegetarian

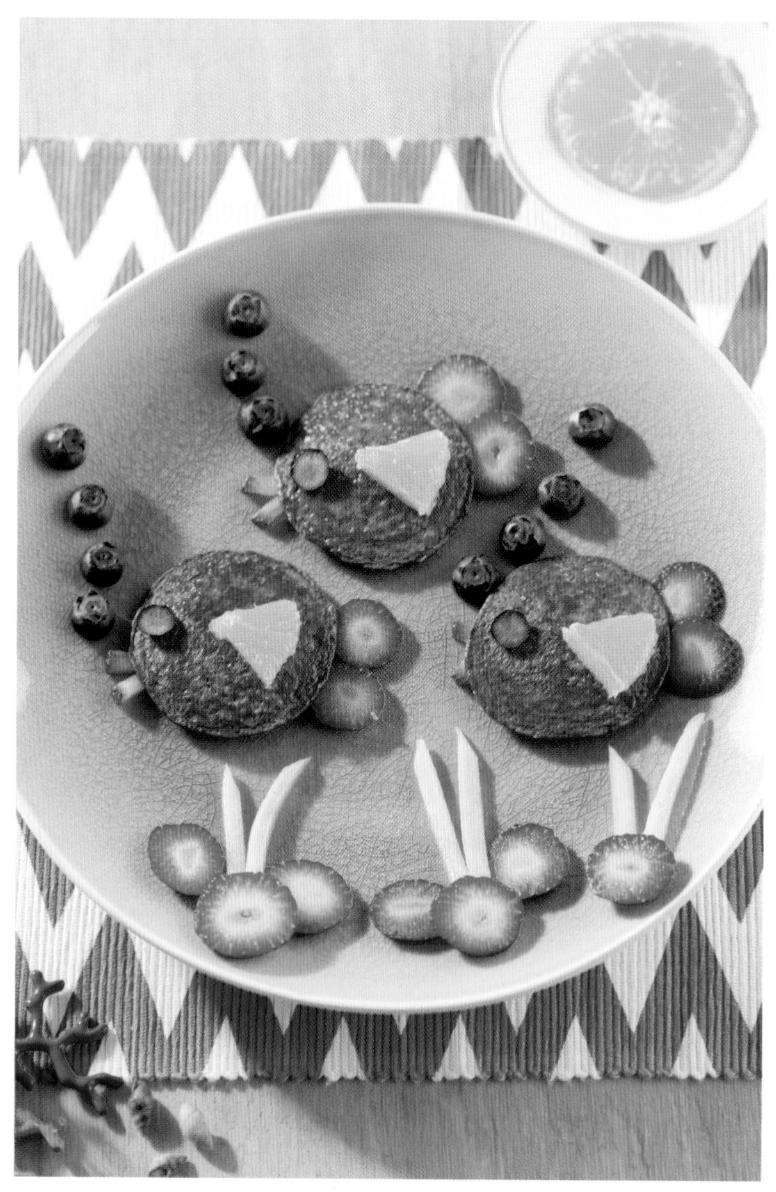

Panquecas de avena y chocolate

Página 81

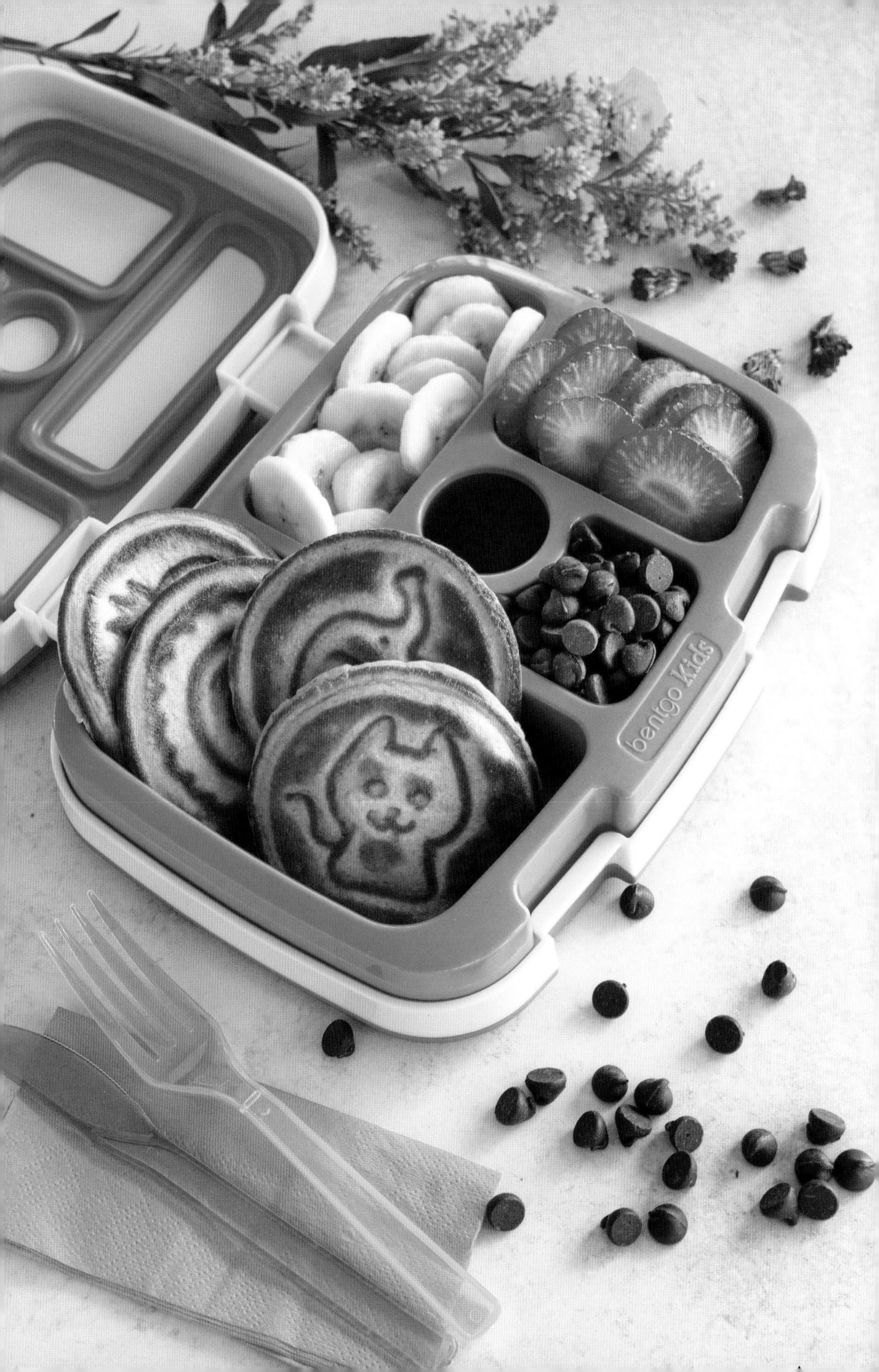
bentgo Kids

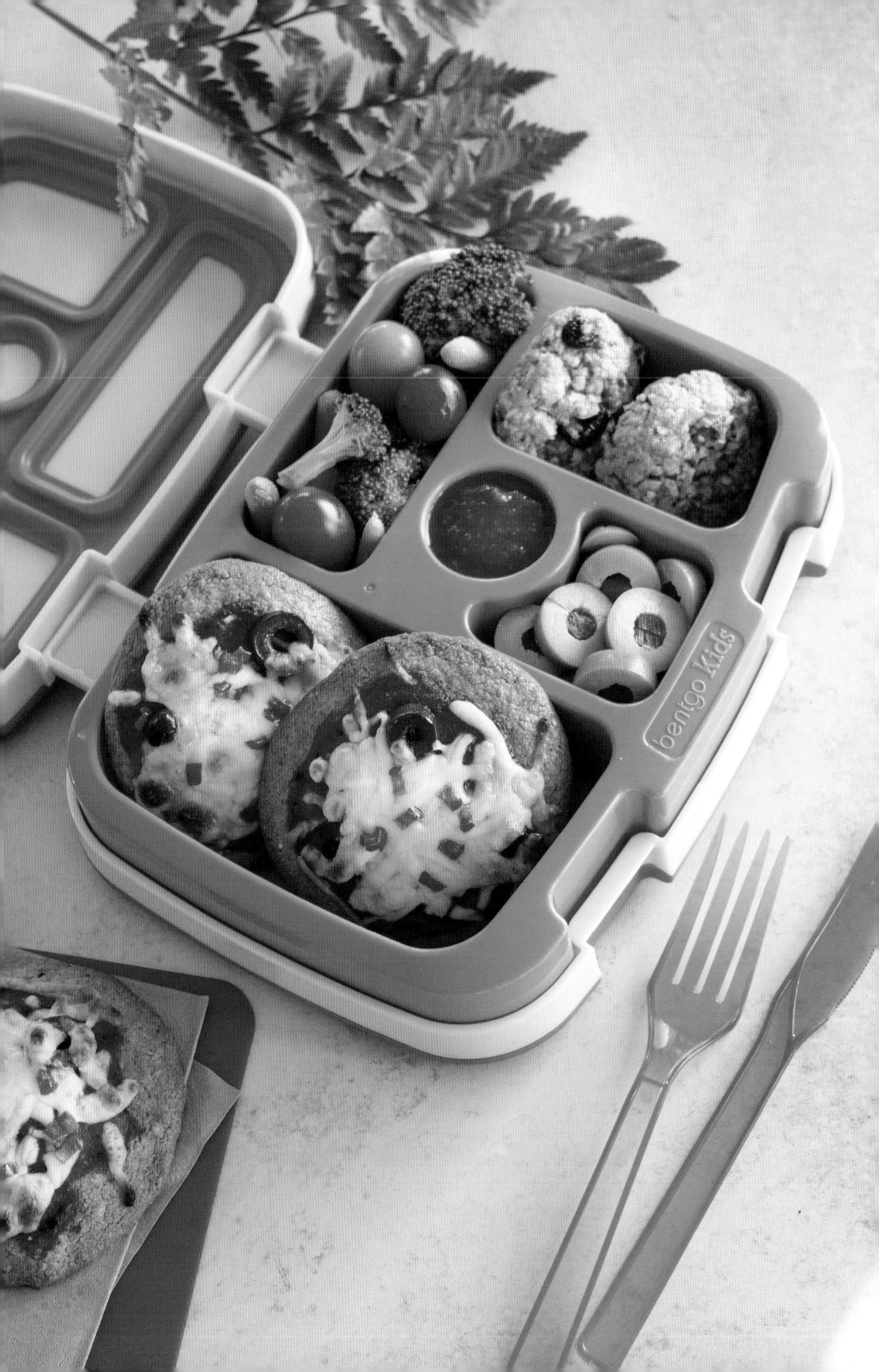
bentgo kids

Pizza de quinua y vegetales + galletas caseras divertidas

#glutenfree #sugarfree #lactosefree #vegetarian #immuneboost

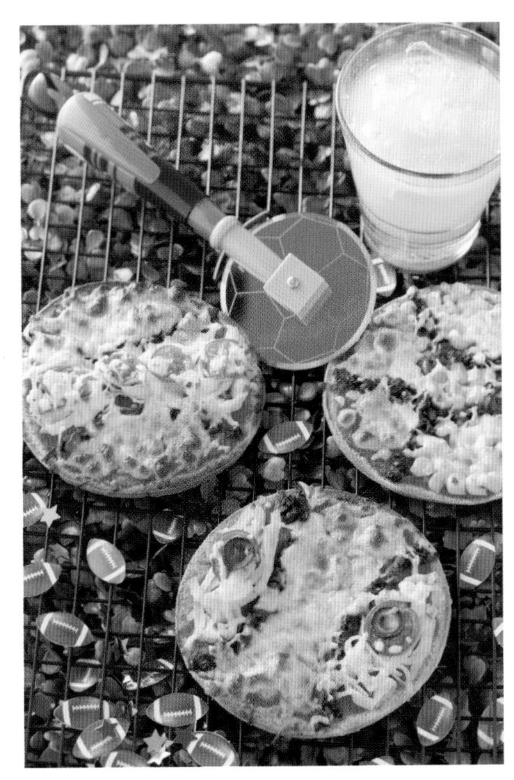

Pizza de quinua y vegetales

Página 126

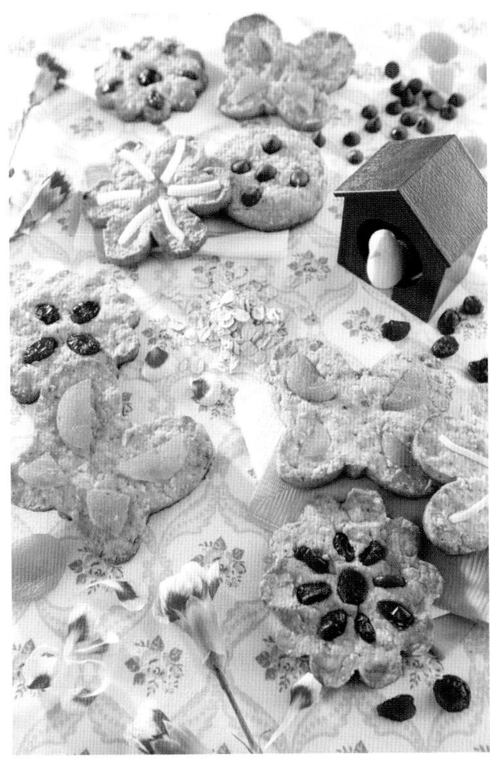

Galletas caseras divertidas

Página 139

Tequeños de plátano + kétchup saludable + donas de chocolate

#glutenfree #sugarfree #lactosefree #vegetarian

Receta rica en potasio, vitamina B6, vitamina C y fibra. El plátano es una de las frutas más completas que podemos ofrecer a los pequeños. Contiene potasio, que beneficia el desarrollo óseo; carbohidrato, que aporta energía, y la fibra que regulará el tránsito intestinal.

Apto +9 meses
Sin endulzante

Tequeños de plátano

Ingredientes:

- 1 taza de puré de plátano pintón (entre verde y maduro)
- 1 taza de harina de avena (pulverizar las hojuelas de avena en la licuadora)
- 2 cucharadas de linaza molida
- 1 sobre de stevia
- 1 cucharada de aceite de oliva o mantequilla clarificada (ghee)
- Queso blanco tipo panela para rellenar
- 1 pizca de sal

Preparación:

1. Cocinar el plátano pintón en un poco de agua hasta que ablande. Cuando esté aún caliente triturar bien con un tenedor. Dejar que se enfríe un poco para poder amasar sin dificultad. Mejor si se coloca en un procesador de alimentos para lograr una consistencia más homogénea.
2. Mezclar los ingredientes secos, añadirlos al puré de plátano e integrar todo muy bien hasta obtener una masa uniforme.
3. Extender la masa entre dos bolsas plásticas con la ayuda de un rodillo hasta dejarla delgada pero manejable, y cortarla en tiras largas de 1 cm de ancho.
4. Por otro lado, cortar el queso en bastones de 2,5 cm de largo por 1 cm de ancho.
5. Proceder a enrollar, colocando la esquina de un bastoncito de queso blanco de forma perpendicular sobre el borde de la tira. Dar vueltas a la tira de masa hasta cubrir todo el queso. Verificar que los bordes queden sellados para que el queso no se salga durante el horneado.
6. Llevar al horno sobre una bandeja refractaria para galletas con papel encerado a 370 °F o 190 °C. Hornear unos 10 minutos por cada lado o hasta que estén bien dorados. Mucho mejor si se cocinan en la freidora de aire a la misma temperatura durante 15 minutos. Servir y disfrutar.

Kétchup saludable .... pág. 66
Donas de chocolate .... pág. 136

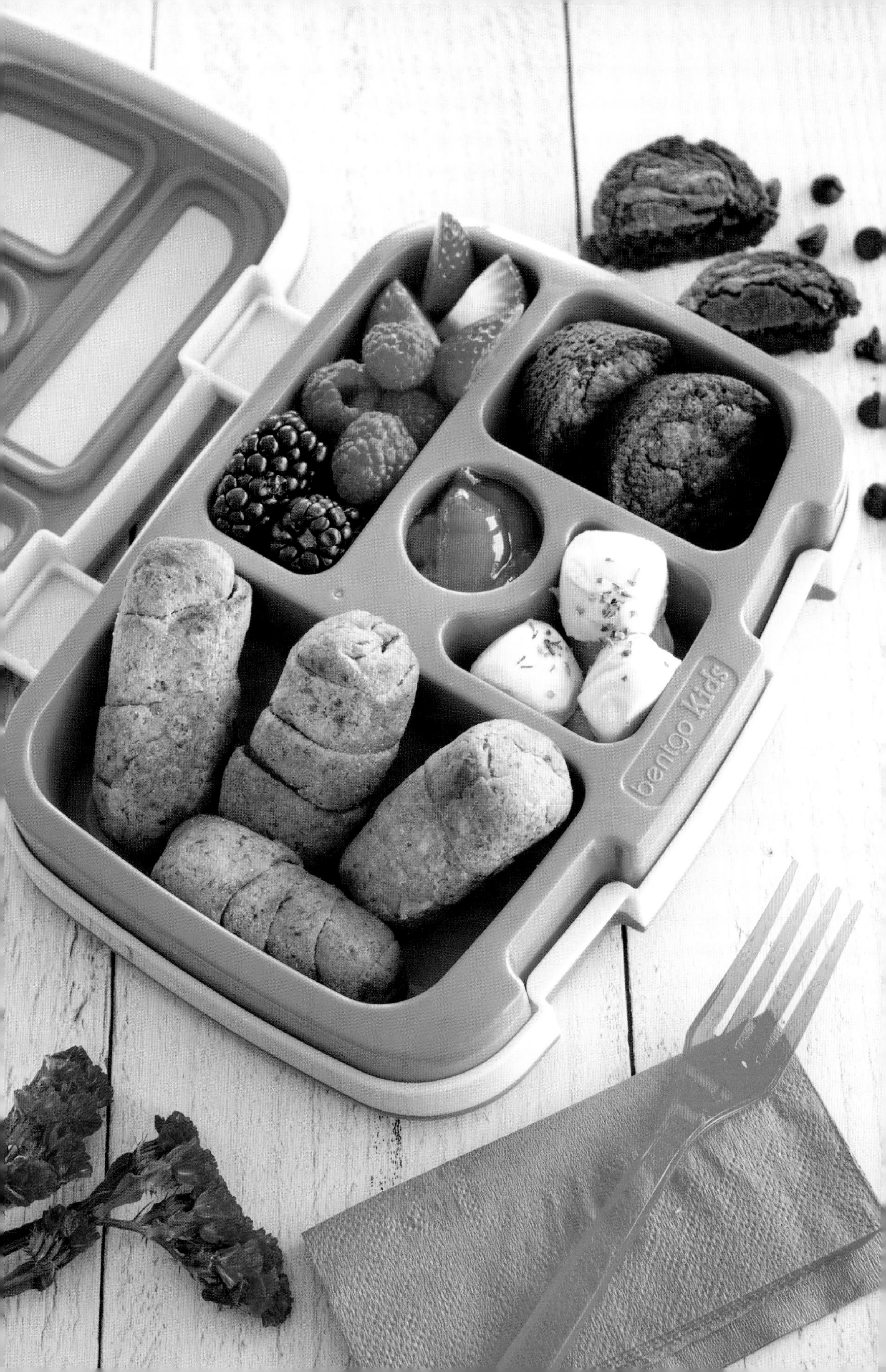
bentgo Kids

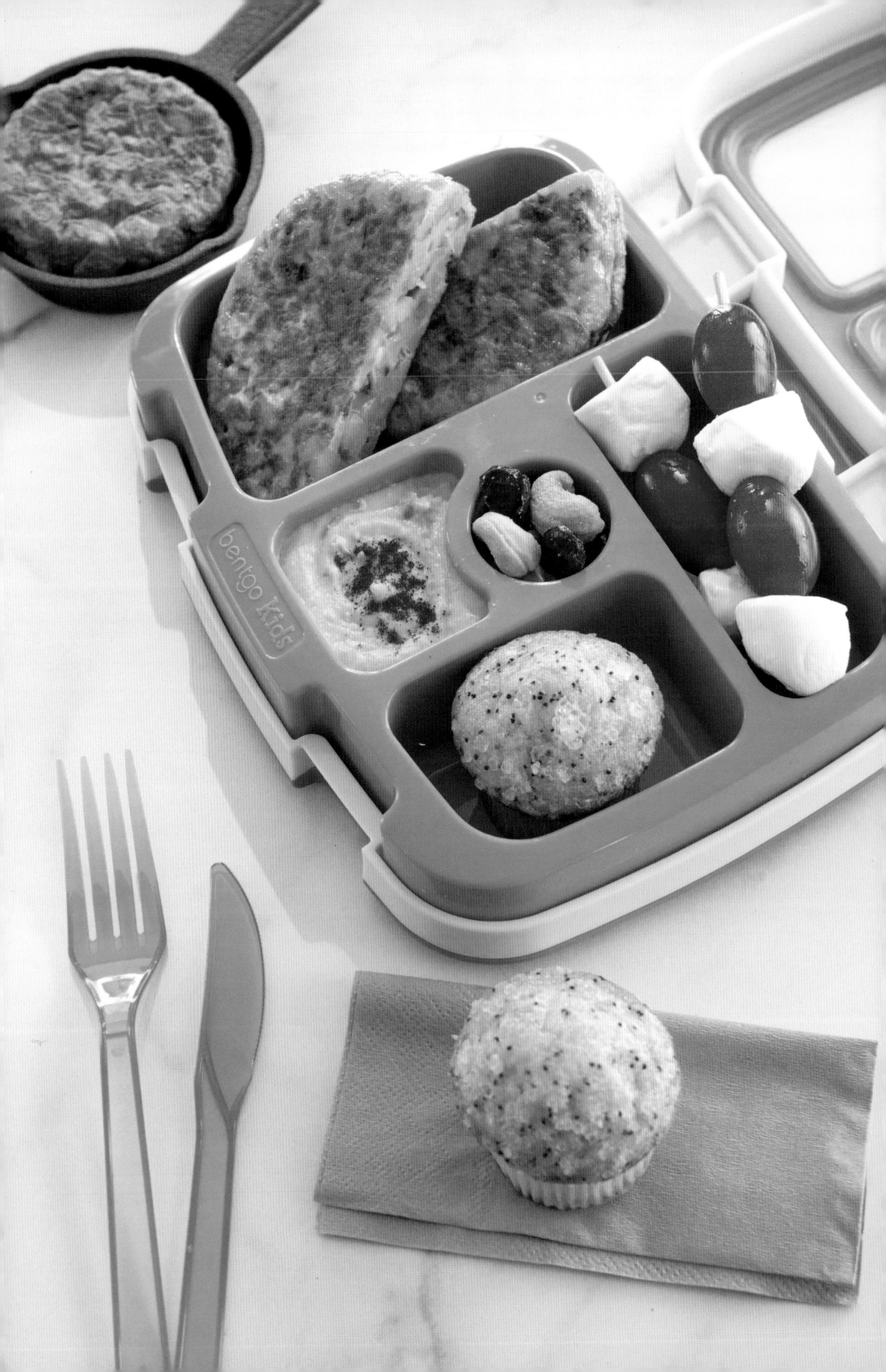
bentgo Kids

Tortilla española + cupcake de banana y chocolate

#glutenfree #sugarfree #lactosefree #immuneboost #vegetarian

Esta receta es fuente importante de carbohidratos, almidón, proteínas de calidad, vitamina B6 y potasio. Las papas de pulpa amarilla son ricas en luteína y zeaxantina, ambas asociadas a la prevención de enfermedades, y las papas de pulpa morada y roja son ricas en antocianinas.

Apto +7 meses

Ingredientes de la tortilla española:

- 2 cucharadas de aceite de oliva
- 2 cucharadas de cebolla blanca cortada en cubos pequeños
- 2 papas medianas cortadas en cubos pequeños
- 3 huevos
- sal al gusto

Preparación:

1. Agregar el aceite de oliva en una sartén antiadherente a fuego medio. Cuando esté caliente, agregar las cebollas y las papas y comenzar a freír. Condimentar con la sal al gusto.
2. Dejar que las papas se cocinen y doren totalmente. Cuando las papas y las cebollas estén listas, reservar en un recipiente.
3. Batir los huevos e incorporarlos al recipiente, junto a las papas y la cebolla.
4. Luego, poner más aceite a la sartén y agregar la mezcla. Todas las papas deben quedar cubiertas, aunque sin sumergirse en el huevo. Conservar un poco de huevo adicional en la parte superior, para si los huevos no son suficientes, agregar un poco más.
5. Una vez que la tortilla esté cocinada y dorada, voltearla rápidamente con la ayuda de un plato y regresarla a la sartén, para que se cocine por el otro lado a fuego bajo-medio.
6. Cuando logres deslizar un poco la tortilla en la sartén, significa que está lista para transferirla a un plato. Apaga el fuego, toma un segundo plato y voltea la tortilla sobre el plato. Servir y disfrutar.

Cupcakes de banana y chocolate .... pág. 135

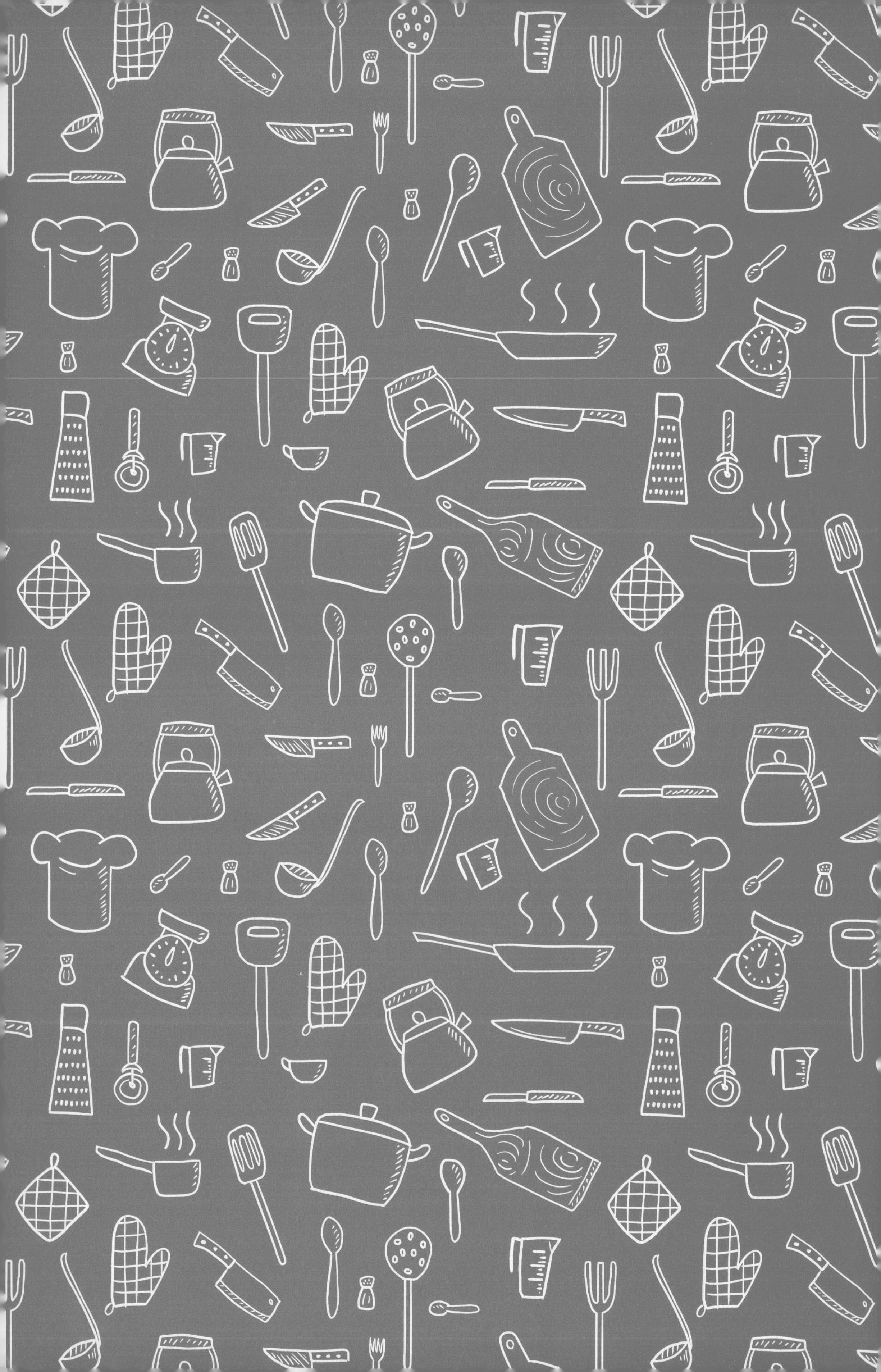

CÓMO ENDULZAR DE FORMA NATURAL

La Asociación Española de Pediatría (AEP) desaconseja el uso de edulcorantes en niños de 1 a 3 años. La miel también debe evitarse hasta los 3 años de edad y sugeriría evitarla siempre que sea posible. En general, se recomienda evitar exponer a tus hijos a sabores dulces desde temprana edad.

Frutas

El plátano o banano maduro se puede utilizar para endulzar en repostería, en bizcochos, en *muffins*, *porridges*, licuados y batidos.

Dátiles

Son muy ricos y se suelen comer rellenos de mantequilla de almendra como merienda o bien en pasteles o batidos, para endulzarlos de forma natural y suave. También puedes hacer una jalea de dátiles, procesándolos con un poco de agua hasta dejarlos cremosos y lisos.

Concentrado natural de manzana sin azúcar

También puedes usar este concentrado para endulzar en repostería.

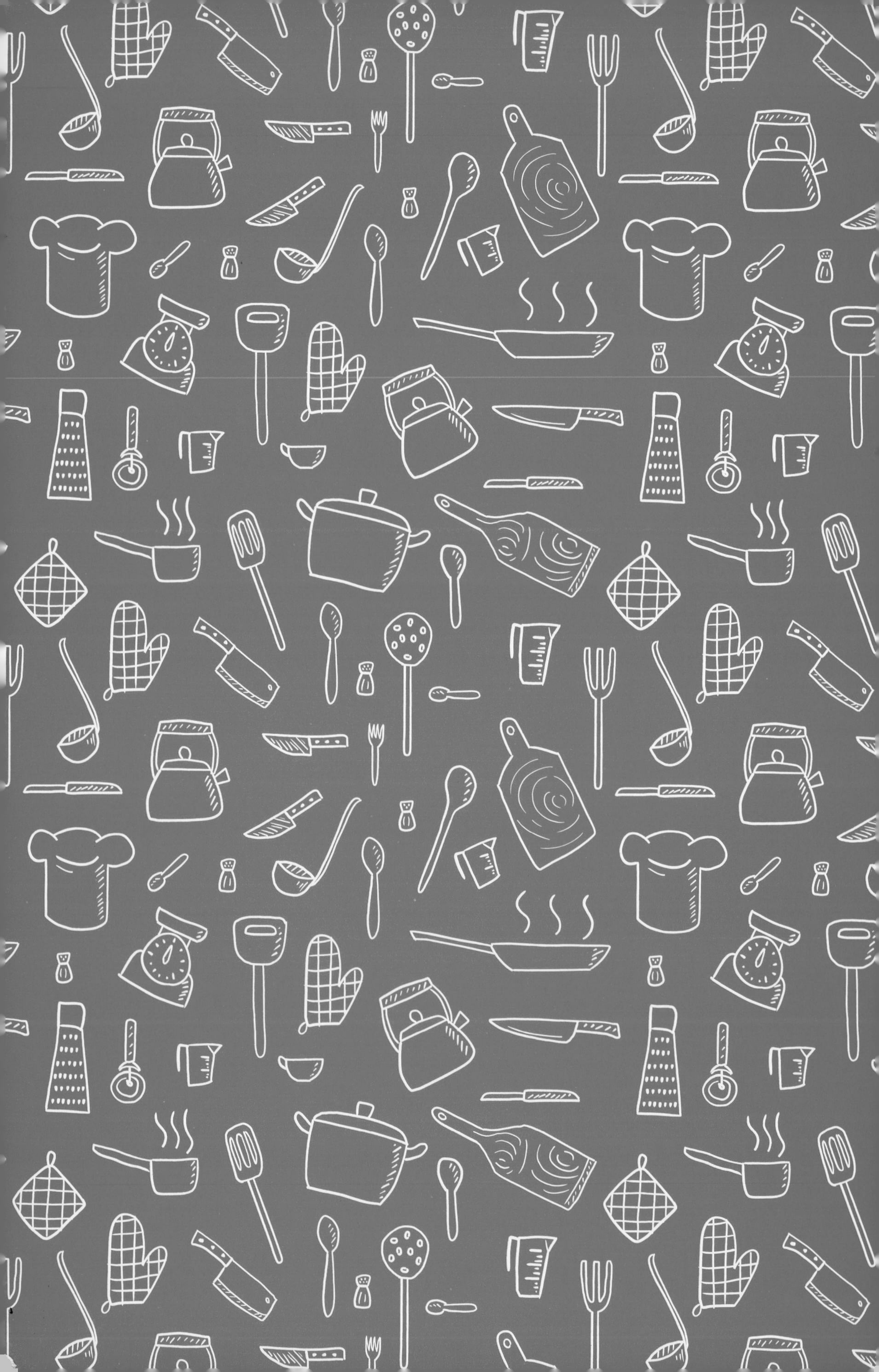

BREVES PALABRAS FINALES

Queridos mamá, papá y cuidadores:

Si han llegado a esta parte del libro es porque son personas conscientes, amorosas y verdaderamente comprometidas con la salud de los niños. Les agradezco, felicito y bendigo, porque al hacer esto están cambiando el destino de ellos y liberándolos de la tóxica comida industrial. También están fortaleciendo sus defensas, previniendo enfermedades y, lo más importante, enseñándoles a comer rico y saludable incorporando frutas y verduras, proteínas, grasas y carbohidratos naturales.

Si los pequeños aprenden a comer honrando los alimentos y seleccionando lo que es mejor, se librarán de la obesidad y de los trastornos psicológicos y físicos que generan las enfermedades con origen en la alimentación. Un niño o una niña que come bien será un adulto sano de cuerpo y mente.

Durante años, hemos recibido información distorsionada sobre la comida. Entre la publicidad, la industria alimentaria, los mitos y la ignorancia fuimos perdiendo buenos hábitos. Quizás ustedes también asociaron el amor con dulces, chatarra o comida rápida. Ahora que la ciencia médica demuestra que los alimentos y el estilo de vida influyen más que los propios genes en el surgimiento de enfermedades, se hace urgente cambiar la cultura gastronómica.

Si están haciendo del proceso de cocinar un acto divertido, amoroso y saludable, lo están haciendo bien. Ya verán cómo los niños comen con entusiasmo las recetas en las que participan, y que la mesa se vuelve un espacio alegre y relajado en el cual todos comparten y disfrutan. La comida es el gran unificador de la tribu y así lo ha sido desde hace más de 70,000 años. Tenemos esto en nuestro ADN y sabemos que compartir alimentos es una forma de construir relaciones amorosas y empáticas.

Con este libro y la entrega que pondrán en el acto de cocinar con los pequeños están creando un futuro donde habrá salud y amor no solo para ustedes, sino para las familias que también ellos tendrán. A través de esta educación amorosa están acumulando para su descendencia una herencia que tiene en cuenta el respeto y cuidado por el cuerpo y la unión de la familia en la mesa. Una familia que come unida, permanece unida.

¡Un último regalo! Enseñen a sus hijos a bendecir los alimentos que entrarán a sus cuerpos. Es una manera adicional del reforzar el poder que tienen los alimentos para mantenerlos fuertes y saludables.

Oración de bendición de los alimentos

Este es el alimento espiritual que va a servir para restaurar y regenerar la armonía de mi cuerpo, la armonía de mi mente y la armonía de todo mi ser. Gracias Dios por este regalo.

Disfruten y sean felices.
Samar Yorde

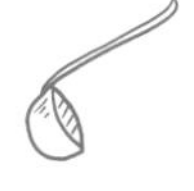

AGRADECIMIENTOS

A Dios, por permitirme cumplir con mi propósito de educar a millones de personas y mejorar sus vidas a través de las redes sociales.

A mis padres y hermanos por su amor incondicional, apoyo y compañía a lo largo de mi vida. Gracias por estar siempre presentes.

A mi querida Rita Jaramillo y la casa editorial Penguin Random House Grupo Editorial USA por su cariño, apoyo constante, y por darme otra oportunidad de trabajar por la salud de los seres más importantes y vulnerables de la familia: los niños.

A Tarek Yorde por su gran apoyo y orientación, por la magia de sus textos en la redacción del cuento infantil y la edición inicial de este manuscrito.

A Anna Paola Mannucci, amiga, cocinera y gran colaboradora, por su talento, compromiso y apoyo incondicional en la preparación de las recetas.

A mi querida Eredis Benítez, cocinera mágica que he tenido cerca durante muchos años, por crear conmigo la propuesta de loncheras saludables.

A Liselotte Salinas, cocinera y estilista de alimentos, por su gran apoyo en la producción, la fotografía y el estilismo de los alimentos.

A Kike Rodríguez, amigo y fotógrafo venezolano de alimentos, por el increíble talento y la alegría con que fotografía cada preparación.

A Romina Sánchez, nutricionista infantil, por su gran apoyo en el capítulo de nutrición y por las sugerencias de nutrientes claves en cada receta.

A Isabela Hernández, asistente y colaboradora, por su increíble investigación y aporte al capítulo "Vamos a cocinar".

A Isaily Pérez, editora de la versión final de este libro, por su increíble talento para pulir, condensar y dar brillo al mensaje que compartimos.

A Jesús Marcano, amigo y fotógrafo profesional, por su gran creatividad y talento para las fotos internas y de portada.

A Isabella y Alaia González, las hermosas niñas que posaron para nuestras fotos.

A mi antigua yo por inspirarme. Esa mujer fuerte y resiliente fue capaz de seguir adelante siempre, a pesar de los errores, fracasos o tropiezos, y nunca se cansó ni se cansará de estudiar para compartir lo aprendido.

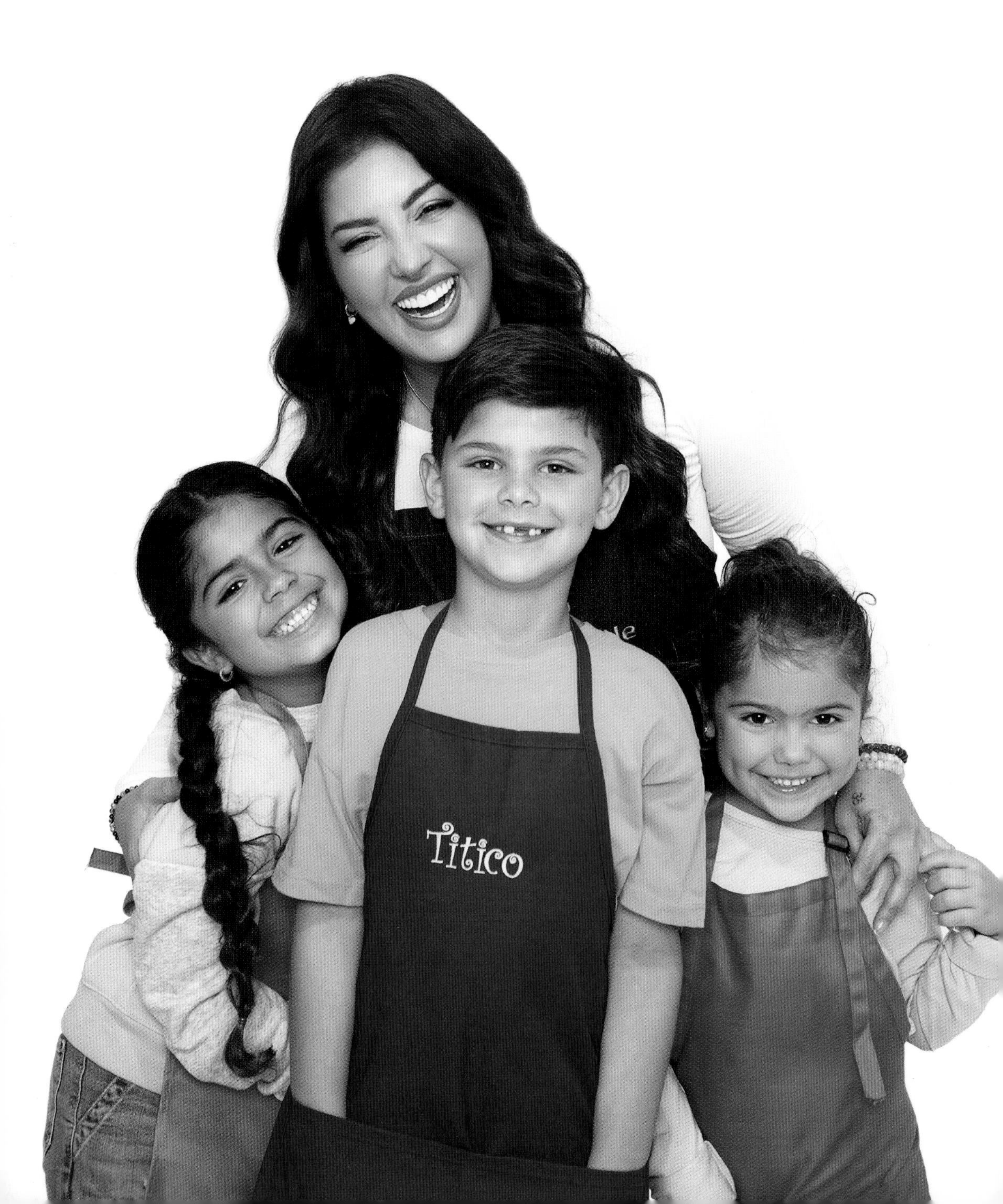

AGRADECIMIENTO ESPECIAL

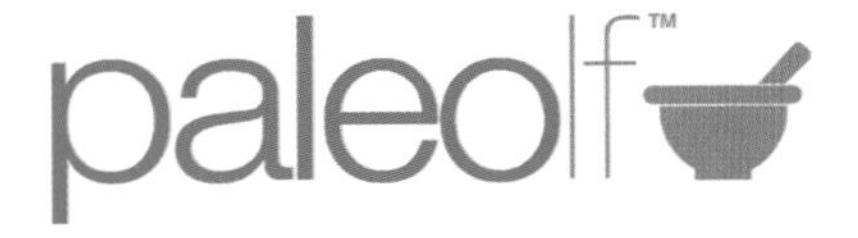

A Paleo Life, empresa de alta calidad dedicada a la elaboración de suplementos, por creer en el proyecto y apoyar la iniciativa de optimizar las defensas de niños y adolescentes a través de Zimax Junior, un suplemento natural a base de cúrcuma, hojas de olivo, semillas de uva, vitamina C, vitamina D3 y magnesio.

Zimax Junior ayuda a regular la microbiota intestinal, lugar donde habita hasta el 80 % del sistema inmunitario, y está indicado para niños mayores de 4 años y adolescentes que requieran optimizar sus defensas para prevenir o combatir enfermedades infecciosas, autoinmunes o cáncer.

Si quieres ordenar Zimax Junior y, además, descargar nuestro protocolo natural para optimizar las defensas de tus hijos, toma una foto a este código QR.

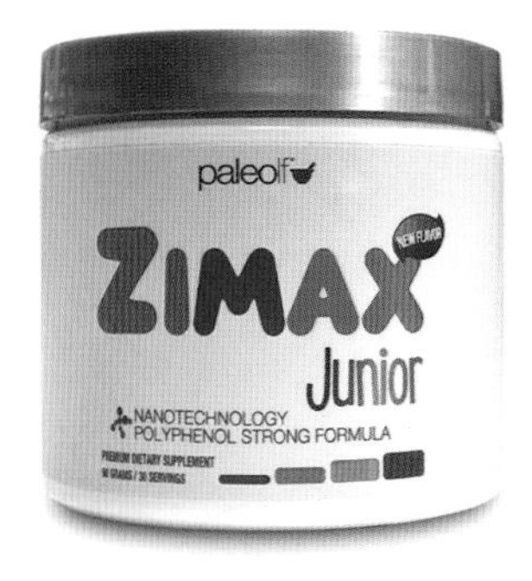

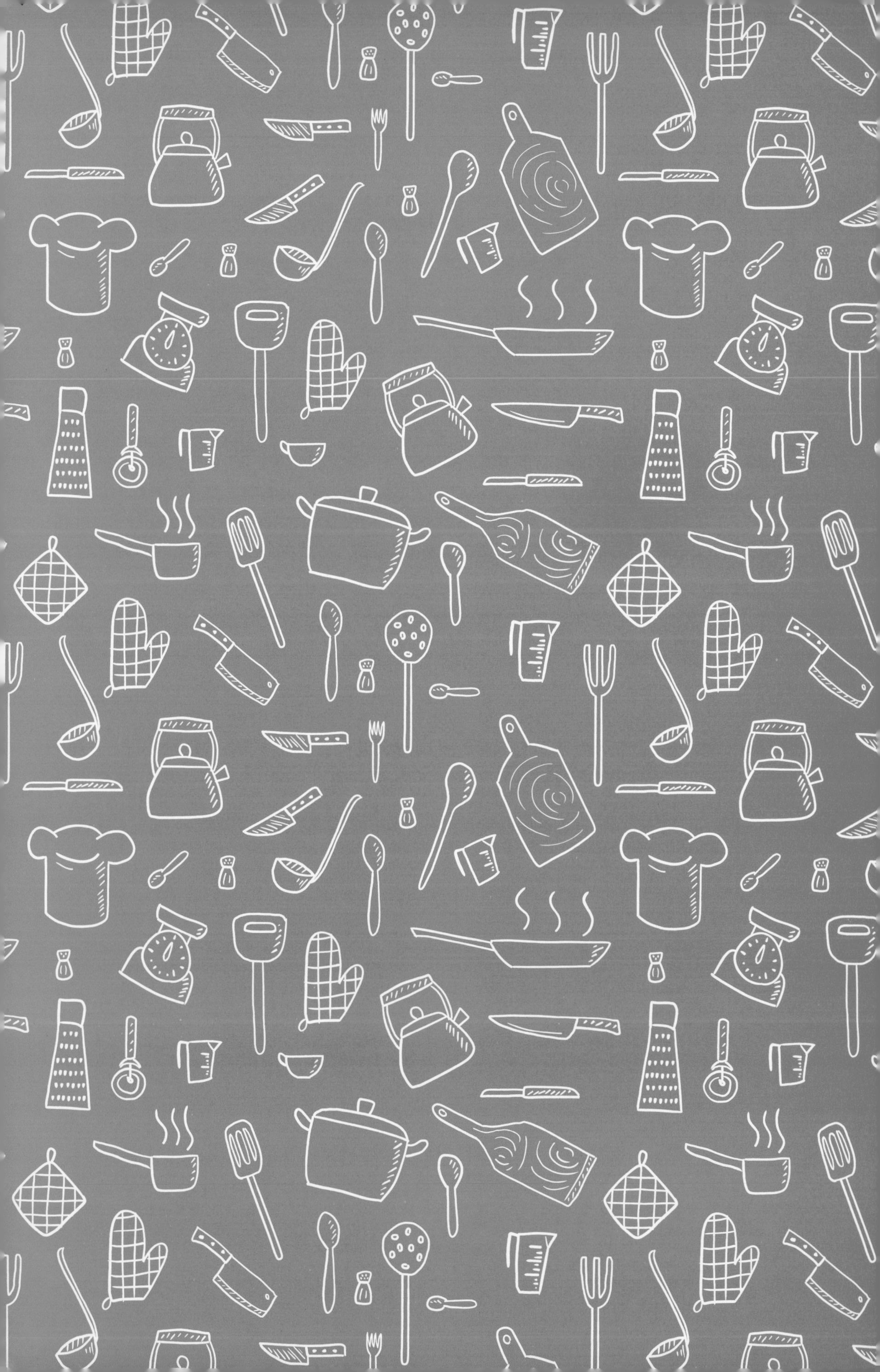

ACERCA DE LA AUTORA Y SUS COLABORADORES

Samar Yorde

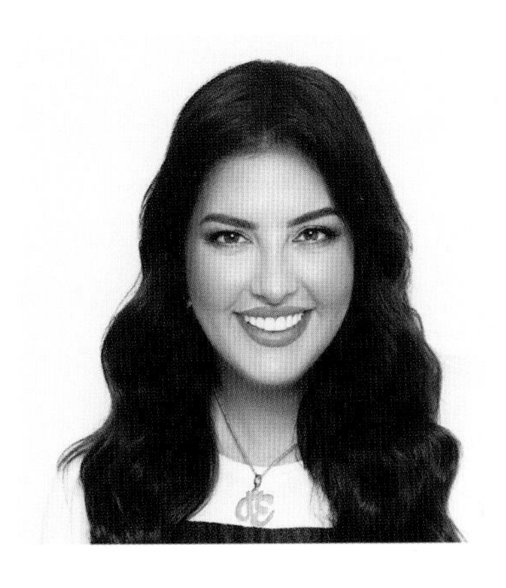

Médica graduada en Venezuela, *coach* de salud y longevidad en Estados Unidos e investigadora experta de las estrategias validadas por la ciencia para rejuvenecer de forma natural y vivir más. Conferencista internacional y autora de *@SoySaludable en la cocina* (2014), *Soy saludable transforma tu cuerpo* (Aguilar, 2016) y *Rejuvenece en la cocina* (Aguilar, 2017). Creadora de la plataforma @soysaludable, que cuenta con más de dos millones y medio de seguidores y de @enjoybysamar, una línea de soluciones naturales antiedad para vivir más y mejor. Ha colaborado en programas como *Despierta América* del canal Univision y *Hoy Día*, del canal Telemundo, entre otros.

info@soysaludable.com @soysaludable
www.soysaludable.com www.enjoybysamar.com

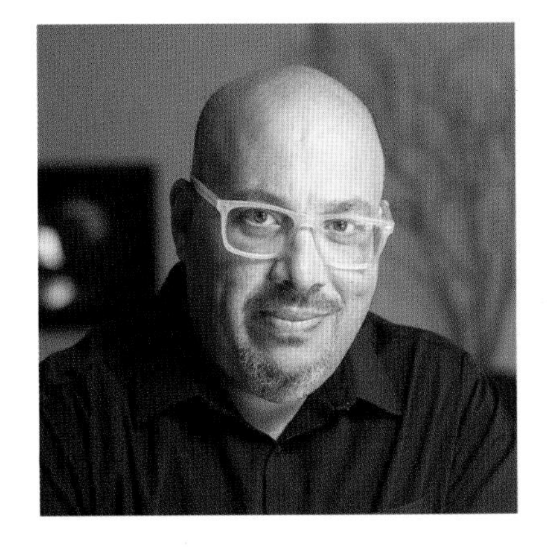

Tarek Yorde. Editor y redactor

Director de la agencia contupalabra.org, asesor de *marketing* y comunicador especializado en diseño, redacción y promoción de servicios de salud y bienestar. Con maestría y especialización en Comunicación Institucional, dedica su carrera profesional a la creación de infoproductos, libros, cursos y servicios en línea en el área de la salud, la educación y el bienestar.

contupalabra.org @tarekyorde

Anna Paola Mannucci. Supervisora y diseñadora de recetas

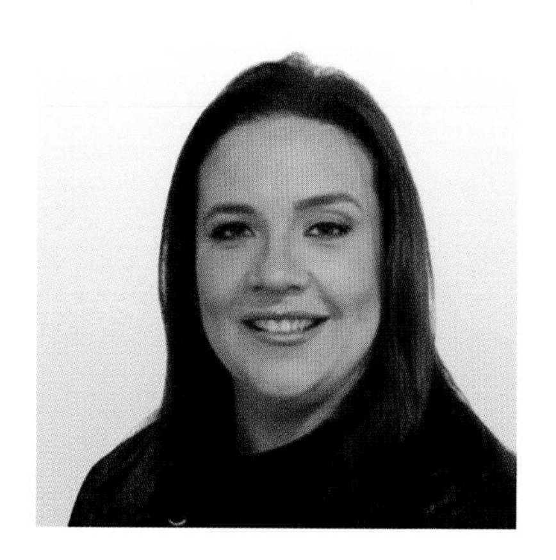

Restauradora y cocinera profesional formada en las áreas de Gerencia Gastronómica, Alimentación Saludable y Cocina de Vanguardia. Colaboradora de @soysaludable desde hace más de doce años. Experta en la creación de recetas saludables para niños y adolescentes. Especialista en la gestión y dirección de comedores escolares que promueven la alimentación saludable en los niños.

@anna_mannucci

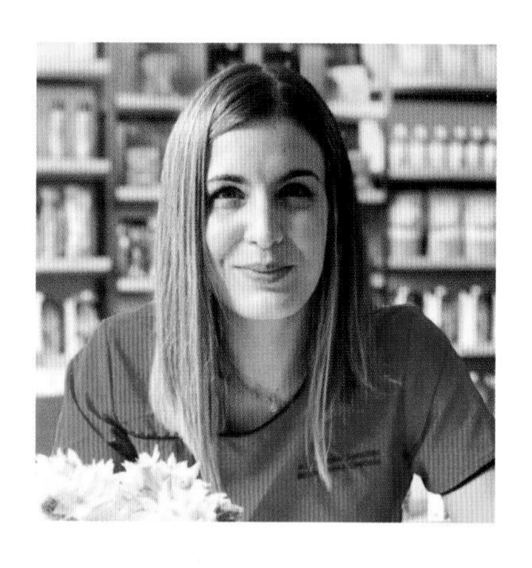

Romina Sánchez

Dietista-nutricionista con posgrados en obesidad y diabetes por la Universidad Favaloro de Buenos Aires y en cirugía bariátrica por la Sociedad Argentina de Nutrición y el Instituto de Investigación y Educación en Ciencias de la Salud (IIECS) de México. Certificada en Lifestyle Medicine ELMO (European Lifestyle Medicine Organization) y autora del libro *Nutrición con sentido* (2020). Trabaja en alimentación complementaria (Baby Led Weaning) y materno infantil transmitiendo el mensaje de los beneficios de la lactancia materna. Romina Sánchez aportó sus conocimientos en el capítulo 2 y los consejos de nutrición de cada receta.

@nutricionistaromina

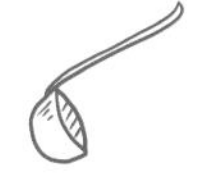

FUENTES CONSULTADAS

Agencia de las Naciones Unidas (FAO)
https://www.fao.org/3/y5740s/y5740s02.pdf
Asociación Española de Pediatría
https://www.aeped.es/
Clínica Mayo
https://www.mayoclinic.org/es-es/healthy-lifestyle/childrens-health/in-depth/nutrition-for-kids/art-20049335
Departamento de Agricultura de Estados Unidos
https://www.myplate.gov
https://www.usda.gov/topics/food-and-nutrition
https://www.nutrition.gov/es
https://www.fns.usda.gov/tn/myplate
Escuela de Medicina de la Universidad de Stanford. Salud para niños.
https://www.stanfordchildrens.org/
Fundación de Deficiencia Inmune
https://primaryimmune.org/
Manual MSD
https://www.msdmanuals.com/es/hogar/trastornos-inmunológicos/biolog%C3%ADa-del-sistema-inmunitario/introducción-al-sistema-inmunitario
Mi Sistema Inmune
https://www.misistemainmune.es/inmunologia/componentes/las-celulas-del-sistema-inmunitario
Nemours Kid Health

https://kidshealth.org/es/kids/immune.html

NIH. Instituto Nacional de Diabetes y Enfermedades Digestivas y Renales.

https://www.niddk.nih.gov/health-information/informacion-de-la-salud/control-de-peso/alimentacion-saludable-actividad-fisica-vida/ayudar-ninos

Organización de las Naciones Unidas para la Alimentación y la Agricultura https://www.fao.org/school-food/es/

Escuela de Salud Pública de Harvard

https://www.hsph.harvard.edu/nutritionsource/kids-healthy-eating-plate/

Departamento de Salud y Servicios Humanos de EE. UU. https://health.gov/sites/default/files/2019-10/DGA_Executive-Summary-SP.pdf

Sociedad Europea de Pediatría, Gastroenterología, Hepatología y Nutrición https://www.espghan.org

Unicef para cada niño

https://www.unicef.org/media/107236/file/%20Fed%20to%20Fail%20-%20BRIEF-SPANISH-Final.pdf

https://www.unicef.org/uruguay/alimentacion-en-la-etapa-escolar

https://www.unicef.org/media/61091/file/Estado-mundial-infancia-2019-resumen-ejecutivo.pdf

WFP. Programa mundial de alimentos

https://docs.wfp.org/api/documents/WFP-0000124411/download/

Eman M. Alissa, Gordon A. Ferns. Dietary fruits and vegetables and cardiovascular diseases risk. PMID: 26192884.

Montse Vilaplana i Batalla. Educación nutricional en el niño y adolescente. 2011. *Objetivos clave*. Vol 30, n°3 (mayo), 43-50.

Karina Oyarce M. et al. 2016. Conducta alimentaria en niños. Nov 29,33(6):1461-1469. PMID: 28000481.

Sánchez, Romina. 2020. *Nutrición con sentido*. Colombia: Planeta Editorial: 193,201.

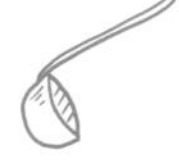

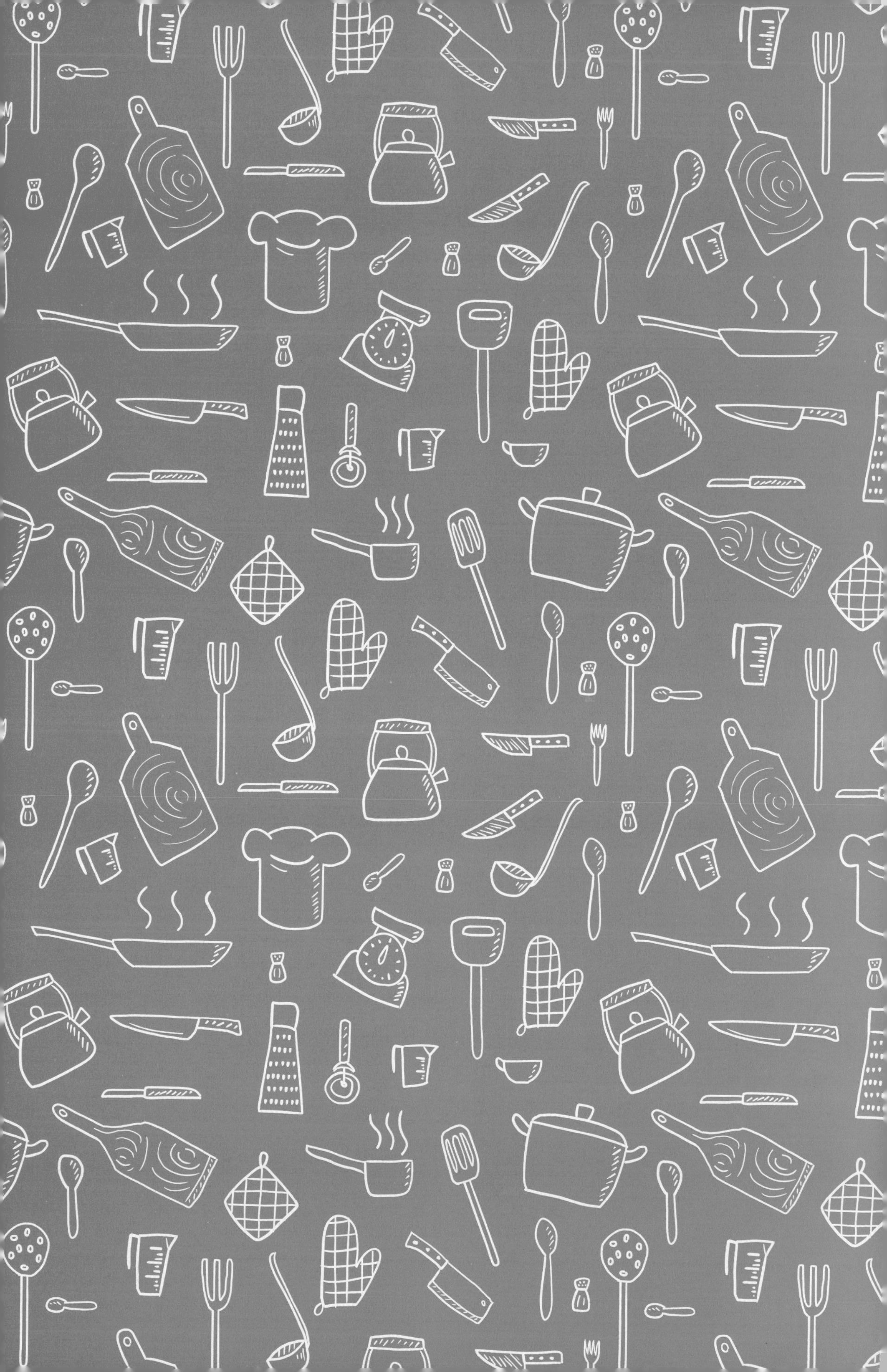

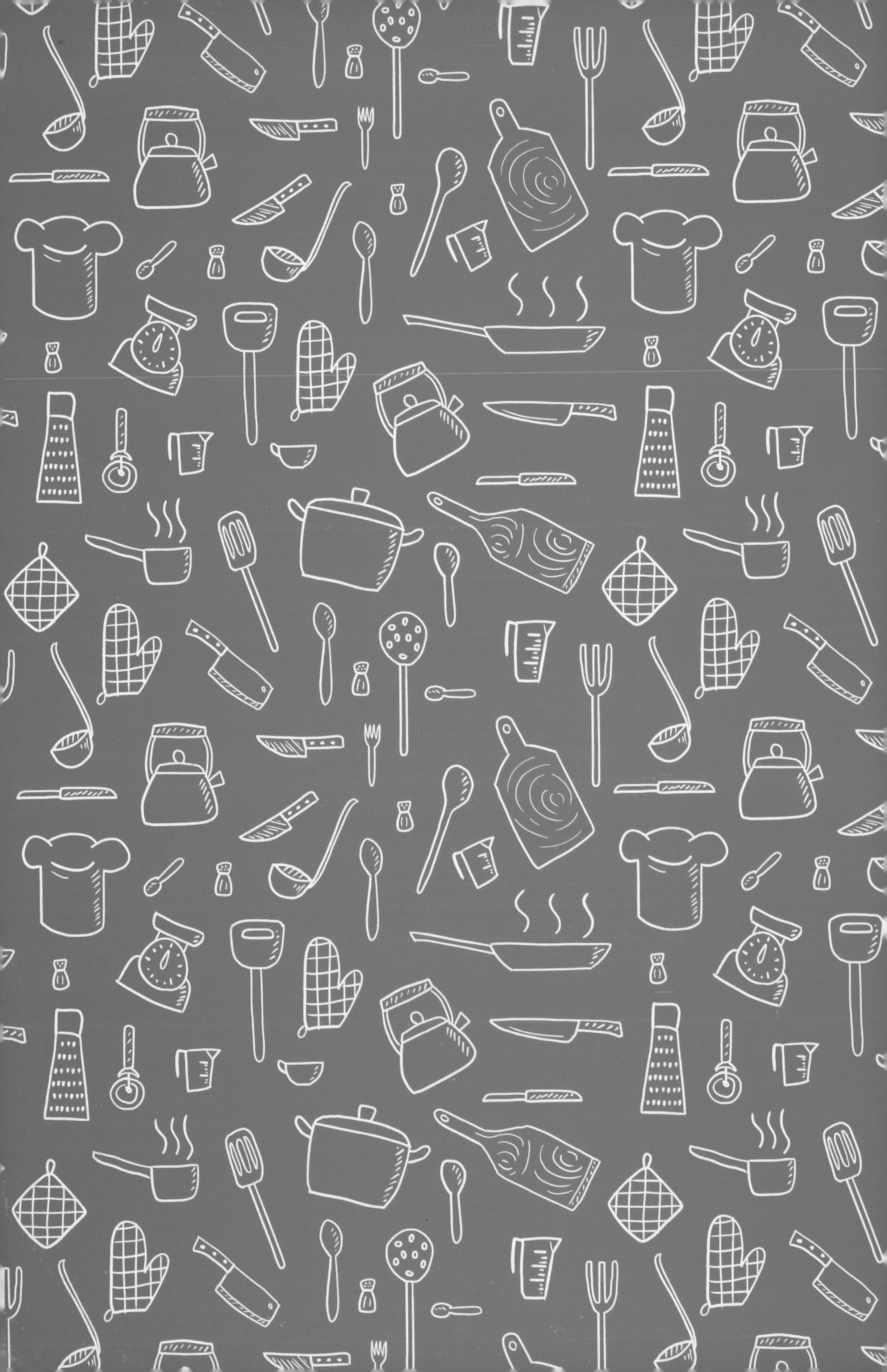